王福祖 编

金匮古典医籍

精选导读

读经典 做临床系列

中国健康传媒集团
中国医药科技出版社

内容提要

　　本书为《读经典　做临床系列》丛书之一。本书除精选《金匮要略》原文外，还选取《金匮要略论注》中的重点内容，以期帮助读者进一步解析学习《金匮要略》的思想内涵和应用方略，更切合临床实用。

　　本书适合中医药临床、教学、科研人员参考，也可供中医药爱好者参阅。

图书在版编目（CIP）数据

金匮古典医籍精选导读／王福祖编 . —北京：中国医药科技出版社，2023.6
（读经典　做临床系列）
ISBN 978 - 7 - 5214 - 3954 - 0

Ⅰ. ①金…　Ⅱ. ①王…　Ⅲ. ①《金匮要略方论》- 研究　Ⅳ. ①R222.39

中国国家版本馆 CIP 数据核字（2023）第 106555 号

美术编辑　陈君杞
版式设计　南博文化

出版　**中国健康传媒集团** | 中国医药科技出版社
地址　北京市海淀区文慧园北路甲 22 号
邮编　100082
电话　发行：010 - 62227427　邮购：010 - 62236938
网址　www.cmstp.com
规格　710×1000mm $^1/_{16}$
印张　15 $^1/_2$
字数　295 千字
版次　2023 年 6 月第 1 版
印次　2023 年 6 月第 1 次印刷
印刷　三河市万龙印装有限公司
经销　全国各地新华书店
书号　ISBN 978 - 7 - 5214 - 3954 - 0
定价　45.00 元

获取新书信息、投稿、
为图书纠错，请扫码
联系我们。

古籍为中华民族悠久历史文化的宝贵遗产，对其整理和利用，对赓续中华文明血脉、弘扬民族传统精神、增强国家文化软实力、建设社会主义文化强国具有重要意义。中医药学文明古老，历史悠久，流传至今仍具有无限的生命力和巨大的影响力。中医古籍繁若星辰，浩如烟海，蕴含着丰富的古代医家思想及临床治验精髓，是中医药学传承的载体和源泉。

鉴于中医古典医籍存世数量巨大，收录情况散杂，亟待我们去挖掘、整理、提炼、运用，遂至浩瀚医书中精选甄别，编《读经典　做临床系列》20卷，以冀发挥中医古籍的文献与临床价值，以解今人望洋之叹、临证之惑，促进中医古籍文献与临床医学的融会贯通，推动中医药事业的传承发展。

根据中医药学术的发展情况以及医学分科的细化，本丛书精选《素问》《灵枢》《伤寒》《金匮》及温病、诊法、本草、医方、医理、医案、针灸、推拿、养生等相关经典医籍原文，又立足临床，分内科、外科、妇科、骨科、儿科、五官科，共计20册。每册选取古医籍品种不超过5种，爬罗剔抉，或全书点校收录，或选点部分卷次，均保留原书行文及体例，博览约取的同时，尽可能为读者还原古籍原貌，呈现学术发展的源流脉络。同时，每种医籍之前设有导读一篇，从成书背景、作者生平、学术特点等方面系统介绍，提纲挈领，帮助读者把握整体框架，满足个性化需求，提高中医古籍阅读效率，从而激发阅读兴趣，增进品读趣味，走进字里行间，感受古籍魅力。

由衷希望本书的出版，可以助力读者在浩瀚书海中掌舵前行，熟习相关古籍基本知识，汲取学术精华为临床所用，从而改善中医古籍临床运用不足之现象，为中医药学的继承发展推波助澜。疏漏不足之处难免，敬请广大读者批评指正。

中国医药科技出版社

2023 年 3 月

前言

　　中医经典是中医之本，熟读经典、勤于临床是中医临床人才打牢基础、提高能力之必需。《读经典　做临床系列》丛书根据中医古籍品种分类，精选古籍原文，并加以导读，帮助读者掌握中医最基本和核心的理论与方法，提高学习、领会、研究经典的水准，学会将古人的经验精华应用于现代临床实践。

　　《金匮要略》是我国现存最早的一部诊治杂病的专著，是仲景创造辨证理论的代表作。古今医家对此书推崇备至，称之为"方书之祖"，是医方之经典，为治疗杂病的典范。书名"金匮"，言其重要和珍贵，"要略"，言其简明扼要，表明该书内容精要，价值珍贵，应当慎重保藏和应用。本书除精选《金匮要略》原文外，还选取《金匮要略论注》中的重点内容，以期帮助读者进一步解析学习《金匮要略》的思想内涵和应用方略，更切合临床实用。

王福祖

2023 年 3 月

目录

金匮要略论注

目录

金匮要略

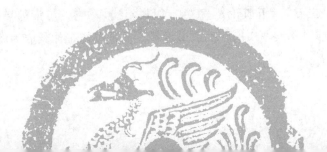

导读

成书背景

《金匮玉函要略》（后世简称《金匮要略》）原为汉代张仲景《伤寒杂病论》中的部分内容。《金匮玉函要略》为北宋翰林学士王洙于蠹简中所得，分3卷，上卷辨伤寒，中卷论杂病，下卷载其方，并疗妇人。此书也是我国现存最早的一部诊治杂病的专书，历代医家对其倍为推崇，被奉为中医经典著作之一。北宋校订医书局孙奇将《金匮玉函要略》"断自杂病以下，终于饮食禁忌"而成《金匮要略》一书，自此，《金匮要略》与《伤寒论》分为两部分。宋后医家以《金匮要略》为"万世医门之规矩准绳"，"后世杂证方书之祖"，且与《伤寒论》"相为表里"，有"不读《伤寒论》者，不可以言医；不读《金匮要略》者，并不可以言《伤寒论》"之论。据我国著名的金匮研究大家何任教授考证，唐代孙思邈的《备急千金要方》、王焘的《外台秘要》及之后的多部医学名著中早已引入该书的方论。宋、金、元期间的医学大师，如朱肱、陈无择、刘完素、李东垣、张洁古、王好古、朱丹溪，在他们的著作中都论及了《金匮要略》的理、法、方、药和对仲景的敬仰之意。

作者生平

张仲景（公元150～154年—公元215～219年），名机，字仲景，南阳涅阳县（今河南省邓州市穰东镇张寨村）人。东汉末年医学家，被后人尊称为"医圣"。张仲景广泛收集医方，写出了传世巨著《伤寒杂病论》。该书确立的"辨证论治"原则，是中医临床的基本原则，是中医的灵魂所在。据史书记载，张仲景的著述除《伤寒杂病论》外，还有《辨伤寒》十卷、《评病药方》一卷、《疗妇人方》二卷、《五脏论》一卷、《口齿论》一卷，可惜都早已散失不存。然而仅此一部《伤寒杂病论》的杰出贡献，也足以使张仲景成为海内外景仰的世界医学伟人。

学术特点

1. 体现中医整体观

《金匮要略》是一部反映中医整体观的临床著作。人与自然环境息息相关，《金匮要略·脏腑经络先后病脉证第一》载："夫人禀五常，因风气而生长，风气虽能生万物，亦能害万物，如水能浮舟，亦能覆舟。"表明自然界是人类赖以生存基础，人类的生活时时受到自然界的影响。脏腑经络整体观是《金匮要略》核心内容，《金匮要略》开篇名为"脏腑经络先后病脉证"，明确提示脏腑经络理论在全书中的重要性。"见肝之病，知肝传脾"，就基于五行学说，运用举例说明的手段，对于脏腑整体观的病理相关性进行论述。

2. 辨证方法多样性

《金匮要略》以脏腑病机为着眼点，开创和发挥脏腑辨证方法。脏腑辨证是《金匮要略》的核心辨证体系，《金匮要略·腹满寒疝宿食病脉证治第十》载："中寒其人下利，以里虚也，欲嚏不能，此人肚中寒。"是对于八纲中表里、虚实辨别的应用。《金匮要略·中风历节病脉证并治第五》云："邪在于络，肌肤不仁；邪在于经，即重不胜；邪入于腑，即不识人；邪入于脏，舌即难言，口吐涎。"是对经络辨证的辨经病、络病的论述。

3. 系统论述脏腑治法方药体系

张仲景沿袭《内经》学术思想，基于五味五脏苦欲补泻理论，确立了脏腑治法方药体系。《金匮要略·脏腑经络先后病脉证第一》载："夫肝之病，补用酸，助用焦苦，益用甘味之药调之。"此为肝虚证治疗大法。

4. 对水气病提出"气血水并调"理论

《金匮要略·水气病脉证并治第十四》载："少阳脉卑，少阴脉细，男子则小便不利，妇人则经水不通；经为血，血不利则为水，名曰血分。"水饮停聚日久，必影响到血分，使血分迟滞不利；血分不利，又会影响到水液的正常代谢，水血相因。《金匮要略》提出了治疗水气病，在治气的基础上，还需利水活血，水血并治，这是"气血水并调"理论的雏形。

5. 重视病证脉结合诊疗观念

《金匮要略》是以病分类立篇的，在辨治疾病的过程中，以病为纲，以证为目，在辨病的基础上辨证，确立了中医学辨病施治、病证结合的诊疗思想。

如湿病，以发热身重、骨节疼烦为主证，治以微发汗法，同时又论述了湿病中的不同证型及其具体治法。寒湿在表，表证重而无汗者，用麻黄加术汤；风湿在表，表证轻而无汗，并有化热倾向者，用麻杏苡甘汤，就是分证而治的例证。

6. 强调治未病思想

张仲景在继承《内经》"治未病"思想基础上，取法《难经》"治未病"涵义，发展了"治未病"理论。未病先防，强调预防为主，防重于治，分为4个方面：①首重养慎：张仲景言"若人能养慎"，养者，调养正气；慎者，慎情志刺激及生活起居。②顺时避邪：张仲景言"不令邪风干忤经络"，邪风即外感邪气，即顺应气候变化，增减衣物。③节制房事：张仲景言"房事勿令竭乏"，也是对房劳所伤的重视。④服食适宜：张仲景言"服食节其冷、热、苦、酸、辛、甘"，强调顾护胃气，五味不偏。既病防变，强调防止疾病的发展、转变。首先要早期治疗，张仲景言："适中经络，未流传脏腑，即医治之。"再次要防止传变，张仲景言："见肝之病，知肝传脾。"是依据五行学说生克乘侮结合临床经验总结传变规律，临证要加以预防。

7. 辨病机组方用药

辨机用方是张仲景学术思想的重要组成部分，《金匮要略》中关于异病同治的条文屡见不鲜，而异病同治的核心就在于把握病机。如《金匮要略·妇人杂病脉症并治第二十二》载："妇人有漏下者，有半产后因续下血都不绝者，有妊娠下血者，假令妊娠腹中痛，为胞阻，胶艾汤主之。"又如妇人产后痉、郁冒及大便难三证，病情虽异，但其病机均为血虚津伤，故治疗原则亦同。临证倘若能辨明病机，则症虽有百千之变，亦能出妙法立效方，直中其所，疗疾起疴。

金匮要略方论序

　　张仲景为《伤寒杂病论》合十六卷，今世但传《伤寒论》十卷，杂病未见其书，或于诸家方中载其一二矣。翰林学士王洙在馆阁日，于蠹简中得仲景《金匮玉函要略方》三卷：上则辨伤寒，中则论杂病，下则载其方，并疗妇人，乃录而传之士流，才数家耳。尝以对方证对者，施之于人，其效若神。然而或有证而无方，或有方而无证，救疾治病，其有未备。国家诏儒臣校正医书，臣奇先校定《伤寒论》，次校定《金匮玉函经》。今又校成此书，仍以逐方次于证候之下，使仓卒之际，便于检用也。又采散在诸家之方，附于逐篇之末，以广其法。以其伤寒文多节略，故断自杂病以下，终于饮食禁忌，凡二十五篇，除重复，合二百六十二方，勒成上、中、下三卷，依旧名曰《金匮方论》。臣奇尝读《魏志·华佗传》云："出书一卷，曰，此书可以活人。"每观华佗凡所疗病，多尚奇怪，不合圣人之经。臣奇谓活人者，必仲景之书也。

　　大哉！炎农圣法，属我盛旦，恭惟主上，丕承大统，抚育元元，颁行方书，拯济疾苦，使和气盈溢，而万物莫不尽和矣。

太子右赞善大夫臣高保衡

尚书都官员外郎臣孙奇　等传上

尚书司封郎中充秘阁校理臣林亿

脏腑经络先后病脉证第一

1. 问曰：上工治未病，何也？师曰：夫治未病者，见肝之病，知肝传脾，当先实脾，四季脾王不受邪，即勿补之。中工不晓相传，见肝之病，不解实脾，惟治肝也。

夫肝之病，补用酸，助用焦苦，益用甘味之药调之。酸入肝，焦苦入心，甘入脾。脾能伤肾，肾气微弱，则水不行；水不行，则心火气盛；心火气盛，则伤肺，肺被伤，则金气不行；金气不行，则肝气盛。故实脾，则肝自愈。此治肝补脾之要妙也。肝虚则用此法，实则不在用之。

经曰："虚虚实实，补不足，损有余"，是其义也。余脏准此。

2. 夫人禀五常，因风气而生长。风气虽能生万物，亦能害万物，如水能浮舟，亦能覆舟。若五脏元真通畅，人即安和。客气邪风，中人多死。千般疢难，不越三条：一者，经络受邪，入脏腑，为内所因也；二者，四肢九窍，血脉相传，壅塞不通，为外皮肤所中也；三者，房室、金刃、虫兽所伤。以此详之，病由都尽。

若人能养慎，不令邪风干忤经络，适中经络，未流传脏腑，即医治之。四肢才觉重滞，即导引、吐纳、针灸、膏摩，勿令九窍闭塞；更能无犯王法，禽兽灾伤，房室勿令竭乏，服食节其冷、热、苦、酸、辛、甘，不遗形体有衰，病则无由入其腠理。腠者，是三焦通会元真之处，为血气所注；理者，是皮肤脏腑之文理也。

3. 问曰：病人有气色见于面部，愿闻其说。师曰：鼻头色青，腹中痛，苦冷者死；一云腹中冷，苦痛者死。鼻头色微黑者，有水气；色黄者，胸上有寒；色白者，亡血也，设微赤非时者死；其目正圆者痉，不治。又色青为痛，色黑为劳，色赤为风，色黄者便难，色鲜明者有留饮。

4. 师曰：病人语声寂然喜惊呼者，骨节间病；语声喑喑然不彻者，心膈间病；语声啾啾然细而长者，头中病。一作痛。

5. 师曰：息摇肩者，心中坚；息引胸中上气者，咳；息张口短气者，肺痿唾沫。

6. 师曰：吸而微数，其病在中焦，实也，当下之即愈；虚者不治。在上焦者，其吸促，在下焦者，其吸远，此皆难治。呼吸动摇振振者，不治。

7. 师曰：寸口脉动者，因其王时而动。假令肝王色青，四时各随其色。肝色青而反色白，非其时色脉，皆当病。

8. 问曰：有未至而至，有至而不至，有至而不去，有至而太过，何谓也？师曰：冬至之后，甲子夜半少阳起，少阳之时，阳始生，天得温和。以未得甲子，天因温和，此为未至而至也；以得甲子，而天未温和，为至而不至也；以得甲子，而天大寒不解，此为至而不去也；以得甲子，而天温如盛夏五六月时，此为至而太过也。

9. 师曰：病人脉浮者在前，其病在表；浮者在后，其病在里，腰痛背强不能行，必短气而极也。

10. 经云：厥阳独行，何谓也？师曰：此为有阳无阴，故称厥阳。

11. 问曰：寸脉沉大而滑，沉则为实，滑则为气，实气相搏，血气入脏即死，入腑即愈，此为卒厥，何谓也？师曰：唇口青，身冷，为入脏即死；如身和，汗自出，为入腑即愈。

12. 问曰：脉脱入脏即死，入腑即愈，何谓也？师曰：非为一病，百病皆然。譬如浸淫疮，从口起流向四肢者，可治；从四肢流来入口者，不可治。病在外者可治；入里者即死。

13. 问曰：阳病十八，何谓也？师曰：头痛、项、腰、脊、臂、脚掣痛。阴病十八，何谓也：师曰：咳、上气、喘、哕、咽、肠鸣、胀满、心痛、拘急。五脏病各有十八，合为九十病；人又有六微，微有十八病，合为一百八病。五劳、七伤、六极、妇人三十六病，不在其中。

清邪居上，浊邪居下，大邪中表，小邪中里，槃饪之邪，从口入者，宿食也。五邪中人，各有法度。风中于前，寒中于暮，湿伤于下，雾伤于上，风令脉浮，寒令脉急，雾伤皮腠，湿流关节，食伤脾胃，极寒伤经，极热伤络。

14. 问曰：病有急当救里救表者，何谓也？师曰：病，医下之，续得下利清谷不止，身体疼痛者，急当救里；后身体疼痛，清便自调者，急当救表也。

15. 夫病痼疾加以卒病，当先治其卒病，后乃治其痼疾也。

16. 师曰：五脏病各有所得者愈，五脏病各有所恶，各随其所不喜者为病。病者素不应食，而反暴思之，必发热也。

17. 夫诸病在脏，欲攻之，当随其所得而攻之，如渴者，与猪苓汤，余皆仿此。

痉湿暍病脉证治第二

1. 太阳病，发热无汗，反恶寒者，名曰刚痉。

2. 太阳病，发热汗出，而不恶寒，名曰柔痉。

3. 太阳病，发热，脉沉而细者，名曰痉，为难治。

4. 太阳病，发汗太多，因致痉。

5. 夫风病，下之则痉，复发汗，必拘急。

6. 疮家虽身疼痛，不可发汗，汗出则痉。

7. 病者身热足寒，颈项强急，恶寒，时头热，面赤，目赤，独头动摇，卒口噤，背反张者，痉病也。若发其汗者，寒湿相得，其表益虚，即恶寒甚。发其汗已，其脉如蛇。

8. 暴腹胀大者，为欲解。脉如故，反伏弦者，痉。

9. 夫痉脉，按之紧如弦，直上下行。

10. 痉病有灸疮，难治。

11. 太阳病，其证备，身体强，几几然，脉反沉迟，此为痉，栝楼桂枝汤主之。

栝楼桂枝汤方

栝楼根二两　桂枝三两　芍药三两　甘草二两　生姜三两　大枣十二枚

上六味，以水九升，煮取三升，分温三服，取微汗。汗不出，食顷，啜热粥发之。

12. 太阳病，无汗而小便反少，气上冲胸，口噤不得语，欲作刚痉，葛根汤主之。

葛根汤方

葛根四两　麻黄三两，去节　桂枝二两，去皮　芍药二两　甘草二两，炙　生姜三两　大枣十二枚

上七味，㕮咀，以水一斗，先煮麻黄、葛根，减二升，去沫，内诸药，煮取三升，去滓，温服一升，覆取微似汗，不须啜粥。余如桂枝汤法将息及禁忌。

13. 痉为病，胸满，口噤，卧不着席，脚挛急，必齘齿，可与大承气汤。

大承气汤方

大黄四两，酒洗　厚朴半斤，炙，去皮　枳实五枚，炙　芒硝三合

上四味，以水一斗，先煮二物，取五升，去滓，内大黄，煮取二升，去滓，内芒硝，更上微火一二沸，分温再服，得下止服。

14. 太阳病，关节疼痛而烦，脉沉而细者，此名湿痹。湿痹之候，小便不利，大便反快，但当利其小便。

15. 湿家之为病，一身尽疼，发热，身色如熏黄也。

16. 湿家，其人但头汗出，背强，欲得被覆向火。若下之早则哕，或胸满，小便不利，舌上如胎者，以丹田有热，胸上有寒，渴欲得饮而不能饮，则口燥烦也。

17. 湿家下之，额上汗出，微喘，小便利者死；若下利不止者，亦死。

18. 风湿相搏，一身尽疼痛，法当汗出而解，值天阴雨不止，医云此可发汗，汗之病不愈者，何也？盖发其汗，汗大出者，但风气去，湿气在，是故不愈也。若治风湿者，发其汗，但微微似欲出汗者，风湿俱去也。

19. 湿家病身疼发热，面黄而喘，头痛鼻塞而烦，其脉大，自能饮食，腹中和无病，病在头中寒湿，故鼻塞，内药鼻中则愈。

20. 湿家身烦疼，可与麻黄加术汤发其汗为宜，慎不可以火攻之。

麻黄加术汤方

麻黄三两，去节　桂枝二两，去皮　甘草二两，炙　杏仁七十个，去皮尖　白术四两

上五味，以水九升，先煮麻黄，减二升，去上沫，内诸药，煮取二升半，去滓，温服八合，覆取微似汗。

21. 病者一身尽疼，发热，日晡所剧者，名风湿。此病伤于汗出当风，或久伤取冷所致也。可与麻黄杏仁薏苡甘草汤。

麻黄杏仁薏苡甘草汤方

麻黄去节，半两，汤泡　甘草一两，炙　薏苡仁半两　杏仁十个，去皮尖，炒

上剉麻豆大，每服四钱匕，水盏半，煮八分，去滓，温服。有微汗，避风。

22. 风湿，脉浮、身重，汗出恶风者，防己黄芪汤主之。

防己黄芪汤方

防己一两　甘草半两，炒　白术七钱半　黄芪一两一分，去芦

上剉麻豆大，每抄五钱匕，生姜四片，大枣一枚，水盏半，煎八分，去滓，温服，良久再服。喘者，加麻黄半两；胃中不和者，加芍药三分；气上冲者，加桂枝三分；下有陈寒者，加细辛三分。服后当如虫行皮中，从腰下如冰，后

坐被上，又以一被绕腰以下，温令微汗，差。

23. 伤寒八九日，风湿相搏，身体疼烦，不能自转侧，不呕不渴，脉浮虚而涩者，桂枝附子汤主之。若大便坚，小便自利者，去桂加白术汤主之。

桂枝附子汤方

桂枝四两，去皮　生姜三两，切　附子三枚，炮，去皮，破八片　甘草二两，炙　大枣十二枚，擘

上五味，以水六升，煮取二升，去滓，分温三服。

白术附子汤方

白术二两　附子一枚半，炮，去皮　甘草一两，炙　生姜一两半，切　大枣六枚

上五味，以水三升，煮取一升，去滓，分温三服。一服觉身痹，半日许再服，三服都尽，其人如冒状，勿怪，即是术、附并走皮中，逐水气，未得除故耳。

24. 风湿相搏，骨节疼烦，掣痛不得屈伸，近之则痛剧，汗出短气，小便不利，恶风不欲去衣，或身微肿者，甘草附子汤主之。

甘草附子汤方

甘草二两，炙　白术二两　附子二枚，炮，去皮　桂枝四两，去皮

上四味，以水六升，煮取三升，去滓，温服一升，日三服。初服得微汗则解，能食，汗出复烦者，服五合。恐一升多者，服六七合为妙。

25. 太阳中暍，发热恶寒，身重而疼痛，其脉弦细芤迟。小便已，洒洒然毛耸，手足逆冷，小有劳，身即热，口开，前板齿燥，若发其汗，则恶寒甚；加温针，则发热甚；数下之，则淋甚。

26. 太阳中热者，暍是也。汗出恶寒，身热而渴，白虎加人参汤主之。

白虎加人参汤方

知母六两　石膏一斤，碎　甘草二两　粳米六合　人参三两

上五味，以水一斗，煮米熟汤成，去滓。温服一升，日三服。

27. 太阳中暍，身热疼重，而脉微弱，此以夏月伤冷水，水行皮中所致也。一物瓜蒂汤主之。

一物瓜蒂汤方

瓜蒂二十个

上剉，以水一升，煮取五合，去滓，顿服。

百合狐惑阴阳毒病证治第三

1. 论曰：百合病者，百脉一宗，悉致其病也。意欲食复不能食，常默默，欲卧不能卧，欲行不能行，饮食或有美时，或有不用闻食臭时，如寒无寒，如热无热，口苦，小便赤，诸药不能治，得药则剧吐利，如有神灵者，身形如和，其脉微数。

每溺时头痛者，六十日乃愈；若溺时头不痛，淅然者，四十日愈；若溺快然，但头眩者，二十日愈。

2. 百合病发汗后者，百合知母汤主之。

百合知母汤方

百合七枚，擘　知母三两，切

上先以水洗百合，渍一宿，当白沫出，去其水，更以泉水二升，煎取一升，去滓；别以泉水二升煎知母，取一升，去滓；后合和，煎取一升五合，分温再服。

3. 百合病下之后者，滑石代赭汤主之。

滑石代赭汤方

百合七枚，擘　滑石三两，碎，绵裹　代赭石如弹丸大一枚，碎，绵裹

上先以水洗百合，渍一宿，当白沫出，去其水，更以泉水二升，煎取一升，去滓，别以泉水二升煎滑石、代赭，取一升，去滓；后合和重煎，取一升五合，分温服。

4. 百合病，吐之后者，用后方主之。

百合鸡子汤方

百合七枚，擘　鸡子黄一枚

上先以水洗百合，渍一宿，当白沫出，去其水，更以泉水二升，煎取一升，去滓，内鸡子黄，搅匀，煎五分，温服。

5. 百合病，不经吐、下、发汗，病形如初者，百合地黄汤主之。

百合地黄汤方

百合七枚，擘　生地黄汁一升

上，以水洗百合，渍一宿，当白沫出，去其水，更以泉水二升，煎取一升，去滓，内地黄汁，煎取一升五合，分温再服。中病，勿更服。大便当如漆。

6. 百合病一月不解，变成渴者，百合洗方主之。

百合洗方

上以百合一升，以水一斗，渍之一宿，以洗身。洗已，食煮饼，勿以盐豉也。

7. 百合病，渴不差者，用后方主之。

栝楼牡蛎散方

栝楼根　牡蛎熬，等分

上为细末，饮服方寸匕，日三服。

8. 百合病变发热者，一作发寒热。百合滑石散主之。

百合滑石散方

百合一两，炙　滑石三两

上为散，饮服方寸匕，日三服。当微利者，止服，热则除。

9. 百合病见于阴者，以阳法救之；见于阳者，以阴法救之。见阳攻阴，复发其汗，此为逆；见阴攻阳，乃复下之，此亦为逆。

10. 狐惑之为病，状如伤寒，默默欲眠，目不得闭，卧起不安，蚀于喉为惑，蚀于阴为狐，不欲饮食，恶闻食臭，其面目乍赤、乍黑、乍白。蚀于上部则声喝一作嗄，甘草泻心汤主之。

甘草泻心汤方

甘草四两　黄芩三两　干姜三两　人参三两　黄连一两　大枣十二枚　半夏半升

上七味，水一斗，煮取六升，去滓再煎，温服一升，日三服。

11. 蚀于下部则咽干，苦参汤洗之。

12. 蚀于肛者，雄黄熏之。

雄黄熏方

上一味为末，筒瓦二枚合之，烧，向肛熏之。《脉经》云：病人或从呼吸上蚀其咽，或从下焦蚀其肛阴，蚀上为惑，蚀下为狐，狐惑病者，猪苓散主之。

13. 病者脉数，无热，微烦，默默但欲卧，汗出，初得之三四日，目赤如鸠眼，七八日，目四眦一本此有黄字黑。若能食者，脓已成也，赤小豆当归散主之。

赤小豆当归散方

赤小豆三升，浸，令芽出，曝干　当归

上二味，杵为散，浆水服方寸匕，日三服。

14. 阳毒之为病，面赤斑斑如锦纹，咽喉痛，唾脓血。五日可治，七日不可治，升麻鳖甲汤主之。

15. 阴毒之为病，面目青，身痛如被杖，咽喉痛。五日可治，七日不可治，升麻鳖甲汤去雄黄、蜀椒主之。

升麻鳖甲汤方

升麻二两　当归一两　蜀椒炒去汗，一两　甘草二两　雄黄半两，研　鳖甲手指大一片，炙

上六味，以水四升，煮取一升，顿服之，老小再服，取汗。《肘后》《千金方》阳毒用升麻汤，无鳖甲，有桂；阴毒用甘草汤，无雄黄。

疟病脉证并治第四

1. 师曰：疟脉自弦，弦数者多热；弦迟者多寒。弦小紧者下之差，弦迟者可温之，弦紧者可发汗、针灸也，浮大者可吐之，弦数者风发也，以饮食消息止之。

2. 病疟，以月一日发，当以十五日愈；设不差，当月尽解；如其不差，当云何？师曰：此结为癥瘕，名曰疟母，急治之，宜鳖甲煎丸。

鳖甲煎丸方

鳖甲十二分，炙　乌扇三分，烧　黄芩三分　柴胡六分　鼠妇三分，熬　干姜三分　大黄三分　芍药五分　桂枝三分　葶苈一分，熬　石韦三分，去毛　厚朴三分牡丹五分，去心　瞿麦二分　紫葳三分　半夏一分　人参一分　䗪虫五分，熬　阿胶三分，炙　蜂窠四分，炙　赤硝十二分　蜣螂六分，熬　桃仁二分

上二十三味，为末，取煅灶下灰一斗，清酒一斛五斗，浸灰，候酒尽一半，着鳖甲于中，煮令泛烂如胶漆，绞取汁，内诸药，煎为丸，如梧子大，空心服七丸，日三服。《千金方》用鳖甲十二片，又有海藻三分，大戟一分，䗪虫五分，无鼠妇、赤硝二味，以鳖甲煎和诸药为丸。

3. 师曰：阴气孤绝，阳气独发，则热而少气烦冤，手足热而欲呕，名曰瘅疟，若但热不寒者，邪气内藏于心，外舍分肉之间，令人消烁脱肉。

4. 温疟者，其脉如平，身无寒但热，骨节疼烦，时呕，白虎加桂枝汤主之。

白虎加桂枝汤方

知母六两　甘草炙，二两　石膏一斤　粳米二合　桂枝去皮，三两

上剉，每五钱，水一盏半，煎至八分，去滓，温服，汗出愈。

5. 疟多寒者，名曰牝疟，蜀漆散主之。

蜀漆散方

蜀漆洗去腥　云母烧二日夜　龙骨等分

上三味，杵为散，未发前以浆水服半钱匕。温疟加蜀漆半分，临发时服一钱匕。一方云母作云实。

附《外台秘要》方

牡蛎汤　治牝疟。

牡蛎四两，熬　麻黄四两，去节　甘草二两　蜀漆三两

上四味，以水八升，先煮蜀漆、麻黄，去上沫，得六升，内诸药，煮取二升，温服一升。若吐，则勿更服。

柴胡去半夏加栝楼汤　治疟病发渴者，亦治劳疟。

柴胡八两　人参　黄芩　甘草各三两　栝楼根四两　生姜二两　大枣十二枚

上七味，以水一斗二升，煮取六升，去滓，再煎，取三升，温服一升，日二服。

柴胡桂姜汤　治疟寒多，微有热，或但寒不热。服一剂如神。

柴胡半斤　桂枝三两，去皮　干姜二两　栝楼根四两　黄芩三两　牡蛎三两，熬甘草二两，炙

上七味，以水一斗二升，煮取六升，去滓，再煎，取三升，温服一升，日三服。初服微烦，复服汗出便愈。

中风历节病脉证并治第五

1. 夫风之为病，当半身不遂，或但臂不遂者，此为痹，脉微而数，中风使然。

2. 寸口脉浮而紧，紧则为寒，浮则为虚；寒虚相搏，邪在皮肤；浮者血虚，络脉空虚；贼邪不泻，或左或右；邪气反缓，正气即急，正气引邪，喎僻不遂。

邪在于络，肌肤不仁；邪在于经，即重不胜；邪入于腑，即不识人；邪入于脏，舌即难言，口吐涎。

侯氏黑散　治大风四肢烦重，心中恶寒不足者。《外台》治风癫。

菊花四十分　白术十分　细辛三分　茯苓三分　牡蛎三分　桔梗八分　防风十分

人参三分　矾石三分　黄芩五分　当归三分　干姜三分　芎劳三分　桂枝三分

上十四味，杵为散，酒服方寸匕，日一服，初服二十日，温酒调服，禁一切鱼肉大蒜，常宜冷食，六十日止，即药积在腹中不下也。热食即下矣，冷食自能助药力。

3. 寸口脉迟而缓，迟则为寒，缓则为虚，荣缓则为亡血，卫迟则为中风。邪气中经，则身痒而瘾疹；心气不足，邪气入中，则胸满而短气。

风引汤　除热瘫痫。

大黄　干姜　龙骨各四两　桂枝三两　甘草　牡蛎各二两　寒水石　滑石　赤石脂　白石脂　紫石英　石膏各六两

上十二味，杵，粗筛，以韦囊盛之，取三指撮，井花水三升，煮三沸，温服一升。治大人风引，少小惊痫瘛疭，日数十发，医所不疗，除热方。巢氏云：脚气宜风引汤。

防己地黄汤　治病如狂状，妄行，独语不休，无寒热，其脉浮。

防己一钱　桂枝三钱　防风三钱　甘草二钱

上四味，以酒一杯，渍之一宿，绞取汁，生地黄二斤，㕮咀，蒸之如斗米饭久，以铜器盛其汁，更绞地黄汁，和，分再服。

头风摩散方

大附子一枚，炮　盐等分

上二味为散，沐了，以方寸匕，已摩疾上，令药力行。

4. 寸口脉沉而弱，沉即主骨，弱即主筋，沉即为肾，弱即为肝。汗出入水中，如水伤心，历节黄汗出，故曰历节。

5. 趺阳脉浮而滑，滑则谷气实，浮则汗自出。

6. 少阴脉浮而弱，弱则血不足，浮则为风，风血相搏，即疼痛如掣。

7. 盛人脉涩小，短气，自汗出，历节痛，不可屈伸，此皆饮酒汗出当风所致。

8. 诸肢节疼痛，身体魁羸，脚肿如脱，头眩短气，温温欲吐，桂枝芍药知母汤主之。

桂枝芍药知母汤方

桂枝四两　芍药三两　甘草二两　麻黄二两　生姜五两　白术五两　知母四两　防风四两　附子二枚，炮

上九味，以水七升，煮取二升，温服七合，日三服。

9. 味酸则伤筋，筋伤则缓，名曰泄。咸则伤骨，骨伤则痿，名曰枯。枯泄相搏，名曰断泄。营气不通，卫不独行，营卫俱微，三焦无所御，四属断绝，身体羸瘦，独足肿大。黄汗出，胫冷。假令发热，便为历节也。

10. 病历节，不可屈伸，疼痛，乌头汤主之。

乌头汤方 治脚气疼痛，不可屈伸。

麻黄 芍药 黄芪各三两 甘草三两，炙 川乌五枚，㕮咀，以蜜二升，煎取一升，即出乌头

上五味，㕮咀四味，以水三升，煮取一升，去滓，内蜜煎中，更煎之，服七合，不知，尽服之。

矾石汤 治脚气冲心。

矾石二两

上一味，以浆水一斗五升，煎三五沸，浸脚良。

附方

古今录验续命汤 治中风痱，身体不能自持，口不能言，冒昧不知痛处，或拘急不得转侧。姚云：与大续命同，兼治妇人产后出血者，及老人小儿。

麻黄 桂枝 当归 人参 石膏 干姜 甘草各三两 芎䓖一两 杏仁四十枚

上九味，以水一斗，煮取四升，温服一升，当小汗，薄覆脊，凭几坐，汗出则愈，不汗更服，无所禁，勿当风。并治但伏不得卧，咳逆上气，面目浮肿。

千金三黄汤 治中风手足拘急，百节疼痛，烦热心乱，恶寒，经日不欲饮食。

麻黄五分 独活四分 细辛二分 黄芪二分 黄芩三分

上五味，以水六升，煮取二升，分温三服。一服小汗，二服大汗。心热加大黄二分，腹满加枳实一枚，气逆加人参三分，悸加牡蛎三分，渴加栝楼根三分，先有寒加附子一枚。

近效方术附汤 治风虚头重眩，苦极，不知食味，暖肌补中，益精气。

白术二两 甘草一两，炙 附子一枚半，炮去皮

上三味，剉，每五钱匕，姜五片，枣一枚，水盏半，煎七分成，去滓，温服。

崔氏八味丸 治脚气上入，少腹不仁。

干地黄八两 山茱萸四两 薯蓣四两 泽泻 茯苓 牡丹皮各三两 桂枝一两 附子一两，炮

上八味，末之，炼蜜和丸，梧子大。酒下十五丸，日再服。

千金越婢加术汤　治肉极，热则身体津脱，腠理开，汗大泄，厉风气，下焦脚弱。

麻黄六两　石膏半斤　生姜三两　甘草二两　白术四两　大枣十五枚

上六味，以水六升，先煮麻黄去上沫，内诸药，煮取三升，分温三服。恶风加附子一枚，炮。

血痹虚劳病脉证并治第六

1. 问曰：血痹病从何得之？师曰：夫尊荣人，骨弱肌肤盛，重因疲劳汗出，卧不时动摇，加被微风遂得之。但以脉自微涩，在寸口，关上小紧。宜针引阳气，令脉和紧去则愈。

2. 血痹，阴阳俱微，寸口关上微，尺中小紧，外证身体不仁，如风痹状，黄芪桂枝五物汤主之。

黄芪桂枝五物汤方

黄芪三两　芍药三两　桂枝三两　生姜六两　大枣十二枚

上五味，以水六升，煮取二升，温服七合，日三服。一方有人参。

3. 夫男子平人，脉大为劳，极虚亦为劳。

4. 男子面色薄者，主渴及亡血，卒喘悸，脉浮者，里虚也。

5. 男子脉虚沉弦，无寒热，短气里急，小便不利，面色白，时目瞑，兼衄，少腹满，此为劳使之然。

6. 劳之为病，其脉浮大，手足烦，春夏剧，秋冬瘥，阴寒精自出，酸削不能行。

7. 男子脉浮弱而涩，为无子，精气清冷。一作冷。

8. 夫失精家，少腹弦急，阴头寒，目眩一作目眶痛，发落，脉极虚芤迟，为清谷、亡血、失精。脉得诸芤动微紧，男子失精，女子梦交，桂枝加龙骨牡蛎汤主之。

桂枝加龙骨牡蛎汤方　《小品》云：虚弱浮热汗出者，除桂，加白薇、附子各三分，故曰二加龙骨汤。

桂枝　芍药　生姜各三两　甘草二两　大枣十二枚　龙骨　牡蛎各三两

上七味，以水七升，煮取三升，分温三服。

天雄散方

天雄三两,炮　白术八两　桂枝六两　龙骨三两

上四味,杵为散,酒服半钱匕,日三服,不知,稍增之。

9. 男子平人,脉虚弱细微者,喜盗汗也。

10. 人年五六十,其病脉大者,痹侠背行,若肠鸣、马刀侠瘿者,皆为劳得之。

11. 脉沉小迟,名脱气,其人疾行则喘喝,手足逆寒,腹满,甚则溏泄,食不消化也。

12. 脉弦而大,弦则为减,大则为芤,减则为寒,芤则为虚,虚寒相搏,此名为革,妇人则半产漏下,男子则亡血失精。

13. 虚劳里急,悸,衄,腹中痛,梦失精,四肢酸疼,手足烦热,咽干口燥,小建中汤主之。

小建中汤方

桂枝三两,去皮　甘草三两,炙　大枣十二枚　芍药六两　生姜三两　胶饴一升

上六味,以水七升,煮取三升,去滓,内胶饴,更上微火消解,温服一升,日三服。呕家不可用建中汤,以甜故也。

14. 虚劳里急,诸不足,黄芪建中汤主之。

黄芪建中汤方

于小建中汤内,加黄芪一两半,余依上法。气短胸满者加生姜;腹满者,去枣加茯苓一两半;及疗肺虚损不足;补气加半夏三两。

肾气丸方

干地黄八两　薯蓣　山茱萸各四两　泽泻　丹皮　茯苓各三两　桂枝　附子炮,各一两

上八味,末之,炼蜜和丸如梧子大,酒下十五丸,加至二十五丸,日再服。

16. 虚劳诸不足,风气百疾,薯蓣丸主之。

薯蓣丸方

薯蓣三十分　当归　桂枝　曲　干地黄　豆黄卷各十分　甘草二十八分　人参七分　芎䓖　芍药　白术　麦门冬　杏仁各六分　柴胡　桔梗　茯苓各五分　阿胶七分　干姜三分　白蔹二分　防风六分　大枣百枚为膏。

上二十一味,末之,炼蜜和丸,如弹子大,空腹酒服一丸,一百丸为剂。

17. 虚劳虚烦不得眠,酸枣仁汤主之。

酸枣仁汤方

酸枣仁二升　甘草一两　知母二两　茯苓二两　芎䓖二两　深师有生姜，二两

上五味，以水八升，煮酸枣仁，得六升，内诸药，煮取三升，分温三服。

18. 五劳虚极羸瘦，腹满不能饮食，食伤，忧伤，饮伤，房室伤，饥伤，劳伤，经络营卫气伤，内有干血，肌肤甲错，两目黯黑。缓中补虚，大黄䗪虫丸主之。

大黄䗪虫丸方

大黄十分，蒸　黄芩二两　甘草三两　桃仁一升　杏仁一升　芍药四两　干地黄十两　干漆一两　虻虫一升　水蛭百枚　蛴螬一升　䗪虫半升

上十二味，末之，炼蜜和丸小豆大，酒饮服五丸，日三服。

附方

千金翼炙甘草汤一云复脉汤　治虚劳不足，汗出而闷，脉结悸，行动如常，不出百日，危急者十一日死。

甘草四两，炙　桂枝　生姜各三两　麦门冬半升　麻仁半升　人参　阿胶各二两　大枣三十枚　生地黄一斤

上九味，以酒七升，水八升，先煮八味，取三升，去滓，内胶消尽，温服一次，日三服。

肘后獭肝散　治冷劳，又主鬼疰一门相染。

獭肝一具

炙干末之，水服方寸匕，日三服。

肺痿肺痈咳嗽上气病脉证治第七

1. 问曰：热在上焦者，因咳为肺痿。肺痿之病，从何得之？师曰：或从汗出，或从呕吐，或从消渴，小便利数，或从便难，又被快药下利，重亡津液，故得之。曰：寸口脉数，其人咳，口中反有浊唾涎沫者何？师曰：为肺痿之病。若口中辟辟燥，咳即胸中隐隐痛，脉反滑数，此为肺痈，咳唾脓血。脉数虚者为肺痿，数实者为肺痈。

2. 问曰：病咳逆，脉之何以知此为肺痈？当有脓血，吐之则死，其脉何类？师曰：寸口脉微而数，微则为风，数则为热；微则汗出，数则恶寒。风中于卫，呼气不入；热过于营，吸而不出。风伤皮毛，热伤血脉。风舍于肺，其

人则咳，口干喘满，咽燥不渴，多唾浊沫，时时振寒。热之所过，血为之凝滞，蓄结痈脓，吐如米粥。始萌可救，脓成则死。

3. 上气面浮肿，肩息，其脉浮大，不治，又加利尤甚。

4. 上气喘而躁者，属肺胀，欲作风水，发汗则愈。

5. 肺痿吐涎沫，而不咳者，其人不渴，必遗尿，小便数，所以然者，以上虚不能制下故也，此为肺中冷，必眩，多涎唾，甘草干姜汤以温之。若服汤已渴者，属消渴。

甘草干姜汤方

甘草四两，炙　干姜二两，炮

上㕮咀，以水三升，煮取一升五合，去滓，分温再服。

6. 咳而上气，喉中水鸡声，射干麻黄汤主之。

射干麻黄汤方

射干十三枚，一法三两　麻黄四两　生姜四两　细辛　紫菀　款冬花各三两　五味子半升　大枣七枚　半夏大者洗，八枚，一法半升

上九味，以水一斗二升，先煮麻黄两沸，去上沫，内诸药，煮取三升，分温三服。

7. 咳逆上气，时时吐浊，但坐不得眠，皂荚丸主之。

皂荚丸方

皂荚八两，刮去皮，用酥炙

上一味，末之，蜜丸梧子大，以枣膏和汤服三丸，日三夜一服。

8. 咳而脉浮者，厚朴麻黄汤主之。

厚朴麻黄汤方

厚朴五两　麻黄四两　石膏如鸡子大　杏仁半升　半夏半升　干姜二两　细辛二两　小麦一升　五味子半升

上九味，以水一斗二升，先煮小麦熟，去滓，内诸药，煮取三升，温服一升，日三服。

9. 脉沉者，泽漆汤主之.

泽漆汤方

半夏半升　紫参五两，一作紫菀　泽漆三斤，以东流水五斗，煮取一斗五升　生姜五两　白前五两　甘草　黄芩　人参　桂枝各三两

上九味，㕮咀，内泽漆汁中，煮取五升，温服五合，至夜尽。

10. 大逆上气，咽喉不利，止逆下气者，麦门冬汤主之。

麦门冬汤方

麦门冬七升　半夏一升　人参二两　甘草二两　粳米三合　大枣十二枚

上六味，以水一斗二升，煮取六升，温服一升，日三夜一服。

11. 肺痈，喘不得卧，葶苈大枣泻肺汤主之。

葶苈大枣泻肺汤方

葶苈熬令黄色，捣丸如弹子大　大枣十二枚

上先以水三升，煮枣取二升，去枣，内葶苈，煮取一升，顿服。

12. 咳而胸满，振寒脉数，咽干不渴，时出浊唾腥臭，久久吐脓如米粥者，为肺痈，桔梗汤主之。

桔梗汤方　亦治血痹。

桔梗一两　甘草二两

上二味，以水三升，煮取一升，分温再服，则吐脓血也。

13. 咳而上气，此为肺胀，其人喘，目如脱状，脉浮大者，越婢加半夏汤主之。

越婢加半夏汤方

麻黄六两　石膏半斤　生姜三两　大枣十五枚　甘草二两　半夏半升

上六味，以水六升，先煮麻黄，去上沫，内诸药，煮取三升，分温三服。

14. 肺胀，咳而上气，烦躁而喘，脉浮者，心下有水，小青龙加石膏汤主之。

小青龙加石膏汤方《千金》证治同，外更加胁下痛引缺盆。

麻黄　芍药　桂枝　细辛　甘草　干姜各三两　五味子　半夏各半升　石膏二两

上九味，以水一斗，先煮麻黄，去上沫，内诸药，煮取三升。强人服一升，羸者减之，日三服，小儿服四合。

附方

外台炙甘草汤　治肺痿涎唾多，心中温温液液者。方见虚劳中。

千金甘草汤

甘草

上一味，以水三升，煮减半，分温三服。

千金生姜甘草汤　治肺痿，咳唾涎沫不止，咽燥而渴。

生姜五两　人参三两　甘草四两　大枣十五枚

上四味，以水七升，煮取三升，分温三服。

千金桂枝去芍药加皂荚汤 治肺痿吐涎沫。

桂枝三两　生姜三两　甘草二两　大枣十枚　皂荚一枚，去皮子，炙焦

上五味，以水七升，微微火煮取三升，分温三服。

外台桔梗白散 治咳而胸满，振寒脉数，咽干不渴，时出浊唾腥臭，久久吐脓如米粥者，为肺痈。

桔梗　贝母各三分　巴豆一分，去皮，熬，研如脂

上三味，为散，强人饮服半钱匕，羸者减之。病在膈上者吐脓血，膈下者泻出，若下多不止，饮冷水一杯则定。

千金苇茎汤 治咳有微热、烦满、胸中甲错，是为肺痈。

苇茎二升　薏苡仁半升　桃仁五十枚　瓜瓣半升

上四味，以水一斗，先煮苇茎，得五升，去滓，内诸药，煮取二升，服一升，再服，当吐如脓。

15. 肺痈胸满胀，一身面目浮肿，鼻塞清涕出，不闻香臭酸辛，咳逆上气，喘鸣迫塞，葶苈大枣泻肺汤主之。方见上，三日一剂，可至三四剂，此先服小青龙汤一剂乃进。小青龙方见咳嗽门中。

奔豚气病脉证并治第八

1. 师曰：病有奔豚，有吐脓，有惊怖，有火邪，此四部病，皆从惊发得之。师曰：奔豚病，从少腹起，上冲咽喉，发作欲死，复还止，皆从惊恐得之。

2. 奔豚，气上冲胸，腹痛，往来寒热，奔豚汤主之。

奔豚汤方

甘草　芎劳　当归各二两　半夏四两　黄芩二两　生葛五两　芍药二两　生姜四两　甘李根白皮一升

上九味，以水二斗，煮取五升，温服一升，日三夜一服。

3. 发汗后，烧针令其汗，针处被寒，核起而赤者，必发奔豚，气从少腹上至心，灸其核上各一壮，与桂枝加桂汤主之。

桂枝加桂汤方

桂枝五两　芍药三两　甘草二两，炙　生姜三两　大枣十二枚

上五味，以水七升，微火煮取三升，去滓，温服一升。

4. 发汗后，脐下悸者，欲作奔豚，茯苓桂枝甘草大枣汤主之。

茯苓桂枝甘草大枣汤方

茯苓半斤　甘草二两，炙　大枣十五枚　桂枝四两

上四味，以甘澜水一斗，先煮茯苓，减二升，内诸药，煮取三升；去滓，温服一升，日三服。甘澜水法：取水二斗，置大盆内，以杓扬之，水上有珠子五六千颗相逐，取用之。

胸痹心痛短气病脉证治第九

1. 师曰：夫脉当取太过不及，阳微阴弦，即胸痹而痛，所以然者，责其极虚也。今阳虚知在上焦，所以胸痹、心痛者，以其阴弦故也。

2. 平人无寒热，短气不足以息者，实也。

3. 胸痹之病，喘息咳唾，胸背痛，短气，寸口脉沉而迟，关上小紧数，栝楼薤白白酒汤主之。

栝楼薤白白酒汤方

栝楼实一枚，捣　薤白半斤　白酒七升

上三味，同煮，取二升，分温再服。

4. 胸痹不得卧，心痛彻背者，栝楼薤白半夏汤主之。

栝楼薤白半夏汤方

栝楼实一枚，捣　薤白三两　半夏半斤　白酒一斗

上四味，同煮，取四升，温服一升，日三服。

5. 胸痹，心中痞，留气结在胸，胸满，胁下逆抢心，枳实薤白桂枝汤主之。人参汤亦主之。

枳实薤白桂枝汤方

枳实四枚　厚朴四两　薤白半斤　桂枝一两　栝楼一枚，捣

上五味，以水五升，先煮枳实、厚朴，取二升，去滓，内诸药，煮数沸，分温三服。

人参汤方

人参　甘草　干姜　白术各三两

上四味，以水八升，煮取三升，温服一升，日三服。

6. 胸痹，胸中气塞，短气，茯苓杏仁甘草汤主之；橘枳姜汤亦主之。

茯苓杏仁甘草汤方

茯苓三两　杏仁五十个　甘草一两

上三味，以水一斗，煮取五升，温服一升，日三服。不差，更服。

橘枳姜汤方

橘皮一斤　枳实三两　生姜半斤

上三味，以水五升，煮取二升，分温再服。《肘后》《千金》云：治胸痹，胸中愊愊如满，噎塞习习如痒，喉中涩燥，唾沫。

7. 胸痹缓急者，薏苡附子散主之。

薏苡附子散方

薏苡仁十五两　大附子十枚，炮

上二味，杵为散，服方寸匕，日三服。

8. 心中痞，诸逆，心悬痛，桂枝生姜枳实汤主之。

桂枝生姜枳实汤方

桂枝　生姜各三两　枳实五枚

上三味，以水六升，煮取三升，分温三服。

9. 心痛彻背，背痛彻心，乌头赤石脂丸主之。

乌头赤石脂丸方

蜀椒一两，一法二分　乌头一分，炮　附子半两，炮，一法一分　干姜一两，一法一分　赤石脂一两，一法二分

上五味，末之，蜜丸如桐子大，先食服一丸，日三服。不知，稍加服。

附方

九痛丸　治九种心痛。

附子三两，炮　生狼牙一两，炙香　巴豆一两，去皮心，熬，研如脂　人参　干姜　吴茱萸各一两

上六味，末之，炼蜜丸如桐子大，酒下。强人初服三丸，日三服；弱者二丸。兼治卒中恶，腹胀满，口不能言；又治连年积冷，流注心胸痛，并冷冲上气，落马坠车血疾等，皆主之。忌口如常法。

腹满寒疝宿食病脉证并治第十

1. 趺阳脉微弦，法当腹满，不满者必便难，两胠疼痛，此虚寒从下上也，

当以温药服之。

2. 病者腹满，按之不痛为虚，痛者为实，可下之。舌黄未下者，下之黄自去。

3. 腹满时减，复如故，此为寒，当与温药。

4. 病者痿黄，躁而不渴，胸中寒实，而利不止者，死。

5. 寸口脉弦者，即胁下拘急而痛，其人啬啬恶寒也。

6. 夫中寒家，喜欠，其人清涕出，发热色和者，善嚏。

7. 中寒，其人下利，以里虚也，欲嚏不能，此人肚中寒。一云痛。

8. 夫瘦人绕脐痛，必有风冷，谷气不行，而反下之，其气必冲；不冲者，心下则痞。

9. 病腹满，发热十日，脉浮而数，饮食如故，厚朴七物汤主之。

厚朴七物汤方

厚朴半斤　甘草　大黄各三两　大枣十枚　枳实五枚　桂枝二两　生姜五两

上七味，以水一斗，煮取四升，温服八合，日三服。呕者加半夏五合，下利去大黄，寒多者加生姜至半斤。

10. 腹中寒气，雷鸣切痛，胸胁逆满，呕吐，附子粳米汤主之。

附子粳米汤方

附子一枚，炮　半夏半升　甘草一两　大枣十枚　粳米半升

上五味，以水八升，煮米熟，汤成，去滓，温服一升，日三服。

11. 痛而闭者，厚朴三物汤主之。

厚朴三物汤方

厚朴八两　大黄四两　枳实五枚

上三味，以水一斗二升，先煮二味，取五升，内大黄，煮取三升，温服一升。以利为度。

12. 按之心下满痛者，此为实也，当下之，宜大柴胡汤。

大柴胡汤方

柴胡半斤　黄芩三两　芍药三两　半夏半升，洗　枳实四枚，炙　大黄二两　大枣十二枚　生姜五两

上八味，以水一斗二升，煮取六升，去滓，再煎。温服一升，日三服。

13. 腹满不减，减不足言，当须下之，宜大承气汤。

大承气汤方　见前痉病中。

14. 心胸中大寒痛，呕不能饮食，腹中寒，上冲皮起，出见有头足，上下痛而不可触近，大建中汤主之。

大建中汤方

蜀椒二合，去汗　干姜四两　人参二两

上三味，以水四升，煮取二升，去滓，内胶饴一升，微火煎取一升半，分温再服；如一炊顷，可饮粥二升，后更服，当一日食糜，温覆之。

15. 胁下偏痛，发热，其脉紧弦，此寒也，以温药下之，宜大黄附子汤。

大黄附子汤方

大黄三两　附子三枚，炮　细辛二两

上三味，以水五升，煮取二升，分温三服；若强人，煮取二升半，分温三服。服后如人行四五里，进一服。

16. 寒气厥逆，赤丸主之。

赤丸方

茯苓四两　乌头二两，炮　半夏四两，洗，一方用桂　细辛一两，《千金》作人参

上四味，末之，内真朱为色，炼蜜丸如麻子大，先食酒饮下三丸，日再夜一服；不知，稍增之，以知为度。

17. 腹痛，脉弦而紧，弦则卫气不行，即恶寒，紧则不欲食，邪正相搏，即为寒疝。

寒疝绕脐痛，若发则白汗出，手足厥冷，其脉沉紧者，大乌头煎主之。

乌头煎方

乌头大者五枚，熬，去皮，不㕮咀

上以水三升，煮取一升，去滓，内蜜二升，煎令水气尽，取二升，强人服七合，弱人服五合。不差，明日更服，不可一日再服。

18. 寒疝腹中痛，及胁痛里急者，当归生姜羊肉汤主之。

当归生姜羊肉汤方

当归三两　生姜五两　羊肉一斤

上三味，以水八升，煮取三升，温服七合，日三服。若寒多者，加生姜成一斤；痛多而呕者，加橘皮二两、白术一两。加生姜者，亦加水五升，煮取三升二合，服之。

19. 寒疝腹中痛，逆冷，手足不仁，若身疼痛，灸刺诸药不能治，抵当乌头桂枝汤主之。

乌头桂枝汤方

乌头

上一味，以蜜二斤，煎减半，去滓，以桂枝汤五合解之，得一升后，初服二合，不知，即服三合；又不知，复加至五合。其知者，如醉状，得吐者，为中病。

桂枝汤方

桂枝三两，去皮　芍药三两　甘草二两，炙　生姜三两　大枣十二枚

上五味，剉，以水七升，微火煮取三升，去滓。

20. 其脉数而紧乃弦，状如弓弦，按之不移。脉数弦者，当下其寒；脉紧大而迟者，必心下坚；脉大而紧者，阳中有阴，可下之。

附方

外台乌头汤　治寒疝腹中绞痛，贼风入攻五脏，拘急不得转侧，发作有时，使人阴缩，手足厥逆。方见上。

外台柴胡桂枝汤　治心腹卒中痛者。

柴胡四两　黄芩　人参　芍药　桂枝　生姜各一两半　甘草一两　半夏二合半
大枣六枚

上九味，以水六升，煮取三升，温服一升，日三服。

外台走马汤　治中恶心痛腹胀，大便不通。

杏仁二枚　巴豆二枚，去皮心，熬

上二味，以绵缠捶令碎，热汤二合，捻取白汁，饮之，当下。老小量之。通治飞尸鬼击病。

21. 问曰：人病有宿食，何以别之？师曰：寸口脉浮而大，按之反涩，尺中亦微而涩，故知有宿食，大承气汤主之。

22. 脉数而滑者，实也，此有宿食，下之愈，宜大承气汤。

23. 下利不欲食者，有宿食也，当下之，宜大承气汤。

24. 宿食在上脘，当吐之，宜瓜蒂散。

瓜蒂散方

瓜蒂一分，熬黄　赤小豆一分，煮

上二味，杵为散，以香豉七合煮取汁，和散一钱匕，温服之，不吐者，少加之，以快吐为度而止。亡血及虚者不可与之。

25. 脉紧如转索无常者，有宿食也。

26. 脉紧，头痛风寒，腹中有宿食不化也。一云寸口脉紧。

五脏风寒积聚病脉证并治第十一

1. 肺中风者，口燥而喘，身运而重，冒而肿胀。

2. 肺中寒，吐浊涕。

3. 肺死脏，浮之虚，按之弱如葱叶，下无根者死。

4. 肝中风者，头目瞤，两胁痛，行常伛，令人嗜甘。

5. 肝中寒者，两臂不举，舌本燥，喜太息，胸中痛，不得转侧，食则吐而汗出也。

6. 肝死脏，浮之弱，按之如索不来，或曲如蛇行者，死。

7. 肝着，其人常欲蹈其胸上，先未苦时，但欲饮热，旋覆花汤主之。臣亿等校诸本旋覆花汤方，皆同。

旋覆花汤方

旋覆花三两　葱十四茎　新绛少许

上三味，以水三升，煮取一升，顿服之。

8. 心中风者，翕翕发热，不能起，心中饥，食即呕吐。

9. 心中寒者，其人苦病心如啖蒜状，剧者心痛彻背，背痛彻心，譬如蛊注。其脉浮者，自吐乃愈。

10. 心伤者，其人劳倦，即头面赤而下重，心中痛而自烦，发热，当脐跳，其脉弦，此为心脏伤所致也。

11. 心死脏，浮之实如麻豆，按之益躁疾者，死。

12. 邪哭使魂魄不安者，血气少也；血气少者，属于心，心气虚者，其人则畏，合目欲眠，梦远行而精神离散，魂魄妄行。阴气衰者为癫，阳气衰者为狂。

13. 脾中风者，翕翕发热，形如醉人，腹中烦重，皮目瞤瞤而短气。

14. 脾死脏，浮之大坚，按之如覆杯，洁洁状如摇者死。臣亿等详五脏各有中风中寒，今脾只载中风，肾中风中寒俱不载者，以古文简乱极多，去古既远，无它可以补缀也。

15. 趺阳脉浮而涩，浮则胃气强，涩则小便数。浮涩相搏，大便则坚，其脾为约，麻子仁丸主之。

麻子仁丸方

麻子仁二升　芍药半斤　枳实一斤　大黄一斤，去皮　厚朴一尺，去皮　杏仁一

升，去皮尖，熬，别作脂

上六味，末之，炼蜜和丸梧子大，饮服十丸，日三服，渐加，以知为度。

16. 肾着之病，其人身体重，腰中冷，如坐水中，形如水状，反不渴，小便自利，饮食如故，病属下焦。身劳汗出，衣里冷湿，久久得之，腰以下冷痛，腹重如带五千钱，甘姜苓术汤主之。

甘草干姜茯苓白术汤方

甘草　白术各二两　干姜　茯苓各四两

上四味，以水五升，煮取三升，分温三服，腰中即温。

17. 肾死脏，浮之坚，按之乱如转丸，益下入尺中者死。

18. 问曰：三焦竭部，上焦竭善噫，何谓也？师曰：上焦受中焦气未和，不能消谷，故能噫耳。下焦竭，即遗溺失便，其气不和，不能自禁制，不须治，久则愈。

19. 师曰：热在上焦者，因咳为肺痿；热在中焦者，则为坚；热在下焦者，则尿血，亦令淋秘不通。大肠有寒者，多鹜溏；有热者，便肠垢。小肠有寒者，其人下重便血；有热者必痔。

20. 问曰：病有积、有聚、有槃气，何谓也？师曰：积者，脏病也，终不移；聚者，腑病也，发作有时，展转痛移，为可治；槃气者，胁下痛，按之则愈，复发为槃气。诸积大法，脉来细而附骨者，乃积也。寸口，积在胸中；微出寸口，积在喉中；关上，积在脐旁；上关上，积在心下；微下关，积在少腹；尺中，积在气冲。脉出左，积在左；脉出右，积在右；脉两出，积在中央，各以其部处之。

痰饮咳嗽病脉证并治第十二

1. 问曰：夫饮有四，何谓也？师曰：有痰饮，有悬饮，有溢饮，有支饮。

2. 问曰：四饮何以为异？师曰：其人素盛今瘦，水走肠间，沥沥有声，谓之痰饮；饮后水流在胁下，咳唾引痛，谓之悬饮；饮水流行，归于四肢，当汗出而不汗出，身体疼重，谓之溢饮；咳逆倚息，短气不得卧，其形如肿，谓之支饮。

3. 水在心，心下坚筑，短气，恶水不欲饮。

4. 水在肺，吐涎沫，欲饮水。

5. 水在脾，少气身重。

6. 水在肝，胁下支满，嚏而痛。

7. 水在肾，心下悸。

8. 夫心下有留饮，其人背寒冷如手大。

9. 留饮者，胁下痛引缺盆，咳嗽则辄已。一作转甚。

10. 胸中有留饮，其人短气而渴；四肢历节痛。脉沉者，有留饮。

11. 膈上病痰，满喘咳吐，发则寒热，背痛腰疼，目泣自出，其人振振身瞤剧，必有伏饮。

12. 夫病人饮水多，必暴喘满。凡食少饮多，水停心下。甚者则悸，微者短气。脉双弦者寒也，皆大下后善虚。脉偏弦者饮也。

13. 肺饮不弦，但苦满短气。

14. 支饮亦喘而不能卧，加短气，其脉平也。

15. 病痰饮者，当以温药和之。

16. 心下有痰饮，胸胁支满，目眩，苓桂术甘汤主之。

苓桂术甘汤方

茯苓四两　桂枝三两　白术三两　甘草二两

上四味，以水六升，煮取三升，分温三服，小便则利。

17. 夫短气有微饮，当从小便去之，苓桂术甘汤主之；方见上。肾气丸亦主之。方见脚气中。

18. 病者脉伏，其人欲自利，利反快，虽利，心下续坚满，此为留饮欲去故也，甘遂半夏汤主之。

甘遂半夏汤方

甘遂大者三枚　半夏十二枚，以水一升，煮取半升，去滓　芍药五枚　甘草如指大一枚，炙，一本作无。

上四味，以水二升，煮取半升，去滓，以蜜半升，和药汁煎取八合，顿服之。

19. 脉浮而细滑，伤饮。

20. 脉弦数，有寒饮，冬夏难治。

21. 脉沉而弦者，悬饮内痛。

22. 病悬饮者，十枣汤主之。

十枣汤方

芫花_熬　甘遂　大戟各等分

上三味，捣筛，以水一升五合，先煮肥大枣十枚，取九合，去滓，内药末，强人服一钱匕，羸人服半钱，平旦温服之；不下者，明日更加半钱，得快下后，糜粥自养。

23. 病溢饮者，当发其汗，大青龙汤主之；小青龙汤亦主之。

大青龙汤方

麻黄_{六两，去节}　桂枝_{二两，去皮}　甘草_{二两，炙}　杏仁_{四十个，去皮尖}　生姜_{三两，切}　大枣_{十二枚}　石膏_{如鸡子大，碎}

上七味，以水九升，先煮麻黄，减二升，去上沫，内诸药，煮取三升，去滓，温服一升，取微似汗，汗多者，温粉粉之。

小青龙汤方

麻黄_{三两，去节}　芍药_{三两}　五味子_{半升}　干姜_{三两}　甘草_{三两，炙}　细辛_{三两}　桂枝_{三两，去皮}　半夏_{半升，洗}

上八味，以水一斗，先煮麻黄，减二升，去上沫，内诸药，煮取三升，去滓，温服一升。

24. 膈间支饮，其人喘满，心下痞坚，面色黧黑，其脉沉紧，得之数十日，医吐下之不愈，木防己汤主之。虚者即愈，实者三日复发。复与不愈者，宜木防己汤去石膏加茯苓芒硝汤主之。

木防己汤方

木防己_{三两}　石膏_{十二枚，鸡子大}　桂枝_{二两}　人参_{四两}

上四味，以水六升，煮取二升，分温再服。

木防己去石膏加茯苓芒硝汤方

木防己_{二两}　桂枝_{二两}　人参_{四两}　芒硝_{三合}　茯苓_{四两}

上五味，以水六升，煮取二升，去滓，内芒硝，再微煎，分温再服，微利则愈。

25. 心下有支饮，其人苦冒眩，泽泻汤主之。

泽泻汤方

泽泻_{五两}　白术_{二两}

上二味，以水二升，煮取一升，分温再服。

26. 支饮胸满者，厚朴大黄汤主之。

厚朴大黄汤方

厚朴一尺　大黄六两　枳实四枚

上三味，以水五升，煮取二升，分温再服。

27. 支饮不得息，葶苈大枣泻肺汤主之。方见肺痈中。

28. 呕家本渴，渴者为欲解，今反不渴，心下有支饮故也，小半夏汤主之。《千金》云小半夏加茯苓汤。

小半夏汤方

半夏一升　生姜半斤

上二味，以水七升，煮取一升半，分温再服。

29. 腹满，口舌干燥，此肠间有水气，己椒苈黄丸主之。

己椒苈黄丸方

防己　椒目　葶苈熬　大黄各一两

上四味，末之，蜜丸如梧子大，先食饮服一丸，日三服，稍增，口中有津液。渴者加芒硝半两。

30. 卒呕吐，心下痞，膈间有水，眩悸者，小半夏加茯苓汤主之。

小半夏加茯苓汤方

半夏一升　生姜半斤　茯苓三两，一法四两

上三味，以水七升，煮取一升五合，分温再服。

31. 假令瘦人脐下有悸，吐涎沫而癫眩，此水也，五苓散主之。

五苓散方

泽泻一两一分　猪苓三分，去皮　茯苓三分　白术三分　桂二分，去皮

上五味，为末，白饮服方寸匕，日三服，多饮暖水，汗出愈。

附方

外台茯苓饮　治心胸中有停痰宿水，自吐出水后，心胸间虚，气满，不能食，消痰气，令能食。

茯苓　人参　白术各三两　枳实二两　橘皮二两半　生姜四两

上六味，水六升，煮取一升八合，分温三服，如人行八九里进之。

32. 咳家其脉弦，为有水，十枣汤主之。方见上。

33. 夫有支饮家，咳烦胸中痛者，不卒死，至一百日或一岁，宜十枣汤。方见上。

34. 久咳数岁，其脉弱者可治；实大数者死。其脉虚者必苦冒。其人本有

支饮在胸中故也，治属饮家。

35. 咳逆倚息不得卧，小青龙汤主之。方见上。

36. 青龙汤下已，多唾口燥，寸脉沉，尺脉微，手足厥逆，气从小腹上冲胸咽，手足痹，其面翕热如醉状，因复下流阴股，小便难，时复冒者，与茯苓桂枝五味甘草汤，治其气冲。

桂苓五味甘草汤方

茯苓四两　桂枝四两，去皮　甘草三两，炙　五味子半升

上四味，以水八升，煮取三升，去滓，分温三服。

37. 冲气即低，而反更咳、胸满者，用桂苓五味甘草汤去桂加干姜、细辛，以治其咳满。

苓甘五味姜辛汤方

茯苓四两　甘草三两　干姜三两　细辛三两　五味半升

上五味，以水八升，煮取三升，去滓，温服半升，日三服。

38. 咳满即止，而更复渴，冲气复发者，以细辛、干姜为热药也。服之当遂渴，而渴反止者，为支饮也。支饮者法当冒，冒者必呕，呕者复内半夏，以去其水。

桂苓五味甘草去桂加干姜细辛半夏汤方

茯苓四两　甘草二两　细辛二两　干姜二两　五味子　半夏各半升

上六味，以水八升，煮取三升，去滓，温服半升，日三。

39. 水去呕止，其人形肿者，加杏仁主之。其证应内麻黄，以其人遂痹，故不内之。若逆而内之者，必厥，所以然者，以其人血虚，麻黄发其阳故也。

苓甘五味加姜辛半夏杏仁汤方

茯苓四两　甘草三两　五味子半升　干姜三两　细辛三两　半夏半升　杏仁半升，去皮尖

上七味，以水一斗，煮取三升，去滓，温服半升，日三。

40. 若面热如醉，此为胃热上冲熏其面，加大黄以利之。

苓甘五味加姜辛半杏大黄汤方

茯苓四两　甘草三两　五味半升　干姜三两　细辛三两　半夏半升　杏仁半升　大黄三两

上八味，以水一斗，煮取三升，去滓，温服半升，日三。

41. 先渴后呕，为水停心下，此属饮家，小半夏加茯苓汤主之。方见上。

消渴小便利淋病脉证并治第十三

1. 厥阴之为病，消渴，气上冲心，心中疼热，饥而不欲食，食即吐，下之不肯止。

2. 寸口脉浮而迟，浮即为虚，迟即为劳；虚则卫气不足，劳则营气竭。

跌阳脉浮而数，浮即为气，数即消谷而大坚—作紧；气盛则溲数，溲数即坚，坚数相搏，即为消渴。

3. 男子消渴，小便反多，以饮一斗，小便一斗，肾气丸主之。方见脚气中。

4. 脉浮，小便不利，微热消渴者，宜利小便发汗，五苓散主之。方见上。

5. 渴欲饮水，水入则吐者，名曰水逆，五苓散主之。方见上。

6. 渴欲饮水不止者，文蛤散主之。

文蛤散方

文蛤五两

上一味，杵为散，以沸汤五合，和服方寸匕。

7. 淋之为病，小便如粟状，小腹弦急，痛引脐中。

8. 跌阳脉数，胃中有热，即消谷引食，大便必坚，小便即数。

9. 淋家不可发汗，发汗则必便血。

10. 小便不利者，有水气，其人若渴，栝楼瞿麦丸主之。

栝楼瞿麦丸方

栝楼根二两　茯苓　薯蓣各三两　附子一枚，炮　瞿麦一两

上五味，末之，炼蜜丸梧子大。饮服三丸，日三服；不知，增至七八丸，以小便利，腹中温为知。

11. 小便不利，蒲灰散主之；滑石白鱼散，茯苓戎盐汤并主之。

蒲灰散方

蒲灰七分　滑石三分

上二味，杵为散，饮服方寸匕，日三服。

滑石白鱼散方

滑石二分　乱发二分，烧　白鱼二分

上三味，杵为散，饮服方寸匕，日三服。

茯苓戎盐汤方

茯苓半斤　白术二两　戎盐弹丸大一枚

上三味。

12. 渴欲饮水，口干舌燥者，白虎加人参汤主之。方见中暍中。

13. 脉浮发热，渴欲饮水，小便不利者，猪苓汤主之。

猪苓汤方

猪苓去皮　茯苓　阿胶　滑石　泽泻各一两

上五味，以水四升，先煮四味，取二升，去滓，内胶烊消，温服七合，日三服。

水气病脉证并治第十四

1. 师曰：病有风水、有皮水、有正水、有石水、有黄汗。风水其脉自浮，外证骨节疼痛，恶风；皮水其脉亦浮，外证胕肿，按之没指，不恶风，其腹如鼓，不渴，当发其汗。正水其脉沉迟，外证自喘；石水其脉自沉，外证腹满不喘。黄汗其脉沉迟，身发热，胸满，四肢头面肿，久不愈，必致痈脓。

2. 脉浮而洪，浮则为风，洪则为气，风气相搏，风强则为瘾疹，身体为痒，痒为泄风，久为痂癞；气强则为水，难以俯仰。风气相击，身体洪肿，汗出乃愈。恶风则虚，此为风水；不恶风者，小便通利，上焦有寒，其口多涎，此为黄汗。

3. 寸口脉沉滑者，中有水气，面目肿大，有热，名曰风水；视人目窠上微拥，如蚕新卧起状，其颈脉动，时时咳，按其手足上陷而不起者，风水。

4. 太阳病，脉浮而紧，法当骨节疼痛，反不痛，身体反重而酸，其人不渴，汗出即愈，此为风水。恶寒者，此为极虚发汗得之。渴而不恶寒者，此为皮水。身肿而冷，状如周痹，胸中窒，不能食，反聚痛，暮躁不得眠，此为黄汗，痛在骨节。咳而喘，不渴者，此为脾胀，其状如肿，发汗即愈。然诸病此者，渴而下利，小便数者，皆不可发汗。

5. 里水者，一身面目黄肿，其脉沉，小便不利，故令病水。假如小便自利，此亡津液，故令渴也。越婢加术汤主之。方见下。

6. 趺阳脉当伏，今反紧，本自有寒，疝瘕，腹中痛，医反下之，下之即胸满短气。

7. 趺阳脉当伏，今反数，本自有热，消谷，小便数，今反不利，此欲作水。

8. 寸口脉浮而迟，浮脉则热，迟脉则潜，热潜相搏，名曰沉。趺阳脉浮而数，浮脉即热，数脉即止，热止相搏，名曰伏。沉伏相搏，名曰水。沉则脉络虚，伏则小便难，虚难相搏，水走皮肤，即为水矣。

9. 寸口脉弦而紧，弦则卫气不行，即恶寒，水不沾流，走于肠间。少阴脉紧而沉，紧则为痛，沉则为水，小便即难。

10. 脉得诸沉，当责有水，身体肿重。水病脉出者死。

11. 夫水病人，目下有卧蚕，面目鲜泽，脉伏，其人消渴。病水腹大，小便不利，其脉沉绝者，有水，可下之。

12. 问曰：病下利后，渴饮水，小便不利，腹满因肿者，何也？答曰：此法当病水，若小便自利及汗出者，自当愈。

13. 心水者，其身重而少气，不得卧，烦而躁，其人阴肿。

14. 肝水者，其腹大，不能自转侧，胁下腹痛，时时津液微生，小便续通。

15. 肺水者，其身肿，小便难，时时鸭溏。

16. 脾水者，其腹大，四肢苦重，津液不生，但苦少气，小便难。

17. 肾水者，其腹大，脐肿腰痛，不得溺，阴下湿如牛鼻上汗，其足逆冷，面反瘦。

18. 师曰：诸有水者，腰以下肿，当利小便；腰以上肿，当发汗乃愈。

19. 师曰：寸口脉沉而迟，沉则为水，迟则为寒，寒水相搏。趺阳脉伏，水谷不化，脾气衰则鹜溏，胃气衰则身肿。少阳脉卑，少阴脉细，男子则小便不利，妇人则经水不通，经为血，血不利则为水，名曰血分。

20. 问曰：病有血分水分，何也？师曰：经水前断，后病水，名曰血分，此病难治；先病水，后经水断，名曰水分，此病易治。何以故？去水，其经自下。

21. 问曰：病者苦水，面目身体四肢皆肿，小便不利，脉之，不言水，反言胸中痛，气上冲咽，状如炙肉，当微咳喘，审如师言，其脉何类？师曰：寸口脉沉而紧，沉为水，紧为寒，沉紧相搏，结在关元，始时尚微，年盛不觉，阳衰之后，营卫相干，阳损阴盛，结寒微动，肾气上冲，喉咽塞噎，胁下急痛。医以为留饮而大下之，气击不去，其病不除。后重吐之，胃家虚烦，咽燥欲饮水，小便不利，水谷不化，面目手足浮肿。又与葶苈丸下水，当时如小差，食饮过度，肿复如前，胸胁苦痛，象若奔豚，其水扬溢，则浮咳喘逆。当先攻击冲气，令止，乃治咳；咳止，其喘自差。先治新病，病当在后。

22. 风水，脉浮身重，汗出恶风者，防己黄芪汤主之。腹痛者加芍药。

防己黄芪汤方方见湿病中。

23. 风水恶风，一身悉肿，脉浮不渴，续自汗出，无大热，越婢汤主之。

越婢汤方

麻黄六两　石膏半斤　生姜三两　大枣十五枚　甘草二两

上五味，以水六升，先煮麻黄，去上沫，内诸药，煮取三升，分温三服。恶风者加附子一枚，炮。风水加术四两。《古今录验》

24. 皮水为病，四肢肿，水气在皮肤中，四肢聂聂动者，防己茯苓汤主之。

防己茯苓汤方

防己三两　黄芪三两　桂枝三两　茯苓六两　甘草二两

上五味，以水六升，煮取二升，分温三服。

25. 里水，越婢加术汤主之；甘草麻黄汤亦主之。

越婢加术汤方见上。于内加白术四两，又见脚气中。

甘草麻黄汤方

甘草二两　麻黄四两

上二味，以水五升，先煮麻黄，去上沫，内甘草，煮取三升，温服一升，重复汗出，不汗，再服。慎风寒。

26. 水之为病，其脉沉小，属少阴；浮者为风，无水虚胀者为气。水，发其汗即已。脉沉者宜麻黄附子汤；浮者宜杏子汤。

麻黄附子汤方

麻黄三两　甘草二两　附子一枚，炮

上三味，以水七升，先煮麻黄，去上沫，内诸药，煮取二升半，温服八分，日三服。

杏子汤方未见，恐是麻黄杏仁甘草石膏汤。

27. 厥而皮水者，蒲灰散主之。方见消渴中。

28. 问曰：黄汗之为病，身体肿，发热汗出而渴，状如风水，汗沾衣色正黄如柏汁，脉自沉，何从得之？师曰：以汗出入水中浴，水从汗孔入得之，宜芪芍桂酒汤主之。

黄芪芍桂苦酒汤方

黄芪五两　芍药三两　桂枝三两

上三味，以苦酒一升，水七升，相和，煮取三升，温服一升，当心烦，服至六七日乃解。若心烦不止者，以苦酒阻故也。一方用美酒醯代苦酒。

29. 黄汗之病，两胫自冷，假令发热，此属历节；食已汗出，又身常暮卧盗汗出者，此劳气也；若汗出已，反发热者，久久其身必甲错；发热不止者，必生恶疮；若身重汗出已，辄轻者，久久必身𥆧，𥆧即胸中痛，又从腰以上必汗出，下无汗，腰髋弛痛，如有物在皮中状，剧者不能食，身疼重，烦躁，小便不利，此为黄汗，桂枝加黄芪汤主之。

桂枝加黄芪汤方

桂枝三两　芍药三两　甘草二两　生姜三两　大枣十二枚　黄芪二两

上六味，以水八升，煮取三升，温服一升，须臾，饮热稀粥一升余，以助药力，温覆取微汗，若不汗更服。

30. 师曰：寸口脉迟而涩，迟则为寒，涩为血不足。趺阳脉微而迟，微则为气，迟则为寒。寒气不足，则手足逆冷；手足逆冷，则营卫不利；营卫不利，则腹满肠鸣相逐；气转膀胱，营卫俱劳，阳气不通即身冷，阴气不通即骨疼；阳前通则恶寒，阴前通则痹不仁；阴阳相得，其气乃行，大气一转，其气乃散；实则失气，虚则遗尿，名曰气分。

31. 气分，心下坚，大如盘，边如旋杯，水饮所作，桂枝去芍药加麻辛附子汤主之。

桂枝去芍药加麻黄细辛附子汤方

桂枝三两　生姜三两　甘草二两　大枣十二枚　麻黄二两　细辛二两　附子一枚炮。

上七味，以水七升，煮麻黄，去上沫，内诸药，煮取二升，分温三服，当汗出，如虫行皮中，即愈。

32. 心下坚，大如盘，边如旋盘，水饮所作，枳术汤主之。

枳术汤方

枳实七枚　白术二两

上二味，以水五升，煮取三升，分温三服，腹中软即当散也。

附方

外台防己黄芪汤　治风水，脉浮为在表，其人或头汗出，表无他病，病者但下重，以腰以上为和，腰以下当肿及阴，难以屈伸。方见风湿中。

黄疸病脉证并治第十五

1. 寸口脉浮而缓，浮则为风，缓则为痹，痹非中风。四肢苦烦，脾色必黄，瘀热以行。

2. 趺阳脉紧而数，数则为热，热则消谷，紧则为寒，食即为满。尺脉浮为伤肾，趺阳脉紧为伤脾。风寒相搏，食谷即眩，谷气不消，胃中苦浊，浊气下流，小便不通，阴被其寒，热流膀胱，身体尽黄，名曰谷疸。

额上黑，微汗出，手足中热，薄暮即发，膀胱急，小便自利，名曰女老疸；腹如水状不治。

心中懊忄农而热，不能食，时欲吐，名曰酒疸。

3. 阳明病，脉迟者，食难用饱，饱则发烦头眩，小便必难，此欲作谷疸。虽下之，腹满如故，所以然者，脉迟故也。

4. 夫病酒黄疸，必小便不利，其候心中热，足下热，是其证也。

5. 酒黄疸者，或无热，靖言了了，腹满欲吐，鼻燥；其脉浮者先吐之，沉弦者先下之。

6. 酒疸，心中热，欲呕者，吐之愈。

7. 酒疸下之，久久为黑疸，目青面黑，心中如啖蒜虀状，大便正黑，皮肤爪之不仁，其脉浮弱，虽黑微黄，故知之。

8. 师曰：病黄疸，发热烦喘，胸满口燥者，以病发时，火劫其汗，两热相得。然黄家所得，从湿得之。一身尽发热而黄，肚热，热在里，当下之。

9. 脉沉，渴欲饮水，小便不利者，皆发黄。

10. 腹满，舌痿黄，躁不得眠，属黄家。

11. 黄疸之病，当以十八日为期，治之十日以上瘥，反剧为难治。

12. 疸而渴者，其疸难治；疸而不渴者，其疸可治。发于阴部，其人必呕；阳部，其人振寒而发热也。

13. 谷疸之为病，寒热不食，食即头眩，心胸不安，久久发黄为谷疸，茵陈蒿汤主之。

茵陈蒿汤方

茵陈蒿六两　栀子十四枚　大黄二两

上三味，以水一斗，先煮茵陈，减六升，内二味，煮取三升，去滓，分温三服。小便当利，尿如皂角汁状，色正赤，一宿腹减，黄从小便去也。

14. 黄家日晡所发热，而反恶寒，此为女劳得之；膀胱急，少腹满，身尽黄，额上黑，足下热，因作黑疸，其腹胀如水状，大便必黑，时溏，此女劳之病，非水也。腹满者难治。硝石矾石散主之。

硝石矾石散方

硝石　矾石烧，等分

上二味，为散，以大麦粥汁和服方寸匕，日三服。病随大小便去，小便正黄，大便正黑，是候也。

15. 酒黄疸，心中懊侬或热痛，栀子大黄汤主之。

栀子大黄汤方

栀子十四枚　大黄一两　枳实五枚　豉一升

上四味，以水六升，煮取二升，分温三服。

16. 诸病黄家，但利其小便；假令脉浮，当以汗解之，宜桂枝加黄芪汤主之。方见水气病中。

17. 诸黄，猪膏发煎主之。

猪膏发煎方

猪膏半斤　乱发如鸡子大三枚

上二味，和膏中煎之，发消药成，分再服。病从小便出。

18. 黄疸病，茵陈五苓散主之。一本云茵陈汤及五苓散并主之。

茵陈五苓散方

茵陈蒿末十分　五苓散五分，方见痰饮中

上二物和，先食饮方寸匕，日三服。

19. 黄疸腹满，小便不利而赤，自汗出，此为表和里实，当下之，宜大黄硝石汤。

大黄硝石汤方

大黄　黄柏　硝石各四两　栀子十五枚

上四味，以水六升，煮取二升，去滓，内硝，更煮取一升，顿服。

20. 黄疸病，小便色不变，欲自利，腹满而喘，不可除热，热除必哕。哕者，小半夏汤主之。方见痰饮中。

21. 诸黄，腹痛而呕者，宜柴胡汤。必小柴胡汤，方见呕吐中。

22. 男子黄，小便自利，当与虚劳小建中汤。方见虚劳中。

附方

瓜蒂汤 治诸黄。方见暍病中。

千金麻黄醇酒汤 治黄疸。

麻黄三两

上一味，以美清酒五升，煮取二升半，顿服尽。冬月用酒，春月用水煮之。

惊悸吐衄下血胸满瘀血病脉证治第十六

1. 寸口脉动而弱，动即为惊，弱则为悸。

2. 师曰：夫脉浮，目睛晕黄，衄未止。晕黄去，目睛慧了，知衄今止。

3. 又曰：从春至夏衄者太阳，从秋至冬衄者阳明。

4. 衄家不可汗，汗出必额上陷，脉紧急，直视不能眴，不得眠。

5. 病人面无色，无寒热。脉沉弦者，衄；浮弱，手按之绝者，下血；烦咳者，必吐血。

6. 夫吐血，咳逆上气，其脉数而有热，不得卧者死。

7. 夫酒客咳者，必致吐血，此因极饮过度所致也。

8. 寸口脉弦而大，弦则为减，大则为芤，减则为寒，芤则为虚，寒虚相击，此名曰革，妇人则半产漏下，男子则亡血。

9. 亡血不可发其表，汗出即寒栗而振。

10. 病人胸满，唇痿舌青，口燥，但欲漱水不欲咽，无寒热，脉微大来迟，腹不满，其人言我满，为有瘀血。

11. 病者如热状，烦满，口干燥而渴，其脉反无热，此为阴伏，是瘀血也，当下之。

12. 火邪者，桂枝去芍药加蜀漆牡蛎龙骨救逆汤主之。

桂枝救逆汤方

桂枝三两，去皮 甘草二两，炙 生姜三两 牡蛎五两，熬 龙骨四两 大枣十二枚 蜀漆三两，洗去腥

上为末，以水一斗二升，先煮蜀漆，减二升，内诸药，煮取三升，去滓，温服一升。

13. 心下悸者，半夏麻黄丸主之。

半夏麻黄丸方

半夏　麻黄 等分

上二味，末之，炼蜜和丸小豆大，饮服三丸，日三服。

14. 吐血不止者，柏叶汤主之。

柏叶汤方

柏叶　干姜 各三两　艾三把

上三味，以水五升，取马通汁一升，合煮取一升，分温再服。

15. 下血，先便后血，此远血也，黄土汤主之。

黄土汤方　亦主吐血衄血。

甘草　干地黄　白术　附子 炮　阿胶　黄芩 各三两　灶中黄土半斤

上七味，以水八升，煮取三升，分温二服。

16. 下血，先血后便，此近血也，赤小豆当归散主之。 方见狐惑中。

17. 心气不足，吐血、衄血，泻心汤主之。

泻心汤方　亦治霍乱。

大黄二两　黄连　黄芩 各一两

上三味，以水三升，煮取一升，顿服之。

呕吐哕下利病脉证治第十七

1. 夫呕家有痈脓，不可治呕，脓尽自愈。

2. 先呕却渴者，此为欲解。先渴却呕者，为水停心下，此属饮家。

呕家本渴，今反不渴者，以心下有支饮故也，此属支饮。

3. 问曰：病人脉数，数为热，当消谷引食，而反吐者，何也？师曰：以发其汗，令阳微，膈气虚，脉乃数，数为客热，不能消谷，胃中虚冷故也。

脉弦者，虚也，胃气无余，朝食暮吐，变为胃反。寒在于上，医反下之，今脉反弦，故名曰虚。

4. 寸口脉微而数，微则无气，无气则营虚，营虚则血不足，血不足则胸中冷。

5. 趺阳脉浮而涩，浮则为虚，涩则伤脾，脾伤则不磨，朝食暮吐，暮食朝吐，宿谷不化，名曰胃反。脉紧而涩，其病难治。

6. 病人欲吐者，不可下之。

7. 哕而腹满，视其前后，知何部不利，利之即愈。

8. 呕而胸满者，茱萸汤主之。

茱萸汤方

吴茱萸一升　人参三两　生姜六两　大枣十二枚

上四味，以水五升，煮取三升，温服七合，日三服。

9. 干呕，吐涎沫，头痛者，茱萸汤主之。方见上。

10. 呕而肠鸣，心下痞者，半夏泻心汤主之。

半夏泻心汤方

半夏半升，洗　黄芩三两　干姜三两　人参三两　黄连一两　大枣十二枚　甘草三两，炙

上七味，以水一斗，煮取六升，去滓，再煮取三升，温服一升，日三服。

11. 干呕而利者，黄芩加半夏生姜汤主之。

黄芩加半夏生姜汤方

黄芩三两　甘草二两，炙　芍药二两　半夏半升　生姜三两　大枣十二枚

上六味，以水一斗，煮取三升，去滓，温服一升，日再夜一服。

12. 诸呕吐，谷不得下者，小半夏汤主之。方见痰饮中。

13. 呕吐而病在膈上，后思水者，解，急与之。思水者，猪苓散主之。

猪苓散方

猪苓　茯苓　白术各等分

上三味，杵为散，饮服方寸匕，日三服。

14. 呕而脉弱，小便复利，身有微热，见厥者，难治，四逆汤主之。

四逆汤方

附子生用，一枚　干姜一两半　甘草二两，炙

上三味，以水三升，煮取一升二合，去滓，分温再服。强人可大附子一枚，干姜三两。

15. 呕而发热者，小柴胡汤主之。

小柴胡汤方

柴胡半斤　黄芩三两　人参三两　甘草三两　半夏半斤　生姜三两　大枣十二枚

上七味，以水一斗二升，煮取六升，去滓，再煎取三升，温服一升，日三服。

16. 胃反呕吐者，大半夏汤主之。《千金》云：治胃反不受食，食入即吐。《外台》

云：治呕，心下痞硬者。

大半夏汤方

半夏二升，洗完用　人参三两　白蜜一升

上三味，以水一斗二升，和蜜扬之二百四十遍，煮取二升半，温服一升，余分再服。

17. 食已即吐者，大黄甘草汤主之。《外台》方：又治吐水。

大黄甘草汤方

大黄四两　甘草一两

上二味，以水三升，煮取一升，分温再服。

18. 胃反，吐而渴欲饮水者，茯苓泽泻汤主之。

茯苓泽泻汤方《外台》云治消渴脉绝，胃反吐食之，有小麦一升。

茯苓半斤　泽泻四两　甘草二两　桂枝二两　白术三两　生姜四两

上六味，以水一斗，煮取三升，内泽泻，再煮取二升半，温服八合，日三服。

19. 吐后，渴欲得水而贪饮者，文蛤汤主之。兼主微风，脉紧，头痛。

文蛤汤方

文蛤五两　麻黄三两　甘草三两　生姜三两　石膏五两　杏仁五十枚　大枣十二枚

上七味，以水六升，煮取二升，温服一升，汗出即愈。

20. 干呕，吐逆，吐涎沫，半夏干姜散主之。

半夏干姜散方

半夏　干姜等分

上二味，杵为散，取方寸匕，浆水一升半，煮取七合，顿服之。

21. 病人胸中似喘不喘，似呕不呕，似哕不哕，彻心中愦愦然无奈者，生姜半夏汤主之。

生姜半夏汤方

半夏半升　生姜汁一升

上二味，以水三升，煮半夏，取二升，内生姜汁，煮取一升半，小冷，分四服，日三夜一服。止，停后服。

22. 干呕、哕，若手足厥者，橘皮汤主之。

橘皮汤方

橘皮四两　生姜半斤

上二味，以水七升，煮取三升，温服一升，下咽即愈。

23. 哕逆者，橘皮竹茹汤主之。

橘皮竹茹汤方

橘皮二升　竹茹二升　人参一两　甘草五两　生姜半斤　大枣三十枚

上六味，以水一斗，煮取三升，温服一升，日三服。

24. 夫六腑气绝于外者，手足寒，上气，脚缩；五脏气绝于内者，利不禁，下甚者，手足不仁。

25. 下利脉沉弦者，下重；脉大者，为未止；脉微弱数者，为欲自止，虽发热不死。

26. 下利手足厥冷，无脉者，灸之不温。若脉不还，反微喘者，死。少阴负趺阳者，为顺也。

27. 下利有微热而渴，脉弱者，今自愈。

28. 下利脉数，有微热，汗出，今自愈；设脉紧为未解。

29. 下利脉数而渴者，今自愈；设不差，必圊脓血，以有热故也。

30. 下利脉反弦，发热身汗者，自愈，

31. 下利气者，当利其小便。

32. 下利，寸脉反浮数，尺中自涩者，必圊脓血。

33. 下利清谷，不可攻其表，汗出必胀满。

34. 下利脉沉而迟，其人面少赤，身有微热，下利清谷者，必郁冒，汗出而解，病人必微热。所以然者，其面戴阳，下虚故也。

35. 下利后脉绝，手足厥冷，晬时脉还，手足温者生，脉不还者死。

36. 下利腹胀满，身体疼痛者，先温其里，乃攻其表。温里宜四逆汤，攻表宜桂枝汤。

四逆汤方方见上。

桂枝汤方

桂枝三两，去皮　芍药三两　甘草二两，炙　生姜三两　大枣十二枚

上五味，㕮咀，以水七升，微火煮取三升，去滓，适寒温服一升，服已须臾，啜稀粥一升，以助药力，温覆令一时许，遍身漐漐微似有汗者，益佳，不可令如水淋漓。若一服汗出病差，停后服。

37. 下利三部脉皆平，按之心下坚者，急下之，宜大承气汤。

38. 下利脉迟而滑者，实也，利未欲止，急下之，宜大承气汤。

39. 下利脉反滑者，当有所去，下乃愈，宜大承气汤。

40. 下利已差，至其年月日时复发者，以病不尽故也，当下之，宜大承气汤。

大承气汤方 见痉病中。

41. 下利谵语者，有燥屎也，小承气汤主之。

小承气汤方

大黄四两　厚朴二两，炙　枳实大者三枚，炙

上三味，以水四升，煮取一升二合，去滓，分温二服，得利则止。

42. 下利便脓血者，桃花汤主之。

桃花汤方

赤石脂一斤，一半剉，一半筛末　干姜一两　粳米一升

上三味，以水七升，煮米令熟，去滓，温服七合，内赤石脂末方寸匕，日三服；若一服愈，余勿服。

43. 热利下重者，白头翁汤主之。

白头翁汤方

白头翁二两　黄连　黄柏　秦皮各三两

上四味，以水七升，煮取二升，去滓，温服一升；不愈，更服。

44. 下利后更烦，按之心下濡者，为虚烦也，栀子豉汤主之。

栀子豉汤方

栀子十四枚　香豉四合，绵裹

上二味，以水四升，先煮栀子，得二升半，内豉，煮取一升半，去滓，分二服，温进一服，得吐则止。

45. 下利清谷，里寒外热，汗出而厥者，通脉四逆汤主之。

通脉四逆汤方

附子大者一枚，生用　干姜三两，强人可四两　甘草二两，炙

上三味，以水三升，煮取一升二合，去滓，分温再服。

46. 下利肺痛，紫参汤主之。

紫参汤方

紫参半斤　甘草三两

上二味，以水五升，先煮紫参，取二升，内甘草，煮取一升半，分温三服。疑非仲景方。

47. 气利，诃梨勒散主之。

诃梨勒散方

诃梨勒十枚，煨

上一味，为散，粥饮和，顿服。疑非仲景方。

附方

千金翼小承气汤　治大便不通，哕数谵语。方见上。

外台黄芩汤　治干呕下利。

黄芩三两　人参三两　干姜三两　桂枝一两　大枣十二枚　半夏半升

上六味，以水七升，煮取三升，温分三服。

疮痈肠痈浸淫病脉证并治第十八

1. 诸浮数脉，应当发热，而反洒淅恶寒，若有痛处，当发其痈。

2. 师曰：诸痈肿，欲知有脓无脓，以手掩肿上，热者为有脓，不热者为无脓。

3. 肠痈之为病，其身甲错，腹皮急，按之濡，如肿状，腹无积聚，身无热，脉数，此为腹内有痈脓，薏苡附子败酱散主之。

薏苡附子败酱散方

薏苡仁十分　附子二分　败酱五分

上三味，杵为末，取方寸匕，以水二升，煎减半，顿服，小便当下。

4. 肠痈者，少腹肿痞，按之即痛，如淋，小便自调，时时发热，自汗出，复恶寒。其脉迟紧者，脓未成，可下之，当有血。脉洪数者，脓已成，不可下也。大黄牡丹汤主之。

大黄牡丹汤方

大黄四两　牡丹一两　桃仁五十个　瓜子半斤　芒硝三合

上五味，以水六升，煮取一升，去滓，内芒硝，再煎沸，顿服之，有脓当下；如无脓，当下血。

5. 问曰：寸口脉浮微而涩，法当亡血，若汗出。设不汗者云何？答曰：若身有疮，被刀斧所伤，亡血故也。

6. 病金疮，王不留行散主之。

王不留行散方

王不留行十分，八月八日采　蒴藋细叶十分，七月七日采　桑东南根白皮十分，三月三日采　甘草十八分，赵本无八字　川椒三分，除目及闭口，去汗　黄芩二分　干姜二分　芍药二分　厚朴二分

上九味，桑根皮以上三味，烧灰存性，勿令灰过；各别杵筛，合治之为散，服方寸匕。小疮即粉之，大疮但服之，产后亦可服。如风寒，桑东根勿取之；前三物，皆阴干百日。

排脓散方

枳实十六枚　芍药六分　桔梗二分

上三味，杵为散，取鸡子黄一枚，以药散与鸡黄相等，揉和令相得，饮和服之，日一服。

排脓汤方

甘草二两　桔梗三两　生姜一两　大枣十枚

上四味，以水三升，煮取一升，温服五合，日再服。

7. 浸淫疮，从口流向四肢者，可治；从四肢流来入口者，不可治。

8. 浸淫疮，黄连粉主之。方未见。

跌蹶手指臂肿转筋阴狐疝蛔虫病脉证治第十九

1. 师曰：病跌蹶，其人但能前，不能却，刺腨入二寸，此太阳经伤也。

2. 病人常以手指臂肿动，此人身体瞤瞤者，藜芦甘草汤主之。

藜芦甘草汤方　方未见

3. 转筋之为病，其人臂脚直，脉上下行，微弦。转筋入腹者，鸡屎白散主之。

鸡屎白散方

鸡屎白

上一味，为散，取方寸匕，以水六合，和，温服。

4. 阴狐疝气者，偏有小大，时时上下，蜘蛛散主之。

蜘蛛散方

蜘蛛十四枚，熬焦　桂枝半两

上二味，为散，取八分一匕，饮和服，日再服。蜜丸亦可。

5. 问曰：病腹痛有虫，其脉何以别之？师曰：腹中痛，其脉当沉若弦，反洪大，故有蛔虫。

6. 蛔虫之为病，令人吐涎，心痛发作有时，毒药不止，甘草粉蜜汤主之。

甘草粉蜜汤方

甘草二两　粉一两　蜜四两

上三味，以水三升，先煮甘草，取二升，去滓，内粉、蜜，搅令和，煎如薄粥，温服一升，差即止。

7. 蛔厥者，当吐蛔，令病者静而复时烦，此为脏寒，蛔上入膈，故烦，须臾复止，得食而呕，又烦者，蛔闻食臭出，其人当自吐蛔。

8. 蛔厥者，乌梅丸主之。

乌梅丸方

乌梅三百个　细辛六两　干姜十两　黄连一斤　当归四两　附子六两，炮　川椒四两，去汗　桂枝六两　人参六两　黄柏六两

上十味，共捣筛，合治之，以苦酒渍乌梅一宿，去核，蒸之五升米下，饭熟捣成泥，和药令相得，内臼中，与蜜杵二千下，丸如梧子大，先食饮服十丸，日三服，稍加至二十丸。禁生冷滑臭等物。

妇人妊娠病脉证并治第二十

1. 师曰：妇人得平脉，阴脉小弱，其人渴，不能食，无寒热，名妊娠，桂枝汤主之。方见下利中。于法六十日当有此证，设有医治逆者，却一月加吐下者，则绝之。

2. 妇人宿有癥病，经断未及三月，而得漏下不止，胎动在脐上者，为癥痼害。妊娠六月动者，前三月经水利时，胎也。下血者，后断三月衃也。所以血不止者，其癥不去故也，当下其癥，桂枝茯苓丸主之。

桂枝茯苓丸方

桂枝　茯苓　牡丹去心　芍药　桃仁去皮尖，熬，各等分

上五味，末之，炼蜜和丸，如兔屎大，每日食前服一丸。不知，加至三丸。

3. 妇人怀娠六七月，脉弦发热，其胎愈胀，腹痛恶寒者，少腹如扇，所以然者，子脏开故也，当以附子汤温其脏。方未见。

4. 师曰：妇人有漏下者，有半产后因续下血都不绝者，有妊娠下血者，假

令妊娠腹中痛，为胞阻，胶艾汤主之。

芎归胶艾汤方一方加干姜一两。胡氏治妇人胞动，无干姜。

芎䓖 阿胶 甘草各二两 艾叶 当归各三两 芍药四两 干地黄三两

上七味，以水五升，清酒三升，合煮取三升，去滓，内胶，令消尽，温服一升，日三服。不差，更作。

5. 妇人怀妊，腹中疠痛，当归芍药散主之。

当归芍药散方

当归三两 芍药一斤 芎䓖半斤，一作三两 茯苓四两 白术四两 泽泻半斤

上六味，杵为散，取方寸匕，酒和，日三服。

6. 妊娠呕吐不止，干姜人参半夏丸主之。

干姜人参半夏丸方

干姜 人参各一两 半夏二两

上三味，末之，以生姜汁糊为丸，如梧桐子大，饮服十丸，日三服。

7. 妊娠，小便难，饮食如故，当归贝母苦参丸主之。

当归贝母苦参丸方男子加滑石半两

当归 贝母 苦参各四两

上三味，末之，炼蜜丸，如小豆大，饮服三丸，加至十丸。

8. 妊娠有水气，身重，小便不利，洒淅恶寒，起即头眩，葵子茯苓散主之。

葵子茯苓散方

葵子一斤 茯苓三两

上二味，杵为散，饮服方寸匕，日三服，小便利则愈。

9. 妇人妊娠，宜常服当归散主之。

当归散方

当归 黄芩 芍药 芎䓖各一斤 白术半斤

上五味，杵为散，酒饮服方寸匕，日再服。妊娠常服即易产，胎无疾苦。产后百病悉主之。

10. 妊娠养胎，白术散主之。

白术散方见《外台》。

白术 芎䓖 蜀椒三分，去汗 牡蛎

上四味，杵为散，酒服一钱匕，日三服，夜一服。但苦痛，加芍药；心

下毒痛，倍加芎䓖；心烦吐痛，不能食饮，加细辛一两，半夏大者二十枚。服之后，更以醋浆水服之。若呕，以醋浆水服之；复不解者，小麦汁服之。已后渴者，大麦粥服之。病虽愈，服之勿置。

11. 妇人伤胎，怀身腹满，不得小便，从腰以下重，如有水气状，怀身七月，太阴当养不养；此心气实，当刺泻劳宫及关元，小便微利则愈。

妇人产后病脉证并治第二十一

1. 问曰：新产妇人有三病，一者病痉，二者病郁冒，三者大便难，何谓也？师曰：新产血虚，多汗出，喜中风，故令病痉；亡血复汗，寒多，故令郁冒；亡津液，胃燥，故大便难。

2. 产妇郁冒，其脉微弱，呕不能食，大便反坚，但头汗出。所以然者，血虚而厥，厥而必冒。冒家欲解，必大汗出。以血虚下厥，孤阳上出，故头汗出。所以产妇喜汗出者，亡阴血虚，阳气独盛，故当汗出，阴阳乃复。大便坚，呕不能食，小柴胡汤主之。方见呕吐中。

3. 病解能食，七八日更发热者，此为胃实，大承气汤主之。方见痉病中。

4. 产后腹中疠痛，当归生姜羊肉汤主之；并治腹中寒疝，虚劳不足。

当归生姜羊肉汤方见寒疝中。

5. 产后腹痛，烦满不得卧，枳实芍药散主之。

枳实芍药散方

枳实烧令黑，勿太过 芍药等分

上二味，杵为散，服方寸匕，日三服，并主痈脓，以麦粥下之。

6. 师曰：产妇腹痛，法当以枳实芍药散，假令不愈者，此为腹中有干血着脐下，宜下瘀血汤主之；亦主经水不利。

下瘀血汤方

大黄二两 桃仁二十枚 䗪虫二十枚，熬，去足

上三味，末之，炼蜜和为四丸，以酒一升，煎一丸，取八合顿服之，新血下如豚肝。

7. 产后七八日，无太阳证，少腹坚痛，此恶露不尽；不大便，烦躁发热，切脉微实，再倍发热，日晡时烦躁者，不食，食则谵语，至夜即愈，宜大承气汤主之。热在里，结在膀胱也。方见痉病中。

8. 产后风，续之数十日不解，头微痛，恶寒，时时有热，心下闷，干呕，汗出，虽久，阳旦证续在耳，可与阳旦汤。即桂枝汤，方见下利中。

9. 产后中风，发热，面正赤，喘而头痛，竹叶汤主之。

竹叶汤方

竹叶一把　葛根三两　防风　桔梗　桂枝　人参　甘草各一两　附子一枚，炮
大枣十五枚　生姜五两

上十味，以水一斗，煮取二升半，分温三服，温覆使汗出。头项强，用大附子一枚，破之如豆大，煎药扬去沫。呕者，加半夏半升洗。

10. 妇人乳中虚，烦乱呕逆，安中益气，竹皮大丸主之。

竹皮大丸方

生竹茹二分　石膏二分　桂枝一分　甘草七分　白薇一分

上五味，末之，枣肉和丸如弹子大，以饮服一丸，日三夜二服。有热者倍白薇，烦喘者加柏实一分。

11. 产后下利虚极，白头翁加甘草阿胶汤主之。

白头翁加甘草阿胶汤方

白头翁　甘草　阿胶各二两　秦皮　黄连　柏皮各三两

上六味，以水七升，煮取二升半，内胶令消尽，分温三服。

附方

千金三物黄芩汤　治妇人在草蓐，自发露得风，四肢苦烦热，头痛者与小柴胡汤；头不痛但烦者，此汤主之。

黄芩一两　苦参二两　干地黄四两

上三味，以水八升，煮取二升，温服一升，多吐下虫。

千金内补当归建中汤　治妇人产后虚赢不足，腹中刺痛不止，吸吸少气，或苦少腹中急摩痛引腰背，不能食饮；产后一月，日得服四五剂为善，令人强壮宜。

当归四两　桂枝三两　芍药六两　生姜三两　甘草二两　大枣十二枚

上六味，以水一斗，煮取三升，分温三服，一日令尽。若大虚，加饴糖六两，汤成内之，于火上暖令饴消。若去血过多，崩伤内衄不止，加地黄六两，阿胶二两，合八味，汤成内阿胶。若无当归，以芎䓖代之。若无生姜，以干姜代之。

妇人杂病脉证并治第二十二

1. 妇人中风，七八日续来寒热，发作有时，经水适断，此为热入血室，其血必结，故使如疟状，发作有时，小柴胡汤主之。方见呕吐中。

2. 妇人伤寒发热，经水适来，昼日明了，暮则谵语，如见鬼状者，此为热入血室，治之无犯胃气及上二焦，必自愈。

3. 妇人中风，发热恶寒，经水适来，得之七八日，热除脉迟，身凉和，胸胁满，如结胸状，谵语者，此为热入血室也，当刺期门，随其实而取之。

4. 阳明病，下血谵语者，此为热入血室，但头汗出，当刺期门，随其实而泻之，濈然汗出者愈。

5. 妇人咽中如有炙脔，半夏厚朴汤主之。

半夏厚朴汤方《千金》作胸满，心下坚，咽中帖帖，如有炙肉，吐之不出，吞之不下。

半夏一升　厚朴三两　茯苓四两　生姜五两　干苏叶二两

上五味，以水七升，煮取四升，分温四服，日三夜一服。

6. 妇人脏躁，喜悲伤欲哭，象如神灵所作，数欠伸，甘麦大枣汤主之。

甘麦大枣汤方

甘草三两　小麦一升　大枣十枚

上三味，以水六升，煮取三升，温分三服，亦补脾气。

7. 妇人吐涎沫，医反下之，心下即痞，当先治其吐涎沫，小青龙汤主之；涎沫止，乃治痞，泻心汤主之。

小青龙汤方见痰饮中。

泻心汤方见惊悸中。

8. 妇人之病，因虚、积冷、结气，为诸经水断绝，至有历年，血寒积结，胞门寒伤，经络凝坚。

在上呕吐涎唾，久成肺痈，形体损分。在中盘结，绕脐寒疝；或两胁疼痛，与脏相连；或结热中，痛在关元，脉数无疮，肌若鱼鳞，时着男子，非止女身。在下未多，经候不匀，令阴掣痛，少腹恶寒；或引腰脊，下根气街，气冲急痛，膝胫疼烦；奄忽眩冒，状如厥癫；或有忧惨，悲伤多嗔。此皆带下，非有鬼神。

久则羸瘦，脉虚多寒；三十六病，千变万端；审脉阴阳，虚实紧弦；行其针药，治危得安；其虽同病，脉各异源；子当辨记，勿谓不然。

9. 问曰：妇人年五十所，病下利数十日不止，暮即发热，少腹里急，腹满，手掌烦热，唇口干燥，何也？师曰：此病属带下。何以故？曾经半产，瘀血在少腹不去。何以知之？其证唇口干燥，故知之。当以温经汤主之。

温经汤方

吴茱萸三两　当归二两　芎䓖二两　芍药二两　人参二两　桂枝二两　阿胶二两　生姜二两　牡丹皮二两，去心　甘草二两　半夏半升　麦门冬一升，去心

上十二味，以水一斗，煮取三升，分温三服。亦主妇人少腹寒，久不受胎；兼取崩中去血，或月水来过多，及至期不来。

10. 带下经水不利，少腹满痛，经一月再见者，土瓜根散主之。

土瓜根散方阴癫肿亦主之。

土瓜根　芍药　桂枝　䗪虫各三两

上四味，杵为散，酒服方寸匕，日三服。

11. 寸口脉弦而大，弦则为减，大则为芤，减则为寒，芤则为虚，寒虚相搏，此名曰革，妇人则半产漏下，旋覆花汤主之。

旋覆花汤方见五脏风寒积聚篇。

12. 妇人陷经，漏下黑不解，胶姜汤主之。臣亿等校诸本无胶姜汤方，想是前妊娠中胶艾汤。

13. 妇人少腹满如敦状，小便微难而不渴，生后者，此为水与血俱结在血室也，大黄甘遂汤主之。

大黄甘遂汤方

大黄四两　甘遂二两　阿胶二两

上三味，以水三升，煮取一升，顿服之，其血当下。

14. 妇人经水不利下，抵当汤主之。亦治男子膀胱满急有瘀血者。

抵当汤方

水蛭三十个，熬　虻虫三十个，熬，去翅足　桃仁二十个，去皮尖　大黄三两，酒浸

上四味，为末，以水五升，煮取三升，去滓，温服一升。

15. 妇人经水闭不利，脏坚癖不止，中有干血，下白物，矾石丸主之。

矾石丸方

矾石三分，烧　杏仁一分

上二味，末之，炼蜜和丸枣核大，内脏中，剧者再内之。

16. 妇人六十二种风，及腹中血气刺痛，红蓝花酒主之。

红蓝花酒方 疑非仲景方。

红蓝花一两

上一味，以酒一大升，煎减半，顿服一半，未止再服。

17. 妇人腹中诸疾痛，当归芍药散主之。

当归芍药散方 见前妊娠中。

18. 妇人腹中痛，小建中汤主之。

小建中汤方 见前虚劳中。

19. 问曰：妇人病饮食如故，烦热不得卧，而反倚息者，何也？师曰：此名转胞，不得溺也，以胞系了戾，故致此病，但利小便则愈，宜肾气丸主之。方见虚劳中。

20. 蛇床子散方，温阴中坐药。

蛇床子散方

蛇床子仁

上一味，末之，以白粉少许，和令相得，如枣大，绵裹内之，自然温。

21. 少阴脉滑而数者，阴中即生疮，阴中蚀疮烂者，狼牙汤洗之。

狼牙汤方

狼牙三两

上一味，以水四升，煮取半升，以绵缠箸如茧，浸汤沥阴中，日四遍。

22. 胃气下泄，阴吹而正喧，此谷气之实也，膏发煎导之。

膏发煎方 见黄疸中。

23. **小儿疳虫蚀齿方** 疑非仲景方。

雄黄　葶苈

上二味，末之，取腊日猪脂，熔，以槐枝绵裹头四五枚，点药烙之。

杂疗方第二十三

1. 退五脏虚热，四时**加减柴胡饮子方**

冬三月加柴胡八分　白术八分　陈皮五分　大腹槟榔四枚，并皮子用　生姜五分　桔梗七分

春三月加枳实　减白术　共六味

夏三月加生姜三分　枳实五分　甘草三分　共八味

秋三月加陈皮三分　共六味

上各㕮咀，分为三贴，一贴以水三升，煮取二升，分温三服，如人行四五里进一服。如四体壅，添甘草少许，每贴分作三小贴，每小贴以水一升，煮取七合，温服，再合滓为一服，重煮都成四服。疑非仲景方。

2. 长服**诃梨勒丸方**疑非仲景方。

诃梨勒　陈皮　厚朴各三两

上三味，末之，炼蜜丸如梧子大，酒饮服二十丸，加至三十丸。

3. **三物备急丸方**见《千金》司空裴秀为散用亦可。先和成汁，乃倾口中，令从齿间得入，至良验。

大黄一两　干姜一两　巴豆一两，去皮心，熬，外研如脂

上药各须精新，先捣大黄、干姜为末，研巴豆内中，合治一千杵，用为散，蜜和丸亦佳，蜜器中贮之，莫令歇。主心腹诸卒暴百病。若中恶客忤，心腹胀满，卒痛如椎刺，气急口噤，停尸卒死者，以暖水苦酒服大豆许三四丸，或不下，捧头起，灌令下咽，须臾当差，如未差，更与三丸，当腹中鸣，即吐下便差。若口噤，亦须折齿灌之。

4. 治伤寒令愈不复，**紫石寒食散方**见《千金翼》

紫石英　白石英　赤石脂　钟乳碓炼　栝楼根　防风　桔梗　文蛤　鬼臼各十分　太一余粮十分，烧　干姜　附子炮，去皮　桂枝去皮，各四分

上十三味，杵为散，酒服方寸匕。

5. **救卒死方**

薤捣汁，灌鼻中。

又方

雄鸡冠，割取血，管吹内鼻中。

猪脂如鸡子大，苦酒一升，煮沸灌喉中。

鸡肝及血，涂面上，以灰围四旁，立起。

大豆二七粒，以鸡子白并酒和，尽以吞之。

6. **救卒死而壮热者方**

矾石半斤，以水一斗半，煮消，以渍脚，令没踝。

7. **救卒死而目闭者方**

骑牛临面，捣薤汁灌耳中，吹皂荚末鼻中，立效。

8. 救卒死而张口反折者方

灸手足两爪十四壮了，饮以五毒诸膏散有巴豆者。

9. 救卒死而四肢不收，失便者方

马屎一升，水三斗，煮取二斗以洗之；又取牛洞稀粪也一升，温酒灌口中，灸心下一寸，脐上三寸，脐下四寸，各一百壮，差。

10. 救小儿卒死而吐利，不知是何病方

狗屎一丸，绞取汁以灌之。无湿者，水煮干者取汁。

11. 尸蹶脉动而无气，气闭不通，故静而死也，治方脉证见上卷。

菖蒲屑，内鼻两孔中吹之，令人以桂屑着舌下。

又方

剔取左角发方寸，烧末，酒和，灌令入喉，立起。

12. 救卒死，客忤死，**还魂汤**主之方。《千金方》云：主卒忤鬼击飞尸，诸奄忽气绝，无复觉，或已无脉，口噤拗不开，去齿下汤。汤下口不下者，分病人发左右，捉搦肩引之，药下复增取一升，须臾立苏。

麻黄三两，去节，一方四两　杏仁七十个，去皮尖　甘草一两，炙　《千金》用桂心二两。

上三味，以水八升，煮取三升，去滓，分令咽之。通治诸感忤。

又方

韭根一把　乌梅二七个　吴茱萸半升，炒

上三味，以水一斗煮之，以病人栉内中，三沸，栉浮者生，沉者死。煮取三升，去滓分饮之。

13. 救自缢死，旦至暮，虽已冷，必可治；暮至旦，小难也，恐此当言忿气盛故也。然夏时夜短于昼，又热，犹应可治。又云：心下若微温者，一日以上，犹可治之方。

徐徐抱解，不得截绳，上下安被卧之。一人以脚踏其两肩，手少挽其发，常弦弦勿纵之；一人以手按据胸上，数动之；一人摩捋臂胫，屈伸之。若已僵，但渐渐强屈之，并按其腹。如此一炊顷，气从口出，呼吸眼开，而犹引按莫置，亦勿苦劳之。须臾，可少桂汤及粥清，含与之，令濡喉，渐渐能咽，及稍止。若向令两人以管吹其两耳，㗋好，此法最善，无不活也。

14. 凡中暍死，不可使得冷，得冷便死，疗之方：

屈草带，绕溺人脐，使三两人溺其中，令温。亦可用热泥和屈草，亦可扣瓦碗底，按及车缸，以着溺人，取令溺，须得流去，此谓道路穷，卒无汤，当令溺其中，欲使多人溺，取令温若汤，便可与之，不可泥及车缸，恐此物冷。溺既在夏月，得热泥土，暖车缸，亦可用也。

15. 救溺死方

取灶中灰两石余，以埋人，从头至足，水出七孔，即活。

上疗自缢、溺、喝之法，并出自张仲景为之，其意殊绝，殆非常情所及，本草所能关，实救人之大术矣。伤寒家数有喝病，非此遇热之喝。见《外台》《肘后》目。

16. 治马坠及一切筋骨损方 见《肘后方》

大黄一两，切，浸，汤成下　绯帛如手大，烧灰　乱发如鸡子大，烧灰用　久用炊单布一尺，烧灰　败蒲一握三寸　桃仁四十九个，去皮尖，熬　甘草如中指节，炙，剉

上七味，以童子小便，量多少，煎汤成，内酒一大盏，次下大黄，去滓，分温三服。先剉败蒲席半领，煎汤浴，衣被盖覆，斯须，通利数行，痛楚立差。利及浴水赤，勿怪，即瘀血也。

金匮要略论注

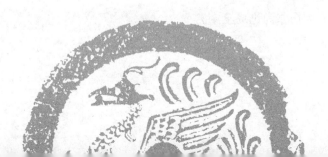

导读

成书背景

《金匮要略论注》是清代医家徐彬注解《金匮要略》的名著，撰于康熙十年（1671）。徐彬崇尚仲景之学，但《金匮要略》内容成于东汉，成书较早，流传年代久远，文字古奥，而与当时《伤寒论》研究之欣欣向荣相比，《金匮要略》尚无注释本行于世。徐彬作《论注》一书，欲"使人人各习全经，晓畅经义"。徐氏以其渊博的学识、清晰的思路、丰富的临床经验、合理的方法全面阐析了《金匮要略》的深义，并有所发挥。

该书是《金匮要略》注本中最早刊印的全注本，具有崇经探源、广引博采、注论相兼、提纲挈领、注重鉴别、释方合范、切合临床、质疑辨误等特点，为后世医家所重。《金匮要略心典》《医宗金鉴》等有名注本乃至当今《金匮要略》教材亦多引述徐氏的精辟之论，其重要的学术价值毋庸置疑。

作者生平

徐彬，字忠可，秀水（今浙江嘉兴）人。著书谈道，尚论古今理乱，搜考轭塞要害，河漕兵食之类。兼治岐黄，从云间李自材，江右喻嘉言游，尽得其传。徐彬继喻嘉言衣钵，极推崇仲景之学，其医学著作也多是研究注释仲景《伤寒论》与《金匮要略》之作。主要有《伤寒百十三方发明》《伤寒抉疑》《伤寒图论》《金匮要略论注》。另录其师喻嘉言先生编《伤寒尚论篇编次仲景原文》1卷，并将喻嘉言先生《尚论篇》4卷、《伤寒尚论篇编次仲景原文》1卷，与《伤寒百十三方发明》1卷、《伤寒抉疑》1卷、《伤寒图论》1卷合编为《喻嘉言先生伤寒尚论篇全书》。

学术特点

1. 先注后论，形式新颖

徐彬为便于后学研读《金匮要略》，"使人人各习全经，晓畅经义"，采用先注后论，间以眉批的注释方法，解析仲景原著。其"注"，是解释《金匮要略》原文，对所述病证从病因病机、脉证、治法、方药等方面进行详细的剖析；"论"，是广泛阐述，是对余留义理的发挥和相关病证的鉴别，或对某些病证做总结性的概括；"眉批"，是对某些字、词、病证、方药等的补充说明。如徐彬曰："拙著有注有论，正义疏释备于注；或有剩义及总括诸证不可专属者见于论；更有经义，可借以发本文之覆者，别具上方。"

2. 援引《内经》，溯本求源

张仲景在撰写《伤寒杂病论》时，继承了《内经》等典籍的学术理论，故徐彬在注释《金匮要略》时，常引用《内经》原文，以经解经，溯本探源，以期阐发仲景奥旨。例如，在注释《脏腑经络先后病脉证第一》时，先后引用了《内经》的《阴阳应象大论》《六节藏象论》《脉要精微论》《脏气法时论》《本神》《五色》《决气》等篇的相关内容。如在注第 3 条 "色白者，亡血也" 句时，除引用《灵枢·决气》"血脱者，夭然不泽"外，又说"然《灵枢·五色》篇谓'白为寒'，应知不见亡血症，即以寒断矣"。此结合《内经》所论指出色白也可见于寒邪为病。诸如此类，以《内经》旨意追溯仲景学术思想之本源，有利于对《金匮要略》原著的透彻理解。

3. 博采众长，兼收并蓄

徐彬注释《金匮要略》，并不囿于己见，而是广征博引，采纳诸贤精论，以释疑解惑，或补《金匮要略》之不足。例如，其注《金匮要略》首篇第 13 条关于病证分类时，认为仲景所论"乃专为外至之邪中于脏腑者，约略为言，去古甚远，不能逐病而悉数之矣"。因此，在其注中附录了《灵枢·邪气脏腑病形》心、肝、脾、肺、肾各脏的缓、急、大、小、滑、涩六脉之病证，作为五脏之病以候参；又附《备急千金要方》"用刺合脉之法以治六腑"的内容作为六腑病变的参考；附"五劳、七伤、六极，以备考"；又附"妇人十二瘕、九痛、七害、五伤、三痼"的具体内容解释仲景该条所言的"妇人三十六病"。如此，则使《金匮要略》关于疾病之分类和名称更进一步具体化。

徐彬继承师传，在注释《金匮要略》时，详参其师喻昌《医门法律》。如《肺痿肺痈咳嗽上气病脉证治第七》篇首条论肺痈病脉滑数，次条又言微数，较难理解。喻昌解释曰："滑数者，已成之脉，微数者，初起之因也。"徐彬则取其要意并注明其病机，认为："实者即上滑字义自见，然后章注肺痈本证又曰脉微而数，非相背也。滑数者，已成而邪盛；微数者，初起而火伏也。"对《疟病脉证并治第四》篇所附《外台秘要》三方中柴胡桂姜汤的注释，徐彬明确指出："此喻氏之论，妙极，故全录之。"

4. 前后联系，融会贯通

徐彬注释《金匮要略》，能融会贯通，还就某些病证之间的相关内容，采用前后联系、相互印证的方法，析理透彻入微，颇能给人以启迪。对不同篇章的病证，徐彬前后联系，进行横向比较。如注释首篇仲景病因三条"一者，经络受邪，入脏腑，为内所因也；二者，四肢九窍，血脉相传，壅塞不通，为外皮肤所中也……"时，联系《中风历节病脉证并治第五》及《妇人杂病脉证并治第二十二》篇指出："内外因之说，仲景欲人知病之所感浅深，分别施治。故后论中风，有邪在皮肤、邪在经络、邪在脏腑之分；后论经阻至云'历年血寒，积结胞门，寒伤经络，凝坚在上，则为肺痈'之说，则此处内因之意，不从内伤外感为辨，而从病之浅深为辨可知。"

在《痰饮咳嗽病脉证并治第十二》篇，就支饮"咳逆倚息，短气不得卧，其形如肿"联系胸痹病加以辨析曰："若支饮，概不言及痛，而脉主弦。胸痹亦云喘息咳唾，短气，或不得卧，但多胸背痛而脉沉，可知胸痹与支饮之辨，全在痛与脉弦矣。盖支饮，病势偏而微，故脉弦不痛，各随现证而治；胸痹，病势虚而大，且邪结，故脉沉而且痛，治唯以开结行阳为主也。若支饮，亦有脉沉弦者，重在兼证，即非正支饮，详后各条下。"对病同而证异者，徐彬则采取该篇相关内容前后联系，纵向比较分析的方法。如释《腹满寒疝宿食病脉证治第十》篇第13条时与第3、11条联系，注曰："前有腹满时减，当温之一条，故此以减不足言者别之，见稍减而实不减，是当从实治，而用大承气。此比三物汤多芒硝，热多故耳。"

5. 注重鉴别，区分异同

徐彬注释《金匮要略》，尤重鉴别，以区分异同，分辨疑似，力求使辨证更为精详。

对症状的鉴别，如注《金匮要略》首篇"夫诸病在脏，欲攻之，当随其所得而攻之。如渴者，与猪苓汤"，曰："见病治病，此理之常。此条何以上独拈出在脏二字，下专指一渴证，又主一猪苓汤以为准则。要知渴果止上焦燥热，则花粉为的药矣；如渴在胃，则葛根为的药矣；如渴在阳分，则白虎汤宜矣；如渴属太阳余邪，则五苓散宜矣；唯渴在脏不专在腑，而宜猪苓汤者，则必以猪苓汤为攻其所得。在脏犹言在阴，别于腑渴而言之也。故仲景《伤寒论》中，一云少阴病，下利六七日，咳而呕渴，心烦不得眠者，猪苓汤主之；一云阳明病，脉浮发热，渴欲饮水，小便不利者，猪苓汤主之。水属阴，故工此方。盖前证少阴病，病在下也，后证小便不利，病亦在下也，病在下而热邪又搏结水饮于中，故必以此利水润燥为的药，所谓随其所得，不等之泛然治渴也。此治其原本法，故曰余皆仿此。"其他如对下利、发热、腹满、脐下悸、小便难等症状的鉴别，亦是俯拾皆是。

在方证的鉴别方面，如《呕吐哕下利病脉证治第十七》篇就半夏干姜散方证与吴茱萸汤证对比曰："此比前干呕吐涎沫头痛条，但少头痛而增吐逆二字，彼用茱萸汤，此用半夏干姜散何也？盖上焦有寒，其口多涎一也。然前有头痛，是浊阴上逆，格邪在头故疼，与浊阴上逆，格邪在胸故满相同，故俱用人参、姜、枣助阳，而以茱萸之苦温下其浊阴；此则吐逆，明是胃家寒重，以致吐逆不已，故不用参，专一干姜理中，半夏降逆，谓与前浊阴上逆者，寒邪虽同，有高下之殊，而未至格邪在头在胸，则虚亦未甚也。"

6. 解析方药，紧扣病机

正确分析方剂的配伍特点和药物的作用机理，对于深刻理解和掌握仲景辨证论治精神，具有十分重要的意义。徐彬注解方药，能紧扣病机、主证和治法，义理清晰明快，且给人颇多启迪，是深入学习《金匮要略》的重要参考。例如，在注释治疗疟母的鳖甲煎丸时曰："药用鳖甲煎者，鳖甲入肝，除邪养正，合锻灶灰所浸酒去瘕，故以为君。小柴胡汤、桂枝汤、大承气汤，为三阳主药，故以为臣，但甘草嫌柔缓而减药力，枳实嫌破气而直下，故去之。外加干姜、阿胶，助人参、白术养正为佐。瘕必假血依痰，故以四虫、桃仁合半夏消血化痰；凡积必由气结，气利而积消，故以乌扇、葶苈利肺气，合石膏、瞿麦清气热而化气散结；血因邪聚则热，故以牡丹、紫葳去血中伏火、隔中实热为使。《千金方》去鼠妇、赤硝，而加海藻、大戟以软坚化水更妙。"

7. 敢于质疑，直陈己见

徐彬注释《金匮要略》，以客观求实的态度，对于某些解释不通的字、词，敢于提出质疑与自己的看法，而非人云亦云，顺文衍义。如在《五脏风寒积聚病脉证并治第十一》篇，认为"肝着，其人常欲蹈其胸上……"之"蹈"字，"恐是掐字"，并注该条曰："肝着者，如物之粘着而不流动，比风寒骤感而随时现证者不同矣。病气不移，故常欲掐胸，掐，按摹也……"；"邪哭使魂魄不安者"之"哭"字，"恐是入字"，即"邪入"之意；"心中寒者……譬如蛊注"之"注"字，"恐是蛀字"，并解释说："譬如蛊蛀，状其绵绵不息也。"此等质疑，大多合乎文理与医理。

徐镕原序

应天徐镕谨按：《文献通考》二百二十二卷中《金匮玉函经》八卷条下，晁氏曰：汉·张仲景撰，晋·王叔和集。设答问杂病形论脉理，参以疗治之方。仁宗朝王洙得于馆中，用之甚效，合二百六十二方。据此，并前林序云：依旧名曰《金匮方论》，则王洙馆中所得名曰《金匮玉函要略方》，系五代时改名耳。所以《通考》只云《金匮玉函经》也。是《金匮玉函经》元时已无矣。夫《金匮玉函经》八卷，东汉张仲景祖书名也。《金匮方论》三卷，《伤寒论》十卷，似西晋王叔和选集撰次后，俗传书名也。若《金匮玉函要略方》，五代及宋相沿书名也。今单名《金匮要略》而去其"玉函"二字，愈远而愈失其真矣。又据晋·皇甫谧《甲乙》云：仲景论广伊尹汤液，用之多验。王叔和撰次仲景选论甚精，指事施用，即今俗所分《伤寒论》《金匮要略》是也。孙真人《千金》云：江南诸师，秘仲景伤寒方法不传，是叔和选论，思邈亦未曾研也。惟文潞公《药准》云：仲景为群方之祖。朱奉议《活人书》云：古人治伤寒有法，治杂病有方。葛稚川作《肘后》，孙真人作《千金》，陶隐居作《集验》，玄晏先生作《甲乙》，其论伤寒治法者，长沙太守一人而已。华佗指张长沙《伤寒论》为"活人书"。昔人又以《金匮玉函》名之，其重于世如此。然其言雅，非精于经络，不能晓会。若孙思邈则未能详仲景之用心者。是宋时才分《伤寒》《金匮要略》为二书也。成聊摄《明理论》云：自古诸方历年浸远，难可考评。惟仲景之方，最为众方之祖。是以仲景本伊尹之法，伊尹本神农之经，医帙之中，特为枢要，参今法古，不越豪末，乃大圣之所作也。刘河间《原病式》云：自黄帝之后二千五百有余年，有仲景方论一十六卷，使后之学者，有可根据，文词玄奥，以致今之学者，尚为难焉。故今人所习，皆近代方论而已。但究其末而不求其本。唯近世朱奉议多得其意，遂以本仲景之论，而兼诸书之说，作《活人书》。其言直，其类辩，使后学者易为寻检施行，故今之用者多矣。据河间十六卷之言，比时仲景书尚未分伤寒、杂病为二门也。或《金匮玉函经》八卷，坊间分作十六卷，亦未可知。故东垣《内外伤辨惑论》曰：易水张先生云：仲景药为万世法，号群方之祖，治杂病若神。后之医者，宗《内经》法，学仲景心，可以为师矣。王海藏《此事难知》云：余读医书几十载矣，所仰慕者，仲景一书为尤。然读之未易洞达其趣，欲得一师指之，遍国中无有能知者。故于《医垒元戎》云：折衷汤液，万世不易之法，当以仲景为祖。又云：《金匮玉函要略》《伤寒论》皆张仲景祖神农，法伊尹，体箕子而作也。唐宋以来，如孙思邈、葛稚川、朱奉议、王朝奉辈，其余名医虽多，皆不出仲景书。又《汤液本草》于孙、葛、朱、王外，添王叔和、范汪、胡洽、钱仲阳、成无己、陈无择云，其议论方法，增减变易，千状万态，无有一毫不出于仲景者。洁古张元素，其子张璧，东垣李明之，皆祖张仲景汤液，惜乎世莫有能知者。又云：仲景广汤液为大法，晋宋以来号名医者，皆出于此。又按丹溪《局方发挥》或问曰：仲景治伤寒一百一十三方，治杂病《金匮要略》二十有三门。何也？答曰：仲景诸方，实万世医门之规矩准绳也，后之欲为方圆平直者，必于是而取则焉。曰：《要略》之方，果足用乎？曰：天地气化无穷，人身之病亦变化无穷。仲景之书载道者也。医之良者，引例推类，可谓无穷之应用。借令略有加减修合，终难逾越矩度。又曰：圆机活法，《内经》具举，与经意合者，仲景书也。仲景因病以制方，《局方》制药以俟病，据数家说，是元末及我国朝初医家，方分伤寒杂病为二门也。只因聊摄七十八岁撰成《明理论》，八十岁时注完《伤寒论》，未暇注《金匮论》，所以俗医分为二门，致今时众口一辞，诮仲景能治伤寒，而不能疗杂证也。冤哉！余素慨《金匮方论》与《伤寒论》暌离孤处，及《注解伤寒论》又《明理论》，乖散失群，已近五百年。因谋诸新安师古吴君校寿，付梓虽久，暌而得会遇，庶业医者，弗致得此失彼。各自专门为粗陋。又冀华剑复合。昌镜再圆。天作之合云尔。

万历戊戌孟夏吉日匿迹市隐逸人谨识

《金匮要略论注》 自序

不习经义，不可以论史，不读史，不可以衡论百家之书。盖治理之变，莫备于史，而其源必出于经，此古今之通义也。张仲景者，医家之周孔也。仲景之《伤寒论》《金匮要略》，医家之六经也。今仲景《伤寒论》，有吾师南昌喻先生《伤寒尚论》，复有余《一百十三方发明》，业已流布。其《金匮要略》，即所谓《金匮玉函经》也，为后世杂症方书之祖，乃有药味、有方论之《灵》《素》也。其中立言之意，欲人每证必明致病之由，每药必明参互之法，而后分证论治，经权相参，不令庞杂，挠乱正法。故立论著方，宁简无冗。谓繁冗则视听摇，心意惑，而失其端绪也，人则以为奥而略之。后之方书，旁搜博设，务为广罗，冀人弋获。于是用方者，合则神奇，误则夭枉，甚或因病索书，熘方偶验，传诵乡里。究竟用方者未详药证相合之故。若是者求其触类引申，自不可得，一概据方觅病，岂非刻舟求剑软。且疗病必索书而求不解意之方，得者为偶得，不得当何如，甚乃因其不解方意而误投，杀人又当何如，人则以为便而遵之。独喻师作《医门法律》，立论多宗《金匮》，固足以表章前人，启牖末学矣。然仅如一人遇事慷慨，引经断义，言者足以悦心，闻者足以动听，岂若使人人各习全经，晓畅经义，其声教四讫之盛，更为博大，但奥义难悉。此余著《金匮要略论注》，正如六经既明，则古今诸史，不期明而自明。谓源流既正，即复泛涉方书，自有朝宗之妙耳。顾以谫劣阐斯秘要，千虑一得，岂能尽先圣精蕴，聊为下里巴音。以冀白雪之和云尔。

康熙十年岁次辛亥孟夏朔日檇李徐彬忠可氏题

张仲景金匮要略论注卷一

脏腑经络先后病脉证第一论十三首　脉证二条　方一首

问曰：上工治未病，何也？师曰：夫治未病者，见肝之病，知肝传脾，当先实脾，四季脾王不受邪，即勿补之。中工不晓相传，见肝之病，不解实脾，惟治肝也。夫肝之病，补用酸，助用焦苦，益用甘味之药调之。酸入肝，焦苦入心，甘入脾。脾能伤肾，肾气微弱，则水不行；水不行，则心火气盛，则伤肺；肺被伤，则金气不行；金气不行，则肝气盛，则肝自愈。此治肝补脾之要妙也。肝虚则用此法，实则不在用之。经曰：虚虚实实，补不足，损有余，是其义也。余脏准此。

注曰：医中有大关目，不可专指一病者。仲景于首卷，特揭数十端以定治疗之法。此则论五行相克之理，必以次传，而病亦当预备以防其传也。问古云："上工治未病"，岂真毫无所病，而先治之乎？谓五行相克之理，每传于所胜。假如见肝之病，肝木胜脾土，故知必传脾，而先务实脾。脾未病而先实之，所谓治未病也。然四季土旺，旺不受邪，即勿补之，恐实实也。其中工不晓此理，不预为脾计，则专治肝，以脾为未病而不治，逮既病而治之，则已晚矣。其实脾之法如何？谓肝之病，倘在宜补，则本脏虚，喜本脏之味，酸先入肝，故为补；心火为肝之子，苦先入心，子能令母实，故焦苦为助；脾则肝所胜者也，用甘味益之，似无谓。不知脾土能制肾水，肾水弱，心无所制，心火能制肺金，而肺为火所伤。至于肺伤而肝木荣，何也？金者木之仇也，金伤而木盛矣，故曰：肝自愈。此理甚微，故曰：此治肝补脾之要妙也。然弱肾，纵心，伤肺，原非美事，但因肝虚，故取矫枉而得其平，不得已中之妙法也。倘肝有实邪，方将泻肝不暇，可补助之，又委曲以益之乎？故曰：实则不在用之。此法即《经》所谓虚虚实实，补不足，损有余之义。诸脏皆然，不独肝也。故曰：他脏准此。

论曰：肝木虚，正宜资于肾水。今曰：肝之病，补用酸，助用苦，益用甘。甘者，扶土治水，使火盛而伤仇木之肺金也。将必肺之病，补用辛，助用盐，益用酸。扶木制土，使水盛而伤仇金之心火。心之病，补用苦，助用甘，益用辛。扶金制木，使土盛而伤仇火之肾水。肾之病，补用盐，助用酸，益用苦。扶火制金，使木盛而伤仇水之脾土。脾之病，补用甘，助用辛，益用盐。扶水制火，使金盛而伤仇土之肝木。是一概扶我所胜，而制我所不胜，反伤其生我者，而助我所生者。岂虚则补其母之义乎。不知此处立论，只重救受传之脏，故曰治未病。谓病之所以迁延不愈者，不忧本脏之虚，而忧相传不已，则病乃深，如木必克土之类。故以必先实脾为治肝之要妙，即为治诸脏之总法也。是故补母，不若直补本脏之切；而又助其子，子能令母实，则本脏更旺；乃又扶肝木所克之脾土，委曲以制其仇木之肺金。谓既虚不堪再损，故以安其仇为急。若但执补母之说，滋水以生木，则子能令母实，肾水得助，而肺金实，其为损肝当何如？若虚则补其母，别有说也。假如肝病虚，而四季土旺，实脾之说，既不可用。即非四季土旺，而其人脾土素强，可再益脾，以使乘肝乎，即须滋肾水以润肝木矣。故曰：虚则补其母。诸脏亦如是耳。

夫人禀五常，因风气而生长，风气虽能生万物，亦能害万物，如水能浮舟，亦能覆舟。若五脏元真通畅，人即安和。客气邪风，中人多死。千般疢难，不越三条：一者，经络受邪，入脏腑，为内所因也；二者，四肢九窍，血脉相传，壅塞不通，为外皮肤所中也；三者，房室、金刃、虫兽所伤。以此详之，病由多尽。若人能养慎，不令邪风干忤经络；适中经络，未流传脏腑，即医治之。四肢才觉重滞，即导引、吐纳、针灸、膏摩，勿令九窍闭塞；更能无犯王法、禽兽灾伤，房室勿令竭乏，服食节其冷、热、苦、酸、辛、甘，不遗形体有衰，病则无由入其腠理。腠者，是三焦通会元真之处，为血气所注；理者，是皮肤脏腑之文理也。

注曰：此段言病之变态虽多，而因则为三，以示浅者不得深治，深者不得浅治也。谓人秉阴阳五行之全，而殊于异类，其生而长，则实由风与气。盖非八风，则无以动荡而协和；非六气，无以变易而长养。故《内经》曰：风生木，木生肝。又曰：神在天为风。曰：天之在我者德也，地之在我者气也，德流气薄而生者也。又曰：阳化气，阴成形。然有正气，即有恶气，有和风，即有狂风。其生物、害物，并出一机，故有浮舟覆舟之喻。于是就有形言之，则有五脏；从无形言之，则为元真。风与气皆流行之物，人之脏腑应之，故通畅则安和。四时正气为主气，不正恶气为客气；养物之风为正风，害物之风为邪风。其生物有力，则害物亦有力，所以中人多死。然风有轻重，病有浅深，人身只一内外，故约言之，千般疢难，不越三条：一者，邪从经络脏腑发，自内而深，为内所因；二者，病从四肢、九窍、皮肤，沿流血脉而浅，为外所因；三者，病从王法、房事、金刃、虫兽而生，虽渐及经络而非经络之谓，虽害于皮肤而非皮肤之谓，为不内外因，所谓病之由也。与陈无择所言三因，微有不同。人于此慎养，不令风寒异气干忤经络，则无病。适中经络，未入脏腑，可汗吐或和解而愈，或入内稍浅，下之可愈。所谓医治之也，此应前内因一段。若六淫之邪，仅感皮肤，流传九窍血脉，所入浅，但吐纳、导引，如修真之类；针灸、膏摩、如外科之法，则重滞通快，而闭塞无由，此应前外因一段。更不犯王法灾伤，则无非意之侮，又虽有房室而不令竭乏，则内实不虚，此应前房室一段。若服食数句，合言服食起居，无所不慎也。腠理云者，谓凡病纠缠于身，不止经络血脉，势必充满腠理，故必慎之，使无由入。腠者，三焦与骨节相贯之处，此血气所往来，故曰元真通会；理者，合皮肤脏腑内外，皆有其理，细而不紊，故曰文理。

论曰：内外因之说，仲景欲人知病之所感浅深，分别施治。故后论中风，有邪在皮肤，邪在经络，邪在脏腑之分；后论经阻至云"历年血寒，积结胞门，寒伤经络，凝坚在上，则为肺痈"之说，则此处内因之意，不从内伤外感为辨，而从病之浅深为辨可知。若四肢九窍，血脉相传，壅塞不通，明指手痹脚气，厉风疥癞，一切痛痒小病为言。观下云才觉手足重滞语气，取其浅而易治可知。若房室，其伤在内而反列于内因外因之外。盖仲景之论，以风气中人为主，故以从经络入脏腑者，为内为深；自皮肤流血脉者，为外为浅；而房室所伤，与经络皮肤无相干涉者，为不内外因。谓病因于虚，非客气邪风中人之比也，则治宜专补其阴，而不得犯经络血脉可知，后人别用行经补血之药，治房室虚损，其误亦可知也。

又论曰：思邈常谓地水火风，和合成人。凡人火气不调，举身蒸热，风气不调，全身僵直，诸毛孔闭塞；水气不调，身体浮肿，气满喘粗；土气不调，四肢不举，言无音声。火去则身冷，风止则气绝，水竭则无血，土散则身裂云。然则风之在人相为形体，故曰人禀五常，因风气而生长。可知六气之害人，去风尤为亲切。但五气有损无益，风则生长因之，故既曰邪风中人多死，又曰风能生万物。土水火皆有气，故火气以风言之，即《内经》所谓人之气以天地之疾风名之也。

问曰：病人有气色见于面部，愿闻其说。师曰：鼻头色青，腹中痛，苦冷者死；鼻头色微黑者，有水气；色黄者，胸上有寒；色白者，亡血也，设微赤非时者死；其目正圆者痉，不治；又色青为痛，色黑为劳，色赤为风，色黄者便难，色鲜明者有留饮。

注曰：此段乃医家之望法也。但望法贵在神气动静之间，而此只就气色之见于面部者为问。故即《内经》明堂查法，增损答之。谓明堂者，鼻也。《内经》言明堂，骨高以起，平以直，五脏次于中央，六腑挟其两侧，首面上于阙庭，王宫在于下极。此言五色之见，各有其色部也。然尤重于准头，故曰：鼻头色青，腹中痛。谓鼻准属脾，青为肝色，乃肝木挟肾寒以乘土，而上征于鼻，下征于腹。又苦冷，则为暴病而亡阳，主卒死，故曰：苦冷者死。若鼻头色微黑，则黑虽肾色，微非沉夭，且无腹痛，但主水气而非暴病矣。若色黄，乃土郁而本色见，非上有寒饮以遏之不能使郁，故曰：胸上有寒。若色白，则《经》曰：血脱者，色白，夭然不泽，故曰亡血。然《灵枢·五色篇》谓白为寒，应知不见亡血症，即以寒断矣。设微赤，土得火色似相宜，不知鼻亦为肺之外候，微赤而非时，则非生土之火而为克金之火，又主脏燥而死矣。然目又为五脏精华之所聚，神气之所生，正圆则目瞎不转，而至于痉，是阴绝。产妇多痉，亦亡阴也，合之正圆，阴绝无疑，故曰不治。已下又"色青"数句，承"其目"句，似专言目。然《内经·五色篇》先曰：青黑为痛，黄赤为热，白为寒。后又言：黄赤为风，青黑为痛，白为寒，黄而膏润为脓，赤甚者为血，痛甚为挛，寒甚为皮不仁。下即云五色各见其部，似属概言。又《五色篇》云：常候阙中，薄泽为风，冲浊为痹，在地为厥，此其常也。各以其色言其病云云。则阙中者，眉间也；在地者，巨分也。可知五色合明堂上下而概言之矣。谓色青为痛，诸痛皆属肝也。黑为劳，劳则阳气内伐，热舍于肾，肾乘心，心先病，肾为应故黑。风为阳邪，故曰赤为风。前《内经》又曰赤为热，风，故热也。黄则脾郁，故便难。然前既云：色黄者，胸上有寒。此又云便难。要知寒遏于上，则脾郁于下也。又下经云：水病人，目下卧蚕，面目鲜泽。故曰：色鲜明者，有留饮。若《千金》论目赤色者，病在心；白色者，病在肺；青色者，病在肝；黄色者，病在脾；黑色者，病在肾。黄色不可名者，病在胸中，是候目另有法，此只合明堂言之为是。

师曰：语声寂寂然喜惊呼者，骨节间病；语声喑喑然不彻者，心膈间病；语声啾啾然细而长者，头中病。

注曰：此段乃医家闻法也。《内经》谓肝木在音为角，在声为呼，在变动为握；心火在音为徵，在声为笑，在变动为忧；脾土在音为宫，在声为歌，在变动为哕；肺金在音为商，在声为哭，在变动为咳；肾水在音为羽，在声为呻，在变动为栗。然声之所至，上中下三焦必有殊而未详。故仲景又以声音之疾徐大小，分察其病之在下、在中、在上。而曰语声寂寂然喜惊呼者，骨节间病，谓静嘿属阴，而厥阴肝木在志为惊，在声为呼。今寂寂而喜惊呼，知属厥阴。唯厥阴则知病必起下焦，而深入骨属筋节间矣。曰语声喑喑然不彻者，心膈间病，谓声虽有五脏之分，皆振响于肺金，故亮而不哑。今喑喑然不彻，是胸中大气不转，壅塞金气，故不能如空谷之音，所以知病在胸中膈间。《经》谓：中盛脏满，气胜伤恐者，声如从室中言，是中气之湿也。其即此欤！曰语声啾啾然细而长者，头中病，谓肾脉本剂颈而还，乃少阴肾与太阳膀胱为表里，太阳脉上至顶，今肾气随太阳经脉达于巅顶，则肾之在声为呻者，反上彻而啾唧细长，其气直攻于上，则为头中病也。浅而言之，头中有病，则唯恐音气之上攻，故抑小其语声，而引长发细耳。

师曰：息摇肩者，心中坚；息引胸中上气者，咳；息张口短气者，肺痿唾沫。

注曰：此言闻法之最细者。先于呼吸出入之气，而辨其病之在上、在下，为实、为虚。故就一呼一吸为一息之常理，而先分别其出气之多者三，以征其病之在上焦也。谓息出于鼻，一呼必一吸。然呼出，心肺主之；吸入，肾肝主之；呼吸之中，脾胃主之。所主既分，则出入之际，亦宜分而详之。于是就其呼之多者，征其息，而不与吸并言。曰息摇肩者，心中坚，谓息而出多者，火上窜也；至摇肩则甚矣。使非心中邪实，而气稍得下行，何至于此，故曰心中坚；曰息引胸中上气者，咳。谓上气为逆，至息引其胸中之气上逆，则肺金收降之令不行，乃上逆而咳。曰张口短气者，肺痿唾沫。谓短气，虚也；张口，是有涎沫阻遏，不容气返之势，则必肺气不通，而为肺痿唾沫。三者全于呼，而证其病之在心肺也。然不竟言呼而曰息者，盖出气虽大，中无小还，不能大呼，故揭出"摇肩、息引、张口"六字，而病之在呼者，宛然，然不得但言呼也。

师曰：吸而微数，其病在中焦，实也，当下之则愈，虚者不治。在上焦者，其吸促，在下焦者，其吸远，此皆难治。呼吸动摇振振者，不治。

注曰：此从吸气多者，以征其病之虚实，而分治之难易也。谓一呼一吸为平，吸多是明有使之不平，致微且数，而吸气之往返于中焦者速，故曰其病在中焦，实也，故下之则壅通而愈。若非实而虚，则肝肾之本不固，其气轻浮，脱之于上，不可治矣。然病之在上在下不同：在上焦，则因心肺之阳虚，不能生阴，乃下济之阳，变为厥阳，而不入于下，以心肺之道近，故吸促；在下焦，则因肝肾之阴虚，乃上交之阴变为燥火，而卒难升上，肝肾之道远，故吸迟。吸为收摄元气之主，促与迟，皆因元气亏，故难治。若呼吸往来振振动摇，直是营卫往返之气已索短期迫矣，故不治。

师曰：寸口脉动者，因其旺时而动，假令肝王色青，四时各随其色。肝色青而反色白，非其时色脉，皆当病。

注曰：此言医道贵因时为色为脉，其理相应。寸口是概言两手寸关尺也，谓鼓而有力为动，因时之王而王，宜也，色亦应之，即明堂察色之法也。此不独肝，姑假肝言之。则青为肝之王气，值时王，而反色白，则因肝受肺克，不能随时之王也，于是色反时，病也；脉反时，亦病也；色反脉，脉反色，亦病也。故曰非其时色脉，皆当病。

问曰：有未至而至，有至而不至，有至而不去，有至而太过，何谓也？师曰：冬至之后，甲子夜半少阳起，少阳之时，阳始生，天得温和。以未得甲子，天因温和，此为未至而至也；以得甲子，而天未温和，为至而不至也；以得甲子，而天大寒不解，此为至而不去也；以得甲子，而天温如盛夏五六月时，此为至而太过也。

注曰：此论天气之来，有过不及，不言及医，然而随时制宜之意在其中。四时之序，成功者退，将来者进，故概曰至。然参差不齐，故有先至、不至、不去、太过之问。因言岁功之成，以冬至后甲子起少阳，六十日阳明，六十日太阳，六十日太阴，六十日少阴，六十日厥阴。王各六十日，六六三十六，而岁功成。即少阳王时言之，则以未当温和而温和者，为先至；已当温和而不温和者，为不至；或大寒不解，为不去；温热太甚，为太过。其于他时甲子日，亦概以此法推之。若人在气交之中，有因时而顺应者，有反时而衰王者，有即因非时异气而致病者，故须熟审时令之气机。有如少阳起，以为治病之本，故《六节藏象论》曰：求其至也，皆归于春。

师曰：病人脉浮者在前，其病在表；浮者在后，其病在里，腰痛背强不能行，必短气而极也。

注曰：脉浮原主表，仲景特于浮中分出表里，欲人知浮脉之变也。谓浮脉为阳，故三部脉皆浮，为太阳证。然寸关尺有定位，关前为阳，关后为阴，脉浮者在前，阳脉阳位，病在表无疑。浮在关后，阳脉阴位，阴属里病，即在里矣。李濒湖曰：寸浮头痛眩生风，或有风痰聚在胸，关上土衰兼木旺，尺中溲便不流通。亦仿此意。然使阴位得阴脉，则为寒下等病，今得阳脉，是病虽在里而挟阳为病也，故病不见于少腹，而为腰痛背强不能行。且下焦气伤，不能上接于胸中而气短，短而极，此阴中有阳邪，在里之经，而不在里之脏也。此里之阳病也。故后论阳病十八，而腰背痛在其中。此独赞三语，示里病之下，正为里有不同耳。故举以为脉浮在后之例云。

论曰：以前后分浮脉之阴阳，而定表里，此仲景刱论也。然其言多蕴蓄，正当引申触类，不可泥。尽有无病者，而关前浮，关后低弱，岂亦属表乎？无病者而关后浮，关前低，岂亦属表之里乎？故仲景特揭病人二字，则知必有表证可疑者，乃如此断耳。至有病起之前脉浮，表也，殆脉平而表减，减后脉复浮，岂表又复发乎？亦当以里推之，此言外意也。

问曰：经云"厥阳独行"，何谓也？师曰：此为有阳无阴，故称厥阳。

注曰：厥阳者，孤阳也，故《经》曰独行，仲景以无阴注之。按：《千金》论冬月伤寒，慎不可薰，薰之逆客，其息则喘，无持客热，令口烂疮，阴脉且解，血散不通，正阳遂厥，阴不往从，客热狂入，内为结胸，脾气遂弱，清溲利通云。此可悟有阳无阴之故，并可悟厥阳之见证矣。故《伤寒论》屡言误火之害。

问曰：寸脉沉大而滑，沉则为实，滑则为气，实气相搏，血气入脏即死，入腑即愈，此为卒厥，何谓也？师曰：唇口青，身冷，为入脏，即死；如身和，汗自出，为入腑，即愈。

注曰：寸脉者，心肺之位，神气所居，不浮而沉，邪实也；大而且滑，病气也。病邪之气，与血气相搏，动伤神明，为病卒暴，故曰卒厥无疑也。然曰入脏死、入腑愈，脉既沉矣，又分脏腑，故疑所指，不知此属中风之类也。风喜归肝而克脾，则邪并于脾而唇口青，阳气不通而身冷。曰入脏者，内传也。若身和汗出，是邪不走内而走外，外则散，曰入腑者，外出也。

问曰：脉脱入脏即死，入腑即愈，何谓也？师曰：非为一病，百病皆然。譬如浸淫疮，从口起流向四肢者可治，从四肢流来入口者，不可治；病在外者，可治；入里者即死。

注曰：前云沉实相搏，此邪重，故脏不能当。乃有邪微，但正气亏亦脱，脉乃正气，故云脱。入于脏即死，入于腑则愈，岂腑耐虚而脏不耐虚乎？不知凡病以出阳为浅，传阴为深，故曰：非为一病，百病皆然。浸淫疮之喻，从口从四肢，显而易明。口属阴，四肢属阳，阴阳之分，即有可治不可治之别。推之他病，脏腑之理一也。然"脏腑"二字，混而难测，"里外"二字，浅而易晓。故复结言病在外者可治，在里者即死，欲人于"里外"二字，辨脏腑之所入也。

问曰：阳病十八何谓也？师曰：头痛、项、腰、脊、臂、脚掣痛。阴病十八，何谓也？师曰：咳、上气、喘、哕、咽咽字下，恐有痛字、肠鸣、胀满、心痛、拘急。五脏病各有十八，合为九十病；人又有六微，微有十八病，合为一百八病，五劳、七伤、六极、妇人三十六病，不在其中。清邪居上，浊邪居下，大邪中表，小邪中里，谷饪之邪，从口入者，宿食也。五邪中人，各有法度，风中于前，寒中于暮，湿伤于下，雾伤于上，风令脉浮，寒令脉急，雾伤皮肤，湿流关节，食伤脾胃，极寒伤经，极热伤络。

注曰：此段前言病有阴阳脏腑之异，后言感有五邪中人之殊，欲人参互而求责也。谓病在阳，当从阳治，如头项居上，阳也；腰脊虽在中，督脉所主，亦阳也；四肢属阳，则臂与脚亦阳也。阳有太、少、阳明三经，合六处，岂非三六十八乎？病在阴，当从阴治，如咳也，上气而喘也，哕也，咽痛也，肠鸣胀满也，心痛拘急也，皆三焦以内之病，是里也，阴也。阴有太、少、厥阴三经，合六处，岂非三六十八乎？然而阴病既有十八，则阴属脏，五脏各有十八，岂非合为九十病乎？阳病既有十八，则阳属腑，六腑各有十八，但病为稍微，岂非合为一百八病乎？以上乃专为外至之邪，中于阴阳脏腑者，约略为言，去古甚远，不能逐病而悉数之矣。姑附《灵枢》所列，用缓急大小滑涩六脉，以求五脏之病者，候参。[肺] 脉急甚为癫疾，微急为肺寒热，怠惰，咳唾血，引腰背胸，若鼻息肉不通。缓甚为多汗，微缓痿痿偏风，颈以下汗出不可止。（总是甚则病进，微则兼虚。）大甚为颈肿，微大为肺痹引胸背，恶日光。小甚为泄，微小为消瘅。滑甚为息奔上气，微滑为上下出血。涩甚为呕血，微涩为鼠瘘，在颈与腋之间，为下不胜其上，其应喜酸。[心] 脉急甚为瘛疭，微急为心痛引背，食不下。缓甚为狂笑，微缓为伏梁，在心下，上下行，有时唾血。大甚为喉介，微大为心痹引背，善泪出。小甚为善哕，微小为消瘅。滑甚为善渴，微滑为心疝引脐，小腹鸣。涩甚为瘖，微涩为血溢，为维厥、耳鸣、癫疾。[肝] 脉急甚为妄言，微急为肥气，在胁下，如覆杯。缓甚为呕，微缓为水瘕痹。大甚为内痈，微大为肝痹，阴缩，咳引小腹。（查古本肝脉太甚者，尚有"善衄"字。）小甚为多饮，微小为消瘅。滑甚为癫疝，微滑为遗溺。涩甚为溢饮，微涩为瘛挛筋痹。[脾] 脉急甚为瘛疭，微急为膈中为饮，食入而还出，复沃沫。缓甚为痿厥，微缓风痿，四肢不用，心慧然若无疾。大甚为击仆，微大为疝气，腹里大，脓血在肠胃之外。小甚为寒热，微小为消瘅。滑甚为癫癎，微滑为虫毒，蛔蝎腹热。涩甚为肠溃，微涩为内痿，多下脓血。[肾] 脉急甚为骨痿、癫疾，微急为沉厥奔豚，足不收，不得前后。缓甚为折脊，微缓为洞，洞者食不化，下咽还出。大甚为阴痿，微大为石水，起脐下，以至小腹肿，垂垂然，上至胃脘，死不治。小甚为洞泄，微小为消瘅。滑甚为癃癎，微滑为骨痿，坐不能起，目无所见，见黑花。涩甚为大痈，微涩为不月，为沉痔。附《千金》所述，用刺合脉之法以治六腑者，候参。大肠病，为肠中切痛而鸣濯濯，冬日重感于寒，为病泄，当脐而痛，不能久立。取肓之原、巨虚、上廉、三里。小肠病，为小腹痛，腰脊控睾而痛，时窘之后，为耳前热。肩上及手小指、次指之间热，取巨虚、下廉，按其所过经脉以调之。胃病者，为腹腹胀，胃脘当心而痛，支两胁，膈咽不通，饮食不下，取三里。胆病者，善太息，口苦呕宿汁，心澹澹如人将捕之，咽中介介然数唾。刺三里以下胃气逆；刺足少阳血络以闭胆。郤三焦病，为腹气满，小腹尤坚，不得小便，窘急，溢则水留即为胀，刺委阳。膀胱病，为小腹偏肿而痛，以手按之即欲小便而不得，为肩上热及足小指外廉，胫踝后皆热。若脉陷取委中。其五劳、七伤、六极，与妇人三十六病，皆非外邪深伤经络脏腑之病，故不在数。今附《千金》所述五劳、七伤、六极，以备考。五劳者，久视伤血，久卧伤气，久坐伤肉，久立伤骨，久行伤筋。七伤者，大饱伤脾，大怒气逆伤肝，强力举重，坐湿地伤肾，形寒饮冷伤肺，忧愁思虑伤心，风雨寒暑伤形，大怒恐惧不节伤志。六极者，气极、血极、筋极、骨极、肌极、精极也。又附妇人十二瘕、九痛、七害、五伤、三痼，为三十六病者，以备考。十二瘕者，谓所下之物，一如青泥，二如青血，三如紫汁，四如赤皮，五如脓痂，六如豆汁，七如葵羹，八如凝血，九如青血似水，十如米汁，十一如月浣，十二如经度不应期也。九痛者，一阴中痛伤，二阴中淋痛，三小便即痛，四寒冷痛，五月水来腹痛，六气满注痛，七汗出阴如虫啮痛，八胁下痛，九腰痛。七害者，一害食，二害气，三害冷，四害劳，五害房，六害妊，七害睡。五伤者，一孔痛，二中寒热痛，三小肠急牢痛，四脏不仁，五子门不正。三痼者，一月水闭塞不通，二绝产乳，三羸瘦不生肌肉。然邪之所以只伤阳，所以只伤阴，所以在表，所以在里，所以在上，所以在下，所以在脾胃，则邪有清浊不等，大小不同，或止饮食之异耳。在里病之小而在里也，亦表邪也，即所谓小邪中里也。如今人些小伤风腹病之类皆是。其所伤之时节浅深，亦各于邪所中时分之。故曰五邪中人，各有法度。五邪者，即下风、寒、湿、雾、食也。风为阳邪，故中于前，前者，朝也，卫也；寒为阴邪，故中于暮，暮者，晚也，荣也；湿为浊邪，故伤于下；雾为清邪，故伤于上。风性轻扬，故令脉浮；寒性敛束，故令脉急；雾性清阳，故走皮腠；湿性阴浊，故流关节；饮食，脾胃主之，故伤止脾胃，不及经络腠理；极寒伤经，冬月阳不在外，故无以外固，而邪伤及经，所以有正伤寒之说也；极热伤络，夏月阳气在外，暑热并之，汗出络虚，所以有痹疟、中暑等病，而无六经之伤寒也。

问曰：病有急当救里救表者，何谓也？师曰：病，医下之，续得下利清谷不止，身体疼痛者，急当救里；后身体疼痛，清便自调者，急当救表也。

注曰：此言医当知缓急先后之序也。谓表里分治，常理也。乃有表而复有里，倘因误下而来，不得如余邪未清，双解表里，虽身疼痛，不可治表，谓稍缓而表邪将尽入内，故曰急当救里。逮清便调，而身仍痛，又不得以余邪略之，谓内既曾利，稍缓而里将复受表邪，下利不止也，故又曰急当救表。

夫病痼疾，加以卒病，当先治其卒病，后乃治其痼疾也。

注曰：前乃骤病之先后，此则久病之先后也。卒者，偶也，故先之；痼者，坚固而难拔，故后之。前条谓一时并见，故只言表里，不言先后。

师曰：五脏病各有所得者愈；五脏病各有所恶，各随其所不喜者为病。病者素不应食，而反暴思之，必发热也。

注曰：此言五味能愈疾，亦能增疾，因五脏之喜好不同也，故曰五脏各有所得者愈。谓肺欲收，急食酸以收之；肺苦气上逆，急食苦以泄之；心欲软，急食咸以软之，心苦缓，急食酸以收之；肝欲散，急食辛以散之，肝苦急，急食甘以缓之；脾欲缓，急食甘以缓之，脾苦湿，急食苦以燥之；肾欲坚，急食苦以坚之，肾苦燥，急食辛以润之，则各得所济而愈也。然味有为各脏所恶者，如辛本肺之味，气病伤肺，则辛走气，辛即为肺所恶矣，故曰：气病毋多食辛。苦本心之味，血病伤心，则苦走血，苦即为心所恶矣，故曰血病毋多食苦。酸本肝之味，筋病伤肝，则酸走筋，酸即为肝所恶矣，故曰筋病毋多食酸。甘本脾之味，肉病伤脾，则甘走肉，甘即为脾所恶矣，故曰肉病毋多食甘。咸本肾之味，骨病伤肾，则咸走骨，咸即为肾所恶矣，故曰骨病毋多食咸。此因病而各有所恶，非其本然也。《灵枢》有五恶：肝恶风，心恶热，肺恶寒，肾恶燥，脾恶湿。此乃性所近，恶其甚也，非既病之所恶。然有非因病而恶，原为本脏所不喜者，多食则病生。假如金畏火，苦为心火之味，则肺金所不喜矣，故曰多食苦，则皮肤槁而毛拔；火畏水，咸为肾水之味，则心火所不喜矣，故曰多食咸，则脉凝泣而变色；木畏金，辛为肺金之味，则肝木所不喜矣，故曰多食辛，则筋挛急而爪枯；土畏木，酸为肝木之味，则脾土所不喜矣，故曰多食酸，则肉胝䐢而唇揭；水畏土，甘为脾土之味，则肾水所不喜矣，故曰多食甘，则骨疼痛而齿落，乃各随不喜之味所伤而为病也。然五脏喜恶虽有定体，又有因病变易之理。假如骨病，既不应食咸，而忽暴思咸之类，使非病气郁热，何以变其性情，故曰必发热，谓邪胜正则脏气因邪而热，热则所好反也。《灵枢》所以有五裁，谓不可纵也。

论曰：所欲所苦，五脏各得其相济之味而愈，固为补偏救弊正理。然变易为言，则论所得，又有在常理之外者，不可不知。假如恐为肾志，恐过伤肾；思为脾土，思反胜恐；寒为肾体，寒极伤血；燥能涸水，燥可胜寒；咸为肾味，过咸伤血；甘为土味，甘反胜咸；怒为肝志，怒过伤肝；悲为肺金，悲反胜怒；风为肝主，风极伤筋；燥为金气，燥可胜风；酸为肝味，过酸伤筋；辛为金味，辛反胜酸；思为脾志，思过伤脾；怒为肝木，怒反胜思；湿为脾化，湿极伤肉；风为木气，风可胜湿；甘为土味，过甘伤肉；酸为木味，酸反胜甘；喜为心志，喜过伤心；恐为肾水，恐反胜喜；热为心体，热极伤气；寒为肾主，寒可胜热；苦为心味，过苦伤气；咸为肾水，咸反胜苦；忧为肺志，忧过伤肺；喜为心火，喜反胜忧；热非肺性，热伤皮毛；寒能救金，寒可胜热；辛为金味，辛伤皮毛；苦为心味，苦反胜辛。皆相反而相救，此亦五脏各有所得而病愈也，因其病变则治之，亦以变为得耳。五脏各有七情六气滋味之所伤、所胜也。

夫诸病在脏，欲攻之，当随其所得而攻之，如渴者，与猪苓汤。余皆仿此。

注曰：见病治病，此理之常。此条何以上独拈出在脏二字，下专指一渴证，又主一猪苓汤以为准则。要知渴果止上焦燥热，则花粉为的药矣；如渴在胃，则葛根为的药矣；如渴在阳分，则白虎汤宜矣；如渴属太阳余邪，则五苓散宜矣；唯渴在脏不专在腑，而宜猪苓汤者，则必以猪苓汤为攻其所得。在脏犹言在阴，别于腑渴而言之也。故仲景《伤寒论》中，一云少阴病，下利六七日，咳而呕渴，心烦不得眠者，猪苓汤主之；一云阳明病，脉浮发热，渴欲饮水，小便不利者，猪苓汤主之。水属阴，故工此方。盖前证少阴病，病在下也，后证小便不利，病亦在下也，病在下而热邪又搏结水饮于中，故必以此利水润燥为的药。所谓随其所得，不等之泛然治渴也。此治其原本法，故曰余皆仿此。

猪苓汤方

猪苓去皮　泽泻　茯苓　阿胶　滑石碎，各一两

上五味，以水四升，先煮四味，取二升，去滓，内阿胶，烊消尽，温服七合，日三服。

张仲景金匮要略论注卷二

痉湿暍病脉证治第二 论一首　脉证十二条　方十一首

太阳病，发热无汗，反恶寒者，名曰刚痉。太阳病，发热汗出，而不恶寒，名曰柔痉。

注曰：此二条，即《伤寒论》辨寒伤荣、风伤卫法也。取以为痉病刚柔之别，省文也。盖痉即痓，强直之谓也。痉病必有背项强直等的证，故既曰痉，即省文不言。但治痉病刚柔之辨，最为吃紧，故特首拈无汗、反恶寒为刚，有汗、不恶寒为柔，以示辨证之要领耳。谓发热无汗恶寒，本伤寒家证，若痉而项强背直者见之，乃卫阳与肾中真阳，气本相通，今太阳经寒湿相搏，而气侵少阴，真阳不达，故反恶寒也。寒性劲切，故曰刚。发热有汗不恶寒，本伤风而并阳明证，若痉而项强背直者见之，是太阳阳明，伤湿而兼风，非寒邪内侵之比也。风性温和，故曰柔，非止项强而身体则软为柔痉也。观后栝蒌桂枝汤，乃治柔痉主方也，注曰身体强，几几然可知。

太阳病，发热，脉沉而细者，名曰痉，为难治。

注曰：古人以强直为痉，外证与伤寒相似，但其脉沉迟弦细，而项背反张强硬，如发痫状为异耳。如前二条，既以无汗有汗分刚柔为辨，此复以脉沉细为辨。谓太阳病发热是表中风矣，复加以湿缠绵经中，内挟寒气，令筋脉抽急，而背项强直，脉反沉细，沉细者，寒湿用事，邪欲侵阴之象也，于是项背强直，故名痉。痉脉本伏，弦细则元气惫，即难治。非痉病另有浮大者易治，而此之沉细为难治也，观仲景前后，从无一"浮大"字，可知。

太阳病，发汗太多，因致痉。夫风病，下之则痉，复发汗，必拘急。疮家，虽身疼痛，不可发汗，汗出则痉。

注曰：痉虽概为风寒湿所中，然原其因，多由亡血，筋无所荣，邪得以袭之。故仲景复原痉病之由，而曰太阳病果寒多，本宜发汗，太多则血伤，不能荣筋，而痉病属风，不宜下，下之则重伤其阴，而痉又发汗，则阴阳两伤而拘急。若疮家，血本虚燥，以疼痛为风，而发其汗，则液亡筋燥而不能和调，乃亦为痉。虽汗下后，或有邪乘，然总以阴虚液脱为主，故特详其致痉之因如此。

论曰：产后多致痉，阴虚液脱之故。产后误汗下而致，或亦有之，故仲景不另出方，听人消息，若兼呕不能食，则以小柴胡和之为主。郭稽中治产后痉，另有小续命之说，亦就邪多病甚者言之，非概宜然也。若中风证，多有角弓反张者，亦类痉，但中风强直，其先必无太阳形证，脉亦必浮大，而非沉细弦迟。故《内经》曰：诸暴强直，皆属于风。但阳主动，阴主静，是当以强直而安静主湿，强直而搐搦属风，此治中风辨法也。《千金》谓温病热入肾中，亦为痉，小儿痫热盛，亦为痉，亦中风类也。《难知》云：伤寒痉证五种，皆属太阳。若头低视下，手足牵引，肘膝相构，阳明痉也；若一目或左或右，并一手一足搐搦者，少阳痉也；太阳固属风寒，阳明少阳，亦风火热之内作中风类也。皆当兼养阴清热为治。若此所论痉，虽外感风寒湿不同，然由亡阴筋燥则一矣。

病者身热足寒，颈项强急，恶寒，时头热，面赤，目赤，独头动摇，卒口噤，背反张者，痉病也。若发其汗者，寒湿相得，其表益虚，即恶寒甚。发其汗已，其脉如蛇。暴暴字上圈疑衍误腹胀大者，为欲解，其脉如故，反伏弦者，痉。夫痉脉，按之紧如弦，直上下行。《脉经》云：痉家其脉伏坚，直上下。

注曰：前言无汗反恶寒为刚痉，有汗不恶寒为柔痉，此辨痉之法，非痉家本证也。故复举痉证之最备者，以详病时之形状，且言治之不得过汗，而脉有常体也。谓病者身热，太阳表邪本盛，乃因血液衰少之人，寒邪复挟湿，搏结卫中，阳气不下而足寒，湿随太阳经下项，稍侵阳明而颈项强急，真阳不达于表而恶寒；于是太阳经无非寒湿，而格热于上，为头热、面赤、目赤，独头动摇；太阳主开，寒湿搏之，开合不利，不能发声而卒口噤；液衰邪盛，筋失所养而背反张，此痉病本然之形证也。因而发其汗，或寒为湿所缠而不去，从汗虚其表耳。故曰寒湿相得，其表益虚，则恶寒益甚。若发汗已，脉上下不动，而中行如蛇，正亏邪亦衰矣。乃忽腹胀大，是经络之邪，欲从内出，故曰为欲解。若脉仍如故，反伏而弦，是寒邪留经，痉病仍在也。又痉家之脉，按之紧如弦，直上下行，《脉经》亦曰：痉家脉伏坚，直上下，总不离于沉紧，今之伏弦，亦沉紧类耳。直上下，紧之象也，可知痉病寒多。

论曰：诸痉项强，皆属于湿。乃仲景论痉，前后未尝重湿为言，即后出方，药味亦不专主湿，仅于此云寒湿相得，略露机倪。后立三方，仍治风寒，或内驱热，可知痉症之湿，非湿留关节之比，彼血浸淫为病，燥湿为主，此则风寒为微湿所搏，故仍以治本为急也。曰：然则痉证之湿，从何来乎？不知痉之根原，由亡血阴虚，其筋易强，而痉之湿，乃即汗余之气，搏寒为病也。故产后血虚多汗，则致之；太阳病，汗太多，则致之；风病原有汗，下之而并耗其内液，则致之；疮家发汗，则致之。此仲景明知有湿而不专治湿，谓风寒去，而湿自行耳。

痉病有灸疮，难治。

注曰：治痉，终以清表为主，有灸疮者，经穴洞达，火热内盛，阴气速亏，即后栝蒌桂枝汤、葛根汤，嫌不远热，大承气更虑伤阴，故曰难治。

太阳病，其证备，身体强，几几然，脉反沉迟，此为痉，栝蒌桂枝汤主之。

注曰：此为痉证有汗、不恶寒者主方。太阳病，其证备者，身热、头痛、汗出也。身体强即背反张之互辞，几几然即颈项强之形状，脉反沉迟，谓阳证得阴脉，此痉脉之异于正伤寒也。独不言口噤，见数证即是也。见口噤更宜可知。其原由筋素失养，而湿复挟风以燥之，故以桂枝汤为风伤卫主治，加栝蒌根以清气分之热，而大润其太阳经既耗之液，则经气流通，风邪自解，湿气自行，筋不燥而痉愈矣。

栝蒌桂枝汤方

栝蒌根三两　桂枝三两，去皮　甘草二两，炙　芍药三两　生姜三两，切　大枣十二枚，擘

上六味，㕮咀，以水七升，微火煮取三升，去滓，适寒温，服一升。

太阳病，无汗而小便反少，气上冲胸，口噤不得语，欲作刚痉，葛根汤主之。

注曰：刚痉之背项强直，而无汗发热，又反恶寒，原属寒湿居中，阴阳两伤之象，有如发热为太阳病矣。无汗乃寒伤荣本证也，此时邪尚在表不在里，而小便反少，气上冲胸，明是太阳随经之邪，自脐侵脏，动其冲气，且口噤不语是太阳主开而反合，声不得发，则阴阳两伤，势必强直恶寒，所不待言，故曰欲作刚痉。独不言背反张，见数证即是，故曰欲作。药用桂枝全汤，加葛根、麻黄，风寒兼治也。然足阳明之脉，起于鼻，交頞中，旁纳太阳之脉，故自太阳而侵及阳明，势将颈项强不已，而渐胸满，特以葛根主之，以杜兼并之势，为无汗刚痉主方，且桂枝原能治冲气也。

葛根汤方

葛根四两　麻黄三两，去节　桂枝二两，去皮　甘草二两，炙　芍药二两　生姜三两，切　大枣十二枚，擘

上七味，以水一斗，先煮麻黄、葛根，减二升，去上沫，内诸药，煮取三升，去滓，温服一升，覆取微似汗。

痓为病，胸满，口噤，卧不着席，脚挛急，必齘齿，可与大承气汤。

注曰：前用葛根汤，正防其寒邪内入，转而为阳明也。若不早图，至背项强直，外攻不已，内入而胸满，太阳之邪仍不解，气闭而口噤，角弓反张而卧不着席，于是邪入内必热，阳热内攻而脚挛齘齿。盖太阳之邪并于阳明，阳明脉起于脚，而络于齿也，故直攻其胃，而以硝、黄、枳、朴清其热，下其气，使太阳阳明之邪；一并由中土而散，此下其热，非下其食也。

大承气汤方

大黄四两，酒洗　厚朴半斤，炙，去皮　枳实五枚，炙　芒硝三合

上四味，以水一斗，先煮枳、朴二物，取五升，去滓，内大黄。煮取二升，去滓，内芒硝，更上微火一两沸，分温再服，得下，余勿服。

太阳病，关节疼痛而烦，脉沉而细者，此名中湿，亦曰湿痹。其候小便不利，大便反快，但当利其小便。

注曰：此论湿之挟风，而湿胜以致痹着者。谓发热恶风，太阳病也，乃湿胜而疼痛。太阳病来，邪自表入，湿挟风，风走空窍，故流关节，关节者，机关凑会之处也。风气滞于中，故逼心而烦，然风为湿所搏，而失其风之体，故脉沉而细，即知湿胜，即名中湿，从太阳病来，知稍挟风，然非风湿之比，故但曰中湿。亦曰湿痹，痹着不去也。气既为湿所痹，则气化不敏，或小便不利，大肠主津，湿则反快，而不艰涩也。湿病非必皆入内，若小便不利，大便反快，则表里俱病矣。病风者多燥闭，故以湿胜而快者为反耳。但当利其小便者，便利而气化，气化而湿行，见不必狃于太阳而治风，亦非痛在骨节而当温散之比矣。

湿家之为病，一身尽疼，发热，身色如熏黄也。

注曰：此言全乎湿而久郁为热者。若湿挟风者，风走空窍，故痛止在关节，若单湿为病，则浸淫遍体，一身尽痛，不止关节矣。然湿久而郁，郁则热，故发热，热久而气蒸于皮毛，故疼之所至，即湿之所至，湿之所至，即热之所至，而色如熏黄。熏者，湿为浊阴，郁而热燥，故色黄，复带焦黑而不亮也。

湿家，其人但头汗出，背强，欲得被覆向火。若下之早则哕，或胸满，小便

不利，舌上如胎者，以丹田有热，胸上有寒，渴欲得饮而不能饮，则口燥烦也。

注曰：此言湿家有荣热气寒，上下内外向阻者。一偏阻于经，一偏阻于腹。详其证以别之，谓湿家有但头汗出，寒湿格阳在头也，然其人经中寒湿相搏而背强，又不耐寒而欲覆被向火，明是表邪偏阻，外热内寒，倘不待变热而早下之，所谓攻其热必哕矣。或上焦阳不足而胸满，膀胱热而小便不利，且舌上如胎非胎，明是丹田有热而小便不利，胸上有寒而胸满舌胎。即是渴欲得饮然不能饮，仍非上热之渴，乃因下焦荣分热而欲水，上焦气分寒而不能饮，徒口燥烦也。则所以调其寒热，而和其上下，治湿者，可不另具一变通之法乎。

湿家下之，额上汗出，微喘，小便利者死；若下利不止者，亦死。

注曰：湿在人身经络肌腠间病也。大腑者，人身元气之关，若动大腑，则经络之邪不去，而元气顿削，故治湿始终不可下。观首章云：但当利其小便。后章云：法当汗解。可知矣。即后仲景治湿方，但有温以燥之法，有风以燥之法。东垣师其意，有升阳除湿汤，有羌活胜湿汤，此始终不可下之明验也。虽仲景有"下之早则哕"句，似乎太早不可，而后则可下也，不知此为头汗而表未解者，虑其有内入之事，表邪内入则可下矣，非言治湿可下也。故曰湿家下之，则阳虚者，因寒下之药，骤然攻之，肾阳先脱，肾先病，心为应额为心部，而肾水乘之，则额上汗出为喘，孤阳上脱也。更小便利，则上下交脱矣，故死。若其人上焦之阳未至于脱，而下利不止，肾为阴，主二便，不止，是阴脱也，故亦死。

风湿相搏，一身尽疼痛，法当汗出而解，值天阴雨不止，医云此可发汗，汗之病不愈者，何也？盖发其汗，汗大出者，但风气去，湿气在，是故不愈也。若治风湿者发其汗，但微微似欲出汗者，风湿俱去也。

注曰：此言风湿两平者，当汗解而不可过也。谓风湿相搏疼痛，法原当汗解，值天阴雨则湿更甚，可汗无疑，而不愈何故？盖风性急，可骤驱，湿性滞，当渐解。汗大出则骤风去，而湿不去，故不愈。若发之微，则出之缓，缓则风湿俱去矣。然则湿在人身，黏滞难去，骤汗且不可，而况可骤下乎？故前章曰下之死，此但云不愈，见用法不当而非误下比也。

湿家病身疼发热，面黄而喘，头痛鼻塞而烦，其脉大，自能饮食，腹中和无病，病在头中寒湿，故鼻塞，内药鼻中则愈。

注曰：此言湿之搏寒，而偏于头者，不当服汤药也。谓湿家身疼发热，其常也，因湿郁而面黄，又邪气内侵，为喘为烦，似中外有邪，然头痛鼻塞，则在头为甚，且脉大是中不弱也，能饮食，腹中和矣。虽有烦喘，乃经中之邪内侵，而内实无病，邪独在头矣，故曰病在头中寒湿，故鼻塞。病在上者，宜从上越之，故曰纳药鼻中则愈，非责肺也。

湿家身烦疼，可与麻黄加术汤发其汗为宜，慎不可以火攻之。

注曰：湿虽宜汗，但前云大出，则湿反不去，则知汗中自有法。故以麻黄汤为发汗之主，而加术一味，以为固本清湿之地，则内外两得矣。然发汗虽亦火攻之法，而非治湿也，故又戒之。

麻黄加术汤方

麻黄三两，去节　桂枝二两，去皮　甘草一两，炙　白术四两　杏仁七十个，去皮尖

上五味，以水九升，先煮麻黄，减二升，去上沫，内诸药，煮取二升半，去滓，温取八合，覆取微似汗。

病者一身尽疼，发热，日晡所剧者，此名风湿。此病伤于汗出当风，或久伤取冷所致也。可与麻黄杏仁薏苡甘草汤。

注曰：此言湿有偏于风，而积渐内著者，治当微发汗，以止其内入，而安肝脾也。谓湿流关节，痛止关节，一身尽疼发热，则是湿由皮毛，遍体蒸郁，不止关节矣。但未淫于肌肉，故身不重，风为湿所搏，故无汗，尤日晡所剧，日晡为申酉时，金之气，肺主之，肺之合皮毛，明是风湿从肺之合，而浸淫内著，至肺金旺时，助邪为虐而加甚，与湿从下受者不同，故曰此为风湿。然皮毛受邪，风何以夹湿？所以知因汗出当风，或久伤取冷所致。故以麻杏利肺气，微发汗以清皮毛之邪；但肺病必传肝，皮毛必及肌肉，故以薏苡、炙草壮筋悦脾，而去风胜湿。所谓治未病也。比前方去桂术加薏苡，而炙草独多，余剂概轻，治在上，故小其制也。

麻黄杏仁薏苡甘草汤方

麻黄五钱　杏仁十个，去皮尖　薏苡五钱　甘草一两，炙

上剉，每服四钱匕，水盏半，煎八分，去滓，温服，有微汗，避风。

风湿，脉浮身重、汗出恶风者，防己黄芪汤主之。

注曰：此言风湿中有脾气不能运，湿不为汗衰者，又不得泥微发汗之例。谓上条之一身尽疼，邪虽遍体，正气犹能自用，且发热，则势犹外出也。假若身重，则肌肉之气，湿主之，虽脉浮汗出恶风，似邪犹在表，然湿不为汗解，而身重如故，则湿欲搏风，而风热盛，不受搏，反搏肌肉之正气，明是脾胃素

虚，正不胜邪，外风内湿，两不相下。故以术甘健脾强胃为主，加芪以壮卫气，而以一味防己，逐周身之风湿。谓身疼发热之湿，邪尚在筋腠，此则正气为湿所痹，故彼用薏苡、炙草，靖内以佐麻、杏所不逮，此反用芪、术、甘为主不发汗故不宜芪、术，协力防己，以搜外之风湿。盖湿既令身重，则虽脉浮汗出恶风，不可从表散也，然姜多而枣少，宣散之意，在其中矣。

防己黄芪汤方

防己一两　黄芪一两一分，去芦　甘草五钱，炒炙　白术七钱五分

上剉麻豆大，每抄五钱匕，生姜四片，大枣一枚，水盏半，煎八分，去滓，温服。喘者，加麻黄五钱；胃中不和者，加芍药三分；气上冲者，加桂枝三分；下有陈寒者，加细辛三分。服后当如虫行皮肤中，从腰下如冰，后坐被上，又以一被绕腰以下，温令有微汗，瘥。

伤寒八九日，风湿相搏，身体疼烦，不能自转侧，不呕不渴，脉浮虚而涩者，桂枝附子汤主之；若大便坚，小便自利者，去桂加白术汤主之。

注曰：此言风湿，有在伤寒后，而兼阴分虚寒者，即当顾其本元，而分别行阳燥湿之法。谓伤寒八九日，正邪解之时，乃因风湿相搏，身体疼烦，不能自转侧，不言热，不言汗，则表邪欲解而热微，使呕且渴，则里有热矣，今不呕渴，则脉浮风也，浮而虚涩，寒湿在内，而外阳不行也。故以桂枝汤去芍加附以开寒痹，并行通体之风湿。然桂枝所以行营卫而走表者，若大便坚、小便自利，是表里无病，病在躯壳，无取治表，即去桂加术，以壮肠胃之气，使燥湿之力从内而出，则风之挟湿而在躯壳者，不从表解而从热化也，故曰其人如冒状，勿怪，即是术附并走皮中云。

桂枝附子汤方

桂枝四两，去皮　附子三枚，炮，去皮，破八片　甘草二两，炙　生姜三两，切　大枣十二枚，擘

上五味，以水六升，煮取二升，去滓，分温三服。

白术附子汤方

白术二两　附子一枚，半炮，去皮　甘草一两，炙　生姜一两半，切　大枣六枚，擘

上五味，以水三升，煮取一升，去滓，分温三服。一服觉身痹，半日许再服，三服都尽，其人如冒状，勿怪，即是术、附并走皮中，逐水气，未得除故耳。

风湿相搏，骨节疼烦掣痛，不得屈伸，近之则痛剧，汗出短气，小便不利，恶风不欲去衣，或身微肿者，甘草附子汤主之。

注曰：此言风湿，有痹甚而痛多者。谓风湿相搏，以致骨节疼烦掣痛，甚乃风入增劲，不能屈伸，近之则痛剧，是骨肉皆痛，痛极而痹矣。因而外湿汗出，内湿短气，气不宣化而小便不利，且腹内虚，恶风不欲去衣，形为风气所鼓而微肿，则寒湿胜而阳不行，故以术、附、甘壮其肠胃之气，而以桂枝大行其阳。此与前去桂加白术汤，彼以不呕不渴、大小便如常，故去桂，但将姜、枣以宣其上焦之气，使仗附子大力而行其湿；此则内外骨肉无往不痹，非姜、枣所能宣通，故不用姜、枣，加桂枝，谓行荣卫之气，而开其痹著，非此不能耳。

论曰：湿有因病转者，有积渐浸淫者，有因湿转热者，有下热而胸仍寒者，有上湿而下仍寒者。总是湿性黏滞，挟风则上行，因虚或寒则偏阻，积久则痹著。故仲景首揭太阳病变湿痹者，病后也。次言身疼变黄者，久病也。又言上寒下热者，因虚偏阻而上下之间为热为寒，正未可知也。性命关头在内之元气，故始终戒下忌泄，而治法唯发汗渗湿为主，外有痹著兼补之，内有积寒兼温之。所出凡六方，约三法。麻黄加术汤、麻杏薏苡甘草汤，发汗法也；防己黄芪汤，开痹渗湿法也；桂枝附子汤、去桂加白术附子汤、甘草附子汤，行湿温下法也。若利小便，或搐鼻，皆不出方，此有定法也。东垣因阴囊肿大，立升阳除湿汤，药用升、柴、羌、独活、藁、防、草、蔓荆升散其湿，而归、芪、苍术培其主气；因湿兼头痛，立羌活胜湿汤，药用羌、独、荆、防、升、柴而兼黄芩、猪苓辈清热化湿，可辅仲景不逮。《内经》曰：因于湿，首如裹，湿热不攘，大筋緛短，小筋弛长，緛短为拘，弛长为痿，因于气为肿。仲景不言及此，湿之变则从痿从肿论治。若湿胜则濡泻，湿胜不欲食，亦不言及。皆湿证中所有，非验湿的证耳。余治一久湿挟风痰者，身痛而痹，饮食不进，以苓、半、苏、朴、薤白、栝楼辈，二剂愈。湿虽不可下，痰滞宜清也。

甘草附子汤方

甘草二两，炙　附子二枚，炮　白术二两　桂枝四两，去皮

上四味，以水六升，煮取三升，去滓。温服一升，日三，初服得微汗则解。能食，汗止复烦者，服五合。恐一升多者，取六七合为佳。

太阳中暍，发热恶寒，身重而疼痛，其脉弦细芤迟。小便已，洒洒然毛耸，手足逆冷，小有劳，身即热，口开，前板齿燥。若发其汗，则恶寒甚；加温针，

则发热甚；数下之，则淋甚。

注曰：此即洁古所谓静而得之为中暑，为阴证也。盖暍即暑也。太阳中暍者，太阳脉为一身之外卫，凡六气之感，无不由之，故暑亦必由太阳入。唯太阳，故发热恶寒。夏月气溢孙络，于时湿土司令，伤暑者必兼湿，故身重而疼痛，暑热必伤气，故弦细芤迟，虚脉也。然暑非中热之谓。暑热内受，阴寒外束，即东垣所谓广厦纳凉之类，故无汗不渴，而身反重痛也。或更先伤生冷，暑复加之，遏寒在下，则寒而泄。但膀胱主一身之外，大热伤络，络在外，与膀胱相应，故小便已，则洒洒然毛耸者有之。谓络有邪，小便已而气收，有如毛竖，此膀胱与络相应之象也。膀胱之经，既受暑邪而过强，则肾脏气弱，阳气不能顺接，故手足逆冷者有之，此脏与腑虚实不调而气阻也。由经不受邪，格阳在外之象。暑既为凉所闭，热乃内聚于心，劳则火动并之，故小有劳身即热。肾虽未受邪，然膀胱腑病，则肾阴受烁，齿乃骨之余，前板齿，尤督脉所注，故口开前板齿燥。板齿在上，尤心火并之也。若此者，暑热伤气而不伤形，邪原不深，和中而宣发之。在人临证消息，故仲景不出方。但曰发其汗则恶寒甚，犹之湿家发汗，其表益虚，则恶寒甚也。又曰加温针则发热甚，火热伤荣气也。又曰数下之则淋甚，谓暑初未入腹，下之而膀胱受暑，乃烁阴为淋也。火、汗、下，既为所戒，则治法从可推，东垣主大顺散，庶近之。然轻重不同，亦勿泥。

太阳中热者，暍是也。汗出恶寒，身热而渴，白虎加人参汤主之。

注曰：此即洁古所谓动而得之为中热，为阳证也。谓太阳直中暑热，此正暑也。暑则逢湿而汗出，暑则内热而恶寒，然虽恶寒，暑之伤人，心先受之，故身热而渴，热必伤气，故治以白虎加人参。东垣主苍术白虎汤，谓季夏湿土用事，苍术尤宜之也。

白虎加人参汤方

知母六两　石膏一斤，碎绵裹　甘草二两，炙　粳米六合　人参三两

上五味，以水一斗，煮米熟汤成，去滓，温服一升，日三服。

太阳中暍，身热疼重，而脉微弱，此以夏月伤冷水，水行皮中所致也。一物瓜蒂汤主之。

注曰：此亦静而中暑之类。但前乃阴寒之气，身受口吸，遏暑在络，为伤无形之气，故脉弦细芤迟。若此之身热，疼重同而脉微弱，则中气尤伤矣。然中气伤，何缘疼重，故推其致此之由，为夏月伤冷水，水行皮中，乃伤内而脉微，伤外而身热疼重也。水为有形之物，故以瓜蒂汤吐之，谓水去而内气复，

则外暑解也。然此条伤有形之水，去其有形而不另图治，则知首条伤无形之气，但当调补其无形而兼表散，不必深治可知，所以不立方欤。东垣主大顺散，调补而兼表散也。

一物瓜蒂汤方

瓜蒂二十个

上剉，以水一升，煮取五合，去滓，顿服。

张仲景金匮要略论注卷三

百合狐惑阴阳毒病脉证并治第三论一首　证三条　方十二首

论曰：百合病者，百脉一宗，悉致其病也。意欲食，复不能食，常默默，欲卧不能卧，欲行不能行，饮食或有美时，或有不欲闻食臭时，如寒无寒，如热无热，口苦，小便赤，诸药不能治，得药则剧吐利，如有神灵者，身形如和，其脉微数。每溺时头痛者，六十日乃愈；若溺时头不痛，淅淅然者，四十日愈；若溺时快然，但头眩者，二十日愈。其证或未病而预见，或病四五日而出，或病二十日，或一月后见者，各随证治之。

注曰：此言伤寒虚劳之人，都有正气不能御邪，致浸淫经脉，现证杂乱，不能复分经络，曰百合病，谓周身百脉皆病。然若有所宗而主之，以致各病而各不能专持其病者。但觉行、住、坐、卧、饮食皆妨，而寒热、口苦、便赤、吐利杂出，且得药则剧，身形反如和，毫无可捉摸，而唯其脉微数，似有病邪余热辗转为患。现证不能食，默默不能卧，似属阳明；寒热，口苦，似属少阳；小便赤，似属太阳；吐利，似属三焦腑病；未深入脏，故恐邪久留连阳经，搏结于脑，则猝难脱身，而非不治之病。但于溺时而头痛者，知其深，曰六十日愈，谓月再周而阴胜，则阳邪自平也。头不痛而淅淅然，则病稍浅矣，快然而头眩，则邪更浅矣，故愈日以渐而速也。至其病发之先后远近，无非视内气并邪蓄之浅深，故曰：各随证治之。乃《千金》曰：其状恶寒而呕者，病在上焦也，二十三日当愈；其状腹满，微喘，大便坚，三四日一大便，时复小溏者，病在中焦也，六十二日当愈；其状小便淋沥而难者，病在下焦也，三十三日当愈。各随证治之。则知此病，有搏邪在内，而微有三焦之分者，其治法，又当分三焦而和之可知矣。

百合病，发汗后者，百合知母汤主之。百合病，下之后者，滑石代赭汤主之。

注曰：十二经络，皆朝宗于肺，而气口成寸，乃仲景注百合病云：百脉一宗，悉致其病。岂非谓百脉之病，无可名状，一宗于肺而为病乎。百合者，味甘平，微苦色白，阳中之阴，补肺药也。观其用之为主，而即以百合名病，则仲景因肺为治之意，不更晓然乎。然不明言肺，何也？盖百合病，乃伤寒余邪留连阳经，而浸淫于各腑之阴，无正气以统之，各自为病，互相牵引，若出一宗，而现证无一是肺，则知病虽不在肺，而肺之治节即实不行矣。肺为华盖，五脏之长且主周身之气，故宜主此为治。故以百合之夜合属阴，色白归肺，瓣瓣相附，无往不合者，补肺之正气，以合于他脏而理其滞者为主。其在汗后者，汗过伤阳，阳虚热郁，不可攻补，故以百合同知母之保肺清胃而滋肾者，以养其阴，加之泉水以清其热，而阳邪自化也。其在下后者，下多伤阴，虚邪在阴，阴虚火逆，攻补无益。故以百合同滑石之走窍、代赭之镇逆者，以通阳气，加之泉水以泻阴火，而阴气自调也。

百合知母汤方

百合七枚　知母三两

上先以水洗百合，渍一宿，当白沫出，去其水，更以泉水二升，煎取一升，去滓；别以泉水二升，煎知母，取一升，后合煎，取一升五合，分温再服。

滑石代赭汤方

百合七枚　滑石三两碎，绵裹　代赭石如弹丸大，碎，绵裹

上先以水洗百合，浸一宿，当白沫出，去其水，更以泉水二升，煎取一升；别以泉水二升，煎滑石、代赭，取一升；后合和重煎，分温服。

百合病，吐之后者，百合鸡子汤主之。

注曰：吐伤元气，而阴精不上奉。故百合病，在吐后者，须以鸡子黄之养阴者，同泉水以滋元阴，协百合以行肺气，则气血调而阴阳自平。

百合鸡子汤方

百合七枚　鸡子黄一枚

上先以水洗百合，浸一宿，当白沫出，去其水，更以泉水二升，煎取一升，去滓，内鸡子黄，搅匀，煎五分，温服。

百合病，不经吐、下、发汗，病形如初者，百合地黄汤主之。

注曰：既不经吐、下、发汗，则无伤阴伤阳之可虑。但病形如初，初者，即《伤寒论》所谓太阳病是也。如初不解，是阳经之困极，而阴气亦耗竭矣。心为五脏之主，故以生地之凉血补心者，同百合、泉水养阴，以化其阳经之久邪。

百合地黄汤方

百合七枚　生地黄汁一升

上以水洗百合，渍一宿，当白沫出，出其水，更以泉水二升，煎取一升，去滓，内地黄汁，煎取一升五合，分温再服。中病，勿更服。大便当如漆。

百合病，一月不解，变成渴者，百合洗方主之。

注曰：渴有阳渴，有阴渴。若百合病一月不解，而变成渴，其为阴虚火炽无疑矣。阴虚而邪气蔓延，阳不随之而病乎。故以百合洗其皮毛，使皮毛阳分得其平，而通气于阴，即是肺朝百脉，输精皮毛，使毛脉和精，行气于腑之理。食煮饼，假麦气以养心液也。勿食盐豉，恐伤阴血也。

百合洗方

上以百合一升，以水一斗，渍之一宿，以洗身。洗已，食煮饼，勿以盐豉也。

百合病，渴不差者，栝蒌牡蛎散主之。

注曰：渴不差，是虽百合汤洗而无益矣。明是内之阴气未复，由于阳亢也。故以栝楼根清胸中之热，牡蛎清下焦之热，与上平阳以救阴同法。但此从其内治耳，故不用百合而作散。

栝蒌牡蛎散方

栝蒌根　牡蛎熬，等分

上为细末，饮服方寸匕，日三服。

百合病，变发热者，百合滑石散主之。

注曰：仲景尝谓发于阳部，其人振寒而发热，则知变发热者，内热不已，淫于肌肤，而阳分亦热。故以滑石清腹中之热，以和其内而平其外，兼百合壮肺气以调之。不用泉水，热已在外，不欲过寒伤阴，故曰当微利，谓略疏其气，而阴平热则除也。

百合滑石散方

百合一两炙　滑石二两

上为散，饮服方寸匕，日三服。当微利者，止服，热则除。

百合病见于阴者，以阳法救之；见于阳者，以阴法救之。见阳攻阴，复发其汗，此为逆；见阴攻阳，乃复下之，此亦为逆。

注曰：此段总结全篇，谓百合病同是内气与伤寒余邪相并，留连无已，不患增益而患因循。或问：见阴见阳，似必有病情可见，而即以汗、吐、下为见阴见阳之分，何所据乎？曰：百合病，虽所因或不等，所发有先后，脉证雷同，阴阳无考，而渴热亦属偶有，不皆然也，故不若即原因而推之耳。故病在下后及变渴，渴不止，所谓见于阴也。势必及阳，至阳亦病而不可为也。故以滑石通彻其毛窍之阳，百合利其皮毛之阳。在内之阳燥，栝蒌、牡蛎养其腹内之阳，阳得其平，阴邪欲传之而不受，则阴中之邪渐消矣。所谓以阳法救之也。病在汗后及吐后，及病形如初，及变发热，皆所谓见于阳也。势必及阴，至阴亦病而无可为矣。故以知母固其肺胃之阴，鸡子养其血分之阴，生地壮其心中之阴。热发于肌表者，滑石以和其肠胃之阴，阴得所养，阳邪欲传之而不受，则阳中之邪渐消矣。所谓以阴法救之也。然而救也，非攻也，若用汗下之法，则是攻矣。故见阳攻阴，阴虚，阳将袭之，而况云救乎？然使阳即有欲袭之势，非阳之强也，故曰复发其汗，此为逆，谓初误在攻阴，此又误在治阳也。见阴攻阳，阳虚，阴将袭之，而况云救乎？然使阴即有欲袭之势，非阴之强也，故曰乃复下之，此亦为逆，谓初误在攻阳，此又误在治阴也。

论曰：阳法阴法，即和阴和阳之法也。以此相救，即和其未病意，《内经》所谓用阴和阳、用阳和阴也。故诸治法，皆以百合补肺，而使流气于腑，所谓气归于权衡，权衡以平也。皆以泉水清邪热，而使受成于肺金，所谓炎蒸得清肃而万物容平也。但病见阳，加一二味以和其阴；病见阴，加一二味以和其阳耳。或曰：滑石亦属阴品，以为和阳药，何也？曰：气属阳，窍通阳，小便利则气化。滑石色白味淡，阴中阳药也，能利窍通便，则气畅，气畅则阳自和也。或曰：然则滑石既以和阳，逮后变发热，又以之和阴，何也？曰：百合病至发热，此又阴病不已，而阳乃并病，与阳独病不同，故外既热，且安其内，而以滑石之凉寒润下者主之，然即不敢与泉水并用，以大伤其阴，则内阴自和，而外阳无忤，亦所谓阴法救之也。若渴不差者，乃百合变渴，既和皮毛之阳，而不应，则阴中之阳必燥矣。花粉、牡蛎皆味轻色白，阴中阳药，以之退阴火而复元阳，故亦能和阳也。

狐惑之为病，状如伤寒，默默欲眠，目不得闭，卧起不安。蚀于喉为惑，蚀于阴为狐。不欲饮食，恶闻食臭，其面目乍赤、乍黑、乍白。蚀于上部则声嗄，甘草泻心汤主之。蚀于下部则咽干，苦参汤洗之。蚀于肛者，雄黄熏之。《千金》"肛"字下有"外"字。

注曰：狐惑，虫也，虫非狐惑，而因病以名之，欲人因名思义也。大抵皆湿热毒所为之病，故状如伤寒，谓温热无奈，略似伤寒，而病不在表也。阴分受热，故默默欲眠，然目不得闭，阴火而阳在目也；卧起不安，病在内，外不自适也。于是毒盛而上，侵蚀于喉为惑，谓热淫如惑乱之气，感而生蜮也；惑乱之气感而生蜮出《孔疏》。毒偏在下，侵蚀于阴为狐，谓柔害而幽隐，如狐性之阴也。士材先生曰：上唇生疮为惑，下唇生疮为狐。蚀者，若有食之而不见其形，如日月之蚀也；湿热既盛，阴火伤胃，不思饮食，恶闻食臭矣；面者，阳明之标，目者厥阴之标，内有毒气去来，故乍赤、乍黑、乍白，变现不一。然上部毒盛，则所伤在气而声嗄，药用甘草泻心汤。谓病虽由湿热毒，使中气健运，气自不能逆而在上，热何能聚而在喉？故以参、甘、麦、枣，壮其中气为主，芩连清热为臣，而以半夏降逆为佐也。下部毒盛，所伤在血而咽干，喉属阳，咽属阴也，药用苦参熏洗，以去风清热而杀虫也。蚀于肛，则不独随经而上侵咽，湿热甚而糜烂于下矣，故以雄黄熏之，雄黄之杀虫去风解毒更力也。

甘草泻心汤方

甘草四两，炙　黄芩三两　干姜三两　半夏半升　黄连一两　大枣十二枚，擘

人参三两

上七味，以水一斗，煮取六升，去滓，再煎，取三升，温服一升，日三服。

苦参汤方

苦参一升

以水一斗，煎取七升，去滓熏洗，日三服。

雄黄熏方

雄黄

一味为末，筒瓦二枚合之，烧向肛熏之。

病者脉数，无热，微烦，默默但欲卧，汗出，初得之三、四日，目赤如鸠眼；七八日，目四眦黑。若能食者，脓已成也，赤豆当归散主之。

注曰：此言人病湿热侵阴，有类于狐惑而加甚者。故继狐惑证，而曰病者乃概词，如《惊悸》篇中论瘀血，先提病人病者起，非即指狐惑病也。观后用药，绝不同于治狐惑可知矣。谓脉数，阴分热也；无热，不在表也；更微烦，默默但欲卧，汗出，阴分热可知；但初得之，仅止于热，故二三日目赤如鸠眼，目通于厥阴，热气乘之，故赤。鸠，鸽也。七八日，热极而肌伤，则四眦黑；火乘胃，则反能食，肌伤则脓，故曰脓已成也。然狐惑但欲眠，此言欲卧，则昏然欲睡，乃邪独乘阴而更甚矣。药用赤豆、当归者，赤小豆善去湿而解毒清热，当归辛散，主下焦阴分之病，故此引豆入血分，而去其湿热毒，非补之也。

赤小豆当归散方

赤小豆三升，浸，令毛出，曝干　当归十两

上二味，杵为散，浆水服方寸匕，日三服。

阳毒之为病，面赤斑斑如锦纹，咽喉痛，唾脓血。五日可治，七日不可治，升麻鳖甲汤主之。

注曰：《内经》云：伤于寒，皆为热病。然邪在阳经，久而炽盛，则为毒矣。故有阳毒之病，其病乃热淫营卫，搏结于胃，上于咽喉，总是阳热。故炽于上焦，而肝脾之阴不交，面者，阳明之气所注，故火热盛，而面赤斑斑如锦也；咽喉虽有阴阳之分，大火所冲，玉石无分，故咽喉剧痛也；阳经热盛，心火并之，心主血，则化而为脓，病在上焦，故唾也。阳毒病甚，虽非伤寒传经之比，然人身经脉递运五日，经气未遍，故可治；七日，则阴阳经气已周而再行，故不可治。药用升麻鳖甲汤，此热搏气血，不可直折，故以升麻合生甘草，升散热毒为主，而以雄黄解毒为臣，鳖甲、当归以理其肝阴为佐，蜀椒导其热气为使，非阳毒反起于阴经，而用鳖甲也。盖治病之法，病在阳，必兼和其阴，即兵家伐魏救赵之法耳。亦即所谓病见于阳，以阴法救之也，然非补也。

阴毒之为病，面目青，身痛如被杖，咽喉痛。五日可治，七日不可治，升麻鳖甲汤去雄黄、蜀椒主之。

注曰：寒邪直中阴经，久而不解，则为毒矣，故有阴毒之病。其病乃直中于肾，浸淫肝脾，寒气凛冽，所至疼痛，面目者，肝脾之部所及也，上受寒侵，木乃乘之，故色青；寒侵肌肉，与卫气相争，故痛如被杖；咽喉亦痛者，少阴脉上至咽，故有伏寒者，咽必痛，喉虽属阳，痛甚则气相应也；然邪总以相传为深，深则难治，故亦曰五日可治，七日不可治。药用升麻、鳖甲，独去蜀椒、雄黄者，盖阴邪为毒，虽阴亦有阴燥之气，则温之无益，即攻之亦偏而鲜济。故去蜀椒之温，雄黄之猛，而但以鳖甲、当归走肝和阴以止痛，升麻、甘草从脾升散，以化其寒，谓直折而有刚燥之患，不若辛平而得散解之功也。

升麻鳖甲汤方

升麻二两　蜀椒一两，炒，去汗　雄黄五钱，研　甘草二两　当归一两　鳖甲手指大一片，炙

上六味，以水四升，煮取一升，顿服之，老小再服，取汗。阴毒去蜀椒、雄黄。

张仲景金匮要略论注卷四

疟病脉证并治第四_{证二条}　方六首

师曰：疟脉自弦，弦数者多热，弦迟者多寒。弦小紧者下之差，弦迟者可温之，弦紧者可发汗、针灸也，浮大者可吐之，弦数者风发也，以饮食消息止之。

注曰：疟者，半表里病，而非骤发之外病也，故《内经》曰：夏伤于暑，秋必痎疟。又曰：先伤于寒，后伤于风，为寒疟。又曰：先伤于风，后伤于寒，为温疟。又曰：在皮肤之内，肠胃之外。唯其半表里，则脉必出于弦。盖弦者东方甲木之气，经属少阳，乃伤寒之阴脉，而杂证之阳脉也。证在表里之界，脉亦在阴阳之间，故曰疟脉自弦。自者，谓感有风寒，而脉唯自弦也。于是脉既有一定之象，而兼数为热，兼迟为寒，此其大纲也。若治之法，紧亦寒脉也，小紧则内入矣。盖脉以大者为阳，则小紧而内入者为阴，阴不可从表散，故曰下之愈。迟既为寒，温之无疑。弦紧不沉，寒脉而非阴脉，非阴，故可发汗针灸也。疟脉概弦，而忽浮大，知邪高而浅，高者越之，故曰可吐。虽然半表里者，少阳之分也，少阳病禁汗吐下，而疟何独不然，乃仲景亦出汗吐下三法，谓邪有不同，略傍三法，以为驱邪之出路，非真如伤寒之大汗吐下也。疟之少阳，比伤寒传经之少阳，因其邪之来，蓄而不传，似无端受虐，故曰疟。地分既同，故其脉皆出于弦也。不独汗吐下不可恃，邪既留连难出，即药亦不可恃矣。故仲景既曰：弦数者多热。又申一义曰：弦数者风发也，以饮食消息止之。见多热不已，必至极热，热极生风，风生则肝木侮土，而传其热于胃，坐耗津液，阳愈偏而不返，此非可徒求之药，须以饮食消息，止其炽热，即梨汁、蔗浆生津止渴之属，正《内经》"风淫于内，治以甘寒"之旨也。

病疟，以月一日发，当以十五日愈，设不瘥，当月尽解。如其不瘥，当云何？师曰：此结为癥瘕，名曰疟母，急治之，宜鳖甲煎丸。

注曰：疟邪居少阳之分，不内不外，此卫气所往还也。卫行阴阳，疟邪凭之，更实更虚，则正邪之相胜，自不外天之阴阳为消长。天气以半月而更，天气更，则人身之气亦更，不则天人之气再更，其疟邪纵盛亦强弩之末矣。故曰：以月一日发，当以十五日愈，设不瘥，当月尽解。谓月自亏而圆，自圆而亏，又进而生魄，则天气之生亦可知，自满而空，自空而满，又退而减，则邪气之消亦可知。设又不瘥，则正气渐充，而不受邪，乃从胁肋肝分，假物成形，故曰此结为癥瘕。然前此邪无依据，阴阳变易，愈日可期，既有癥瘕，则邪凭之以自固，而邪反有根，故曰疟母。既可自无而有，则必自微而巨，将邪胜正消，漫无愈期，故曰急治之。药用鳖甲煎者，鳖甲入肝，除邪养正，合煅灶灰所浸酒去痕，故以为君；小柴胡、桂枝汤、大承气汤，为三阳主药，故以为臣；但甘草嫌柔缓而减药力，枳实嫌破气而直下，故去之；外加干姜、阿胶，助人参白术养正为佐；痕必假血依痰，故以四虫、桃仁合半夏消血化痰；凡积必由气结，气利而积消，故以乌扇、葶苈利肺气，合石膏、瞿麦清气热而化气散结；血因邪聚则热，故以牡丹、紫葳去血中伏火、膈中实热为使。《千金方》去鼠妇、赤硝，而加海藻、大戟以软坚化水更妙。

鳖甲煎丸方

鳖甲十二分，炙　乌扇三分，烧　黄芩三分　柴胡六分　鼠妇三分，熬　干姜三分　大黄三分　芍药五分　桂枝三分　葶苈一分，熬　石韦三分，去毛　厚朴三分　牡丹五分，去心　瞿麦二分　紫葳三分　半夏一分　人参一分　䗪虫五分，熬　阿胶三分，炙　蜂巢四分，炙　赤硝十二分　蜣螂六分，熬　桃仁二分

上二十三味，为末，取锻灶下灰一斗，清酒一斛五斗，浸灰，候酒尽一半，着鳖甲于中，煮令泛烂如胶漆，绞取汁，内诸药，煎为丸，如梧桐子大，空心服七丸，日三服。

师曰：阴气孤绝，阳气独发，则热而少气烦冤，手足热而欲呕，名曰瘅疟。若但热不寒者，邪气内藏于心，外舍分肉之间，令人消铄肌肉。

注曰：此即节略《内经》肺素有热，而偶受风寒，内藏于心，外舍分肉，但热不寒之瘅疟也。故仲景似叙似释，曰肺热气实，及发时阳盛，总是阴气孤绝，则阳气独发，独发则热甚，热甚则伤气而少气，气少而热不散则烦冤，阴绝则手足热，烦冤不已则呕，此瘅疟所由名也。若但热不寒之故，乃独发于阳，气不及阴，则病全在阳，上焦受之，上焦唯心与肺但热，故知邪气内藏于心，热及肌肤，故知外舍分肉，壮火食气，故知必消铄脱肉。然则心气既热，不先铄肺，而为外热，何也？盖肺气素实，邪自外来，故曰藏于心，与心虚而热收于内者不同，故不能铄肺，但外热，然至消铄脱肉，则久而渐及肺矣。

温疟者，其脉如平，身无寒但热，骨节疼烦，时呕，白虎加桂枝汤主之。

注曰：《内经》论疟，除痎疟为概言，止有先寒后热、先热后寒，及但热不寒三项，故止有寒疟、温疟、瘅疟三名。按《生气通天论》又曰：魄汗未尽，形弱而气烁，穴腧以闭，发为风疟。此亦寒疟之属，但对温疟而言则曰寒，此则因汗未透之余邪，故还他风字，以见邪之本于风也。其温疟二段，似有浅深之分，不知先热之疟不恒有，因与寒疟辨先后，复提在前，乃即冬邪藏肾而发必先热者也，非另有先伤于风，在皮肤肠胃间，与后伤之寒，亦在皮肤肠胃间，而发时绝异冬伤于寒之温疟也。然则先热之温疟其热多，正与瘅疟同一机局，故仲景总挈一"温疟"二字。而下所注，则身无寒但热，骨节疼烦，时呕，皆瘅疟之证，但曰脉如平，以比疟脉自弦者有别。谓冬不藏精，而受邪之温疟，与肺素有热而加外感之瘅疟，皆邪不专少阳，故主以白虎加桂枝汤，是从太阳阳明之例为治，而专清上焦之热也。温疟较瘅疟，似病发于肾，不宜专治上焦，不知温疟遇暑汗泄，邪气与汗皆出，则既出之余邪，亦唯治上焦表分为急矣。盖邪原自表来，则从表驱出之为正耳。不然仲景"温疟"二字，谓指先热之温疟，则冬伤肾之温疟，仲景岂真列之虚损而不出方乎。此之温疟方，若谓专指冬伤肾之温疟，故不明言治瘅疟，岂瘅疟非疟而不出方乎？《内经》有两温疟，仲景止出一温疟方，《内经》有瘅疟，仲景又不出方，而合证于温疟中，未免疑城难破，得此快然。

白虎加桂枝汤方

知母六两　石膏一斤　甘草二两，炙　粳米二合　桂去皮，三两

上五味，以水一斗，煮米熟汤成，去滓，温服一升，日三服，一云上锉每五钱，水盏半，煎至八分，去滓，温服，汗出愈。

疟多寒者，名曰牝疟，蜀漆散主之。

注曰：先寒后热，既为寒疟，乃有心气素虚，外邪袭之，挟有形之涎为依傍，邪困心胞，气不能透肌表而多寒者。盖先伤无形之寒，邪复内入，并涎为有形之寒，寒实伤心，故名牝疟，心为牝脏故也。后人以单寒为牝，误也。唯无形之寒，挟有形之涎，则心胞内之邪，为外所困而不能出，故以蜀漆劫去其有形之涎，盖常山能吐疟，而蜀漆为常山之苗，性尤轻虚，为功于上也。云母甘平，能内除邪气，外治死肌，有通达心脾之用；龙骨收湿安神，能固心气，安五脏，故主以蜀漆，而以二药为佐也。

蜀漆散方

蜀漆洗去腥　云母烧二日夜　龙骨等分

上三味，杵为散，未发前，以浆水服半钱匕。温疟加蜀漆半分，临发时服一钱匕。

附《外台秘要》三方

牡蛎汤　治牡疟。

牡蛎四两　麻黄四两，去节　甘草二两　蜀漆三两

上四味，以水八升，先煮蜀漆、麻黄，去上沫，得六升，内诸药，煮取二升，温服一升，若吐，则勿更服。

注曰：牡疟概由邪扰心胞，使君火不能外达，故以牡蛎之盐寒软坚散结，兼能安肾而交心者为君；仍以蜀漆吐其邪，而加麻黄、甘草以助外达之势。

柴胡去半夏加栝蒌根汤　治疟病发渴者，亦治劳疟。

柴胡八两　人参　黄芩　甘草各三两　栝蒌根四两　生姜二两　大枣十二枚

上七味，以水一斗二升，煮取六升，去滓，再煎，取三升，温服一升，日二服。

注曰：《伤寒论》寒热往来为少阳，邪在半表里故也。疟邪亦在半表里，故入而与阴争则寒，出而与阳争则热，此少阳之象也。是谓少阳而兼他经之证则有之，谓他经而全不涉少阳，则不成其为疟矣。所以小柴胡亦为治疟主方，渴易半夏加栝蒌根，亦治少阳成法也。攻补兼施，故亦主劳疟。

柴胡桂姜汤　治疟寒多，微有热，或但寒不热，服一剂如神。

柴胡半斤　桂枝三两，去皮　干姜二两　栝蒌根四两　黄芩三两　甘草二两，炙　牡蛎三两，熬

上七味，以水一斗，煮取六升，去滓，再煎，取三升，温服一升，日三服，初服微烦，复服汗出便愈。

注曰：胸中之阳气，散行乎分肉之间，今以邪气痹之，则外卫之阳，郁伏于内守之阴，而血之痹者，既寒凝而不散，遇卫气行阳二十五度而病发，其邪之入荣者，既无外出之势，而荣之素痹者，亦不出而与阳争，所以多寒少热，或但寒不热也。小柴胡本阴阳两停之方，寒多，故加桂枝、干姜，则进而从阳痹着之邪可以开矣。更加牡蛎以软其坚垒，则阴阳豁然贯通，而大汗解矣。所以云一剂如神也，此喻师之论妙极，故全录之。

论曰：疟之发也，《内经》先言卫气与卫气并居，又言邪客于风府，是风府为邪客之所，而卫气中未尝无并居之邪也。不知邪气与卫气不得浑言，且甚恶其并何也？盖卫气与邪相并则病作，与邪相离则病休，并于阴则寒，并于阳

则热，离于阴则寒已，离于阳则热已。故王宇泰谓寒多者，宜升其阳，不并于阴，则寒自已；热多者，宜降其阴，使不并于阳，则热自已；寒热交作者，一升一降，而以渗利之药，从中分之，使不交并则愈。因制一主方，柴胡一钱五分，升麻、葛根、防风、羌活各五分，俱甘辛气清，使升阳气，离于阴而寒自已；原方尚有甘草，方士云：甘草能助脾家湿热，故去之。知母一钱，石膏三钱，黄芩五分，俱性寒下行，引阴气下降，使离于阳而热自已；猪苓一钱五分，分利阴阳，使不交并，穿山甲一钱，引诸药出阴入阳，穿走经络；姜制厚朴一钱以利气；三和曲一钱五分以行痰。主此加减，所投辄验。余治一仆，三疟久而不愈，后以甲末入前药，即不复作。经络阴阳相阻，药力不能入之理，岂不信然哉！又有病疟二年，子和谓阴阳之相移，必四末始，于是坚束其处，决去其血，使邪往而不得并，立愈。予见小儿胎疟不能药，因思《内经》有塞其空窍之法，空窍谓胸中也，乃令候未来之前，用水晶糖一两，顿服，贮中堵截相并之路，无不立效，此何也？阴阳交并而疟发，固为治疟圆机，而不知相并之地，起于四末，会于中脘，此圆中之圆也，实出前哲所不逮，故附志以详病机。

又论曰：仲景治疟，皆以抉去其邪为急。然实有病气留连，久而正衰，不能逐邪者，故立斋谓凡人久疟，诸药不效，以补中益气内加半夏，用人参一两，煨姜五钱，不截之截，此至论也。予治极虚暑疟，人参五钱，姜皮五钱，露一夜神验，皮与露有妙理。余此方即三疟亦可用，凡疟不问寒热，十日以后，皆可服之。余见贫人无力服参，令将黄芪、白术、当归、何首乌、橘红等分，以生姜自然汁为丸，不问邪之清否，服三四斤，百不失一。盖仲景治骤病，此则治久病之理也。至于三日疟，以子午卯酉为少阴疟，寅申巳亥为厥阴疟，辰戌丑未为太阴疟，固也。然又有昼夜之分焉。丹溪治两人疟，皆发于寅申巳亥日，一发于巳而退于申，谓昼发者，乃阴中之阳病，宜补气解表，与小柴胡倍柴胡人参，加苍白术、青陈皮、川芎、葛根；一发于亥而退于寅，谓夜发者，为阴中之阴病，宜补血疏肝，用小柴胡合四物汤加青皮，各与十贴，加姜煎，于未发前一时，每日一贴，服至八贴，同日大汗而愈。其辨别阴阳之妙，实能补仲景所不逮，然此皆疟气之渐深，故有三阴之说，非疟邪皆自外至，而反有属五脏之理，若属五脏则非疟矣。后人乃有附会五脏为言者，岂非为仲景圣训添蛇足哉！

张仲景金匮要略论注卷五

中风历节病脉证并治第五论一首　脉证三条　方十二首

夫风之为病，当半身不遂，或但臂不遂者，此为痹。脉微而数，中风使然。

注曰：此段所重，不就风病，详其出证，重在半身与臂，辨其是风非风，庶不至误治也。谓风之为病，原由阳虚，外邪得以袭之，阳虚则不止一肢一节矣。即云各入其门户所中，而为偏风，不及全体，亦当半身不遂，不遂者不用也，若但臂不遂，譬如树之一枝，何关全体阳气耶，故曰此为痹。如阳不虚，则若夏天之气溢外络而不受邪矣，若少年之冲风而愈矫健矣。若阴虚生热，则非外中之风，不可并论也。痹者闭也，不仁也，谓一节之气，偶闭而不仁也。于是证之于脉，必微而数，微者，阳之微也，数者，风之数也。曰中风使然，谓风乘虚入，而后使之半身不遂也。仲景论肺痈又曰微则为风，数则为热，就肺言之也。

论曰：仲景于冬时伤寒，治分寒伤荣、风伤卫及风寒两伤，而篇名贯之以伤寒。盖冬不藏精，致寒侵肌骨，而杀人最捷，其间不无伤风者，统之以寒。谓风不足以杀人，实冬寒之易于杀人也。其论中风，既专属风，而仍不外寒为言。盖邪之以渐着人皮肤，虽概由风，而风即挟寒，故统之以风。谓三时之寒，未即杀人，渐深之风，乃杀人于不觉也。故仲景于首段揭"中风"二字，以脉微而数，为正虚邪盛之主象。第二段即论浮紧之为寒者，而次之以侯氏黑散，为邪未侵于心者，示人以填塞空窍之法，与建中之理相类也。第三段即论迟缓之为风者，而次之以风引汤，为除热之方，示人以风之善行数变为瘫痫者，必由于热，与白虎之意相类也，又次之以防己地黄汤，为热已侵于心者，而示人以清心安神之法，与必先救里之理相类也。然中风病，不论寒多风多，大概由于虚，故首尾不脱"虚"字，而浅深则自不同耳。

寸口脉浮而紧，紧则为寒，浮则为虚，寒虚相搏，邪在皮肤。浮者血虚，络脉空虚，贼邪不泻，或左或右，邪气反缓，正气即急，正气引邪，㖞僻不遂。邪在于络，肌肤不仁；邪在于经，即重不胜；邪入于腑，即不识人；邪入于脏，舌即难言，口吐涎。

注曰：此段主一"紧"字，言中风之偏于寒者，邪自外入，其证必以渐而深也。谓中风而寸口脉得浮而紧，紧是寒，脉浮为虚，故不能阴阳相调而令脉外见，则虚寒相搏，邪即结滞于外之皮肤矣。然浮因血虚，络者血所养也，虚则络空失养，无力御邪，邪乃不泻，盛于皮肤。其或左或右，与邪并者，气多而缓，正之无病者，反气少而急，一急一缓，正邪相引，㖞僻不能如常人之遂意矣。此尚属皮肤近络之病也。若邪在络不去，则邪方入卫，气不得运，皮肤不仁，然犹在经脉之外；若在经，则邪入营脉之中，内骨外肉，皆失所养，故重着。在者，同是一体，邪相因而在也，入者，内本无病，邪自外而入也。然犹在躯壳之间，至入腑，腑邪必归于胃，胃为六腑之总司也，于是风入胃中，胃热必盛，蒸其津液，结为痰涎，气壅隧道，胃之支脉络心者，才有壅塞，即堵其神气出入之窍，故不识人。试观俗做陈搏，按住颈间两人迎脉，气即壅逆不识人。人迎者，胃脉也，则不识人之由胃气壅，不信然哉？至入脏，则诸脏受邪，至盛必逬入于心，而乱其神明，神明无主，则舌纵难言，廉泉开而流涎沫矣。

侯氏黑散：治大风，四肢烦重，心中恶寒不足者。《外台》治风癫。

注曰：此为中风家挟寒而未变热者，治法之准则也。谓风从外入，挟寒作势，此为大风，大风概指涎潮卒倒之后也。证见四肢烦重，岂非四肢为诸阳之本，为邪所痹，而阳气不运乎？然但见于四肢，不犹愈体重不胜乎？证又见心中恶寒不足，岂非渐欲陵心乎？然燥热尤未乘心，不犹愈于不识人乎？故侯氏黑散用参、苓、归、芎补其气血为君；菊花、菊花入肝养阴，病因风必伤肝，故独多。白术、牡蛎养肝脾肾为臣；而加防风、桂枝以行痹着之气，细辛、干姜以驱内伏之寒，兼桔梗、黄芩以开提肺热为佐；矾石所至，却湿解毒，收涩心气，酒力运行周身为使，庶旧风尽出，新风不受。且必为散，酒服至六十日止，又常冷食使药积腹中不下，盖邪渐侵心，不恶热而恶寒，其由阴寒可知。若胸中之阳不治，风必不出，故先以药填塞胸中之空窍，壮其中气，而邪不内入，势必外消，此即《内经》所谓塞其空窍，是为良工之理。若专治其表里，风邪非不外出，而重门洞开，出而复入，势将莫御耳。

侯氏黑散方

菊花四十分　白术十分　防风十分　桔梗八分　黄芩五分　细辛三分　干姜三分
人参三分　茯苓三分　当归三分　川芎三分　牡蛎三分　矾石三分　桂枝三分

上十四味，杵为散，酒服方寸匕，日一服，初服二十日，温酒调服，禁一切鱼肉大蒜，常宜冷食，六十日止，即药积在腹中不下也，热食即下矣，冷食自能助药力。

寸口脉迟而缓，迟则为寒，缓则为虚；荣缓则为亡血，卫缓则为中风。邪气中经，则身痒而瘾疹；心气不足，邪气入中，则胸满而短气。

注曰：此段主一"缓"字，言中风之偏于风者，而有浅深之不同也。谓寸口脉迟挟微寒也，缓本风脉，并迟而见，则为风虚。于是缓在荣，为血不充而亡；缓在卫，为气搏风而不鼓。邪既属风，所以中经则身痒而瘾疹，即《水气》篇曰：风强则为瘾疹，身体为痒，痒者为泄风。心气不足，即《五脏风寒》篇曰：心伤者，其人劳倦之谓也。入中则胸满而短气，即《胸痹》篇曰：胸痹，胸中气塞短气之谓也。

风引汤：除热瘫痫。治大人风引，少小惊痫瘛疭，日数十发，医所不疗，除热方。《外台》。

注曰：风邪内并，则火热内生，五脏亢甚，迸归入心，故以桂甘龙牡通阳气，安心肾为君；然厥阴风木，与少阳相火同居，火发风必生，风生必挟木势侮其脾土，故脾气不行，聚液成痰，流注四末，因成瘫痪，故用大黄以荡涤风火湿热之邪为臣；随用干姜之止而不行者以补之为反佐；又取滑石、石膏清金以伐其木，赤白石脂厚土以除其湿，寒水石以助肾水之阴，紫石英以补心神之虚为使。故大人小儿风引惊痫皆主之。巢氏用治脚气，以石性下达，可胜湿热，不使攻心也。

论曰：河间谓风病多因热甚，非外中于风，良由将息失宜，而心火暴盛，肾水虚衰不能制之，则阴虚阳实，而热气拂郁，心神昏冒，筋骨不用，而卒倒无知；多因喜怒悲忧恐，五志过极，此最确之论。但云全无外风，未免太偏，不知热能生风，风亦能生热，故仲景既云脉微而数，中风使然，此偏中外风者也。又以寸口脉浮而紧，亦为中风，而实皮肤经络，风寒递深者也。又以寸口脉迟而缓，亦为中风之脉，然又分别言之曰：营缓则为亡血。亡血，血虚也。谓本气先自病，而外风因之也。卫缓则为中风，谓风强则然，而以渐入内者也。下即出风引汤方，统以"除热"二字，而方名全主于风，以风为阳邪，故热也，则知从亡血来，是热能生风，而外邪又助之也；从中风来，是风能生热，以滞津液，而痰涎壅膈也。是河间主热之论，仲景早引其端绪，但不专主于热。谓实有阳虚，而外邪入之，为卒倒，为偏枯，为筋急、瘛疭者也。若诸痿全起于肺热，因而传入五脏，为昏惑瘈疭、瞀闷暴喑，皆属于火；为四肢不收，舌本强，足痿不收，痰涎有声，皆属于土，悉是湿热之病，与中风之虚多、风多、寒多，皆为中风之理，全不相涉矣。观风引药味，全是和脏腑、通经络，便是治风，不专治风也。

风引汤方

大黄四两　干姜四两　龙骨四两　牡蛎二两　桂枝三两　甘草二两　寒水石　滑石　赤石脂　白石脂　紫石英　石膏各六两

上十二味，杵，粗筛，以苇囊盛之，取三指撮，井花水三升，煮三沸，温服一升。巢氏云：脚气宜风引汤。

防己地黄汤：治病如狂状，妄行，独语不休，无寒热，其脉浮。头风摩散。

注曰：此亦风之逆入于心者也。风升必气涌，气涌必滞涎，涎滞则留湿，湿留壅火，邪聚于心，故以二防、桂、甘去其邪，而以生地最多，清心火，凉血热，谓如狂、妄行、独语不休，皆心火炽盛之证也。况无寒热，则知病不在表，不在表而脉浮，其为火盛血虚无疑耳。后人地黄饮子、犀角地黄汤等，实祖于此。若头风乃偏着之病，故以附子劫之，咸清其邪。

防己地黄汤方

防己一分　甘草一分　桂枝三分　防风三分

上四味，以酒一杯，渍之一宿，绞取汁，生地黄二斤，咬咀，蒸之如斗米饭久，以铜器盛其汁，更绞地黄汁和，分再服。

头风摩散方

大附子一枚炮　盐等分

上二味为散，沐了，以方寸匕，以摩疾上，令药力行。

寸口脉沉而弱，沉即主骨，弱即主筋，沉即为肾，弱即为肝。汗出入水中，如水伤心。历节黄汗出，故曰历节。

注曰：此言历节病，亦从外邪，而此则因水气所致者也。谓寸口脉沉而弱，沉弱者，阴脉也，沉则远于肌肉，故曰沉主骨。沉中见弱，筋近骨而柔，故曰弱主筋。骨者，肾主之，筋者，肝主之，然病虽在筋骨肝肾，实由外邪，故云从汗出得。但外邪何以能伤筋骨，水为阴物，故云因汗出入水，水伤其心，以渐及之，乃湿流关节而历节痛，外水心火相郁而黄汗出，但非中风不遂之比，故曰历节，言外邪挟湿入与阴争，递历关节而为痛也。观仲景谓胸中有留饮，其人短气而渴，四肢历节痛，脉沉者，有留饮，可知心伤则饮留，渐及肝肾，皆饮气为之接引也。

趺阳脉浮而滑，滑则谷气实，浮则汗自出。少阴脉浮而弱，弱则血不足，浮则为风，风血相搏，即疼痛如掣。盛人脉涩小，短气，自汗出，历节疼，不可屈伸，此皆饮酒汗出当风所致。

注曰：此概言历节因风湿，其在胃、在肾不同，而皆因饮酒汗出当风所致，乃历节病之因于风者也。谓趺阳，脾胃脉也，滑为实，知谷气实；浮为热盛，故汗自出。然谷何以不行而实，岂非酒湿先伤之乎？胃何以致热，岂非风搏其湿乎？若少阴脉，左尺也，主肾，主阴弱，则阴不强，故知血不足。肾脉本沉，无故而浮，故知为风。风血相搏，而邪与正争，故疼痛如掣，有似抽掣也。然风何以得至少阴，岂非因酒湿挟风乘之乎？若盛人，肥人也，肥人湿多，脉得涩小，此痹象也。于是气为湿所搏而短，因风作使而自汗，气血为邪所痹，而疼痛不可屈伸。然肥人固多湿，何以脉骤涩小，岂非酒湿困之乎？何以疼痛有加而汗出不已，岂非湿而挟风乎？脉证不同，因风则一，故曰此皆饮酒汗出当风所致。

诸肢节疼痛，身体尪羸，脚肿如脱，头眩短气，温温欲吐，桂枝芍药知母汤主之。

注曰：此言历节病，由风湿外邪而兼脾肾俱虚之方也。谓诸肢节疼痛，湿流关节也；因而身体为邪所痹则尪羸；湿从下受，亦或自上注之，总是湿喜归下，故脚肿如脱；肾虚挟风，故头眩；卫气起于下焦，肾元既亏，三焦无主，致太阳与阳明相牵制为病，故胃气欲下行，而太阳掣其气在上，太阳欲上行，而胃湿相搏不利，故短气、温温欲吐。用桂枝汤去枣加麻黄以助其通阳，加白术、防风以伸脾气，加知母、附子以调其阴阳，谓欲制其寒，则上之郁热已甚，欲治其热，则下之肾阳已痹，故并加之耳。喻师谓此为三焦痹方，似偏于内言之，若论痹，则内外上下无所不痹矣。桂枝行阳，母、芍养阴，方名独掣三味，以此证阴阳俱痹也。

桂枝芍药知母汤方

桂枝四两　芍药三两　甘草二两　麻黄二两　生姜五两　白术四两　知母四两
防风四两　附子一两炮

上九味，以水七升，煮取二升，温服七合，日三服。

味酸则伤筋，筋伤则缓，名曰泄；咸则伤骨，骨伤则痿，名曰枯。枯泄相搏，名曰断泄。荣气不通，卫不独行，荣卫慎微，三焦无所御，四属断绝，身体羸瘦，独足肿大，黄汗出，胫冷。假令发热，便为历节也。

注曰：此论饮食伤阴，致荣卫俱痹，足肿胫冷，有类历节，但当以发热别之也。谓饮食既伤阴，然味各归其所喜攻，酸为肝之味，过酸则伤筋，筋所以束骨而利机关，伤则缓漫不收，肝气不敛，故名曰泄。咸为肾之味，过咸则伤肾，肾所以华发而充骨，伤则髓竭精虚，肾气痿惫，故名曰枯。肝肾者，人之本也，肾不荣而肝不敛，根销源断，故曰断泄。饮食伤阴，荣先受之，乃荣气不通。荣卫本相依，荣伤，卫不独治，因循既久，荣卫俱微。三焦所以统领内气而充贯四肢者也，失荣卫之养，而无所恃以为御。御者，摄也。四属之气，不相统摄而断绝，四属者，四肢也。元气既惫，身体羸瘦，足尤在下，阳气不及，肿大胫冷，荣中气郁，则热而黄汗。然此皆阴分，病非历节，历节挟外之湿邪而重且痛也。唯外邪必发热，故曰假令发热，是表分亦有邪，从肌肉而历关节，便为历节。此条若不发热，乃是内伤，而变虚弱，以致荣分郁热而汗出也，然必不痛，以非外邪故耳。

论曰：历节与黄汗最难辨。观仲景两言假令发热，便为历节，似历节有热而黄汗无热。然仲景叙黄汗，又每曰身热，则知黄汗亦可有热，总无不热之历节耳。若黄汗，由汗出入水中浴，历节亦有由汗出入水，而水伤心，故黄汗汗黄，历节或亦汗黄，则知历节之汗，亦有不黄，总无汗不黄之黄汗耳。若历节言肢节疼，言疼痛如掣，黄汗不言疼痛，则知肢节痛，历节所独也。若黄汗言渴，言四肢头面肿，言上焦有寒，其口多涎，言胸中窒，不能食，反聚痛，暮躁不得眠，而历节但有足肿黄汗，则知以上证，皆黄汗所独也。若是者何也？黄汗、历节，皆是湿郁成热，逡巡不已，但历节之湿即流关节，黄汗之湿，邪聚膈间，故黄汗无肢节痛，而历节无上焦证也。黄汗重在肿，历节重在痛，但黄汗之肿及头面，而历节独在足，历节之痛偏关节，而黄汗之痛或单在胸。

病历节，不可屈伸，疼痛，乌头汤主之。

注曰：历节病，即行痹之属也。乃湿从下受，挟风流注，故或足肿而必发热，病历节，括足肿发热，言承上文也。且更不可屈伸而疼痛，故以甘芍和阴，麻黄、黄芪通肌肉之阳气，而借川乌之迅发，以行其痹着。

乌头汤方 亦治脚气疼痛，不可屈伸。

麻黄三两　芍药三两　黄芪三两　甘草三两炙　乌头五枚㕮咀，以蜜二升，煎取一升，即出乌头

上五味，㕮咀四味，以水三升，煮取一升，去滓，内蜜煎中，更煎之，服七合。不知，尽服之。

矾石汤 治脚气冲心。

注曰：矾石收湿解毒，故以之为外治，然至冲心，亦能治之。盖脚气而至

冲心，皆由肾水挟脚气以陵心，得矾石之却水，而势自不能相陵，所以有护心之功也。脚气类历节之足肿，故附有此方。

矾石二两

上一味，以浆水一斗五升，煎三五沸，浸脚良。

附方

古今录验续命汤　治中风痱，身体不能自收，口不能言，冒昧不知痛处，或拘急，不得转侧。

注曰：痱者，痹之别名也。因荣卫素虚，风入而痹之，故外之荣卫痹，而身体不能自收持，或拘急不得转侧。内之荣卫痹，而口不能言，冒昧不知痛处。因从外感来，故以麻黄汤行其荣卫，干姜、石膏调其寒热，而加芎、归、参以养其虚。必得小汗者，使邪仍从表出也。若但伏不得卧、咳逆上气、面目浮肿，此风入而痹其胸膈之气，使肺气不得通行，独逆而上攻面目，故亦主之。

麻黄三两　桂枝三两　杏仁四十粒　甘草三两　干姜三两　石膏三两　川芎一两五钱　当归三两　人参三两

上九味，以水一斗，煮取四升，温服一升，当小汗，薄覆脊，凭几坐，汗出则愈，不汗更服，无所禁，勿当风。并治但伏不得卧，咳逆上气，面目浮肿。

千金三黄汤　治中风手足拘急，百节疼痛，烦热心乱，恶寒，经日不欲饮食。

注曰：此风入荣卫肢节之间，扰乱既久，因而邪袭肾府，手足拘急，阳不运也。百节疼痛，阴不通也。烦热心乱，热收于心也。恶寒，经日不欲饮食，肾家受邪，不能交心关胃也。故以麻黄通阳开痹，而合黄芪以走肌肉，合黄芩以清邪热，独活、细辛专攻肾邪为主，而心热、腹满、气逆、悸、渴及先有寒，各立加法，为邪入内者治法之准绳也。

麻黄五分　独活四分　细辛二分　黄芪二分　黄芩三分

上五味，以水六升，煮取二升，分温三服，一服小汗，二服大汗，心热加大黄二分，腹满加枳实一枚，气逆加人参三分，悸加牡蛎三分，渴加栝蒌根三分，先有寒，加附子一枚。

近效方术附汤　治风虚，头重眩，苦极，不知食味，暖肌补中，益精气。

注曰：肾气空虚，风邪乘之，漫无出路，风挟肾中浊阴之气厥逆上攻，致头中眩苦至极，兼以胃气亦虚，不知食味，此非轻扬风剂可愈。故用附子暖其水脏，白术、甘草暖其土脏，水土一暖，犹之冬月井中，水土既暖，阳和之气可以立复，而浊阴之气不驱自下也。

白术一两　附子一枚，半炮去皮　甘草一两炙

上三味，㕮，每五钱匕，姜五片，枣一枚。水盏半，煎七分，去滓温服。

崔氏八味丸　治脚气上入，少腹不仁。

注曰：因论历节推言之也。谓历节之因，虽风湿兼有之，概多足肿胫冷，是病在下焦，下焦属阴，阴虚而邪乘之，正未可知，但脚气上入，少腹不仁，以八味丸为主。历节病原与脚气相通，故前治历节乌头方，兼治脚气，此方主治脚气，可与治风湿历节相参。盖脚气不必兼风，行阳去湿，治正相类，然唯桂枝，故有偏行荣卫之力，若肉桂，则专下入而补矣，今人习用肉桂，不知此理也。

干熟地八两　山茱萸四两　薯蓣四两　泽泻三两　茯苓三两　牡丹皮三两　桂枝一两　附子一两

上八味，末之，炼蜜和丸，梧子大，酒下十五丸。日再服。

千金方越婢加术汤　治肉极"肉"字恐是"内"字，热则身体津脱，腠理开，汗大泄，历风气，下焦脚弱。

注曰：此治风极变热之方也。谓风胜则热胜，以致内极热而汗多，将必津脱，津脱而表愈虚，则腠理不能复固，汗泄不已，将必大泄。逢温胜者，亦发汗，久则热极而汗更甚也。风入荣为厉，《内经》曰：厉者，有荣气热胕。今风入荣为热，即是厉风气矣。盖风胜气浮，下焦本虚，至厥阳独行，而浊阴不降，无以养阴而阴愈虚，则下焦脚弱。故以麻黄通痹气，石膏清气分之热，姜枣以和荣卫，甘草、白术以理脾家之正气，汗多而用麻黄，赖白术之扶正，石膏之养阴以制之，故曰越婢加术汤。所谓用人之勇，去其暴也。汗大泄，而加恶风，即须防其亡阳，故加附。

麻黄六两　石膏半斤　甘草二两　生姜二两　白术四两　大枣十五枚

上六味，以水六升，先煎麻黄，去上沫，内诸药，煮取三升，分温三服。恶风加附子一枚炮。

张仲景金匮要略论注卷六

血痹虚劳病脉证并治第六论一首　脉证九条　方九首

问曰：血痹病从何得之？师曰：夫尊荣人，骨弱肌肤盛，重因疲劳汗出，卧不时动摇，加被微风，遂得之。但以脉自微，涩在寸口、关上小小字上该有"微尺中"三字紧，宜针引阳气，令脉和紧去则愈。

注曰：特将血痹并虚劳论治，见此证，原由质虚劳倦，不得与他痹证同法也。谓尊荣人，素习安闲，膂力不出，故骨弱，膏粱故肌肤盛，又疲劳汗出，则气竭表虚，因而卧则神气不敛，或不时动摇，而微风乘之。此时本气素弱，疲劳耗气，汗则阳气虚，卧则阳气伏，于是外之阳气，不能闭固荣气，而转侧动摇，风虽微，如入空谷，乃风与血搏而得痹。脉者，荣气之所注也，得风，则本气之缓者，转而为微，本气之滑者，变而为涩。然风湿虽搏于中上二焦，而邪之前锋已及下焦，故尺中小紧。但邪虽及下，而病原总由阳虚，外不能固，内不能充，故曰宜针引阳气，阳气至而脉和，和则上下贯彻，邪不能久留而紧去，故愈。脉自微涩，概言左右，于下复疏出寸关尺，见虚中有邪，故又曰在。

血痹，阴阳俱微，寸口关上微，尺中小紧，外证身体不仁，如风痹状，黄芪桂枝五物汤主之。

注曰：阴阳，寸口人迎也，总是大概皆涩微，此独去"涩"字，以微脉为主耳。尺中小紧，谓细寻之，有小紧者，此病邪直入之形，正如《明堂篇》测病法，所谓下锐下向也。然此由全体风湿血相搏，痹其阳气，使之不仁。故以桂枝壮气行阳，芍药和阴，姜、枣以和上焦荣卫，协力驱风，则病原拔，而所入微邪，亦为强弩之末矣。此即桂枝汤去草加芪也。立法之意，重在引阳，故嫌甘草之缓小，若黄芪之强有力耳。此方即以代针也。

黄芪桂枝五物汤方

黄芪三两　芍药三两　桂枝三两　生姜六两　大枣十二枚

上五味，以水六升、煮取二升，温服七合，日三服。

夫男子平人，脉大为劳，极虚亦为劳。男子面色薄者，主渴及亡血，卒喘悸，脉浮者，里虚也。男子脉虚沉弦，无寒热，短气里急，小便不利，面色白，时目瞑，兼衄，少腹满，此为劳使之然。劳之为病，其脉浮大，手足烦，春夏剧，秋冬瘥，阴寒精自出，酸削不能行。男子脉浮弱而涩，为无子，精气清冷。夫失精家，少腹弦急，阴头寒，目眩，发落，脉极虚芤迟，为清谷，亡血，失精。脉得诸芤动微紧，男子失精，女子梦交，桂枝龙骨牡蛎汤主之。

注曰：此概言虚劳中虚阳盛、真阴虚者，故以脉之浮大边者为主，而间有沉弦紧者，证仍露阴虚之象也。谓男子平人，无病可责，而脉大或极虚皆是劳证常脉。若面色薄，是阳精所降也。阳精所降则虚燥随之，故渴，甚则阴虚火动而亡血，加以元气不继而喘，心气不足而悸，脉反不沉而浮，《内经》曰：浮者血虚。故曰里虚也。若脉虚沉弦，似非浮大边之阴虚者矣。然使无寒热，非风寒之骤感矣。短气里急，仍是元气内虚也。小便不利，肾不能主出也。面色白，血不能荣也。时目瞑，阴火不耐动也。兼衄，阴火迫清道之血也。少腹满，肾不治也。非下元劳极，何以使然。若脉大既为劳矣，更加浮，其证则手足烦，盖阴既不足而虚阳复炽也，于是春夏助其阳则剧，秋冬助其阴则瘥。阴既虚，则阴寒无元阳以固之，而精自出。肾主下焦，虚久则酸削不能行矣。若男子脉浮弱而涩，浮弱主虚阳用事，涩则水亏，可必其无子。为精气清冷，有浮上之阳，无生阴之阳也。若惯于失精者，则肾虚。少腹为肾之府，虚则亡阴而弦急。阴头，肝肾之标，虚则无阳而寒。目为肝木，资于肾水，肝肾同源，虚则失养而眩。发为肾之华，虚则荣脱而落。是使脉得极虚芤迟，则挟虚挟寒，不能固气而清谷，不能固血而血亡，不能固精而精失。然失精之家，脉复不一，苟得诸芤动微紧，是男子以虚阴而挟火则失精，女子以虚阴而挟火则梦交。主以桂枝龙骨牡蛎汤者，盖阴虚之人，大概当助肾，故以桂枝、芍药通阳固阴，甘草、姜、枣和中上焦之荣卫，使阳能生阴，而以安肾宁心之龙骨、牡蛎为补阴之主。细详《虚劳》章，证治无疑议矣，独无"脉数"一条，可知脉数属虚燥或风热，当另有滋阴润燥之法，所谓阴气孤绝，阳气独胜，又非行阳建中所可概治耳。若天雄散，恐失精家有中焦阳虚，变上方而加天雄、白术，后世竟失此意，而一味滋阴，真仲景罪人乎。喻先生曰：天雄散治上焦阳虚。

桂枝加龙骨牡蛎汤方 《小品》云：虚弱浮热汗出者，除桂，加白薇、附子各三分，故曰二加龙骨汤。

桂枝三两　芍药三两　生姜三两　甘草二两　大枣十二枚　龙骨三两　牡蛎三两

上七味，以水七升，煮取三升，分温三服。

天雄散方

天雄三两炮　　白术八两　　桂枝六两　　龙骨三两

上四味，杵为散，酒服半钱匕，日三服，不知，稍增之。前数条有上焦虚寒者，即可用此方，如脉虚弱之类，存此听人择用，非有缺文。

男子平人，脉虚弱细微者，善盗汗也。人年五六十，其病脉大者，痹侠背行，若肠鸣，马刀侠瘿者，皆为劳得之。脉沉小迟，名脱气，其人疾行则喘喝，手足逆寒，腹满，甚则溏泄，食不消化也。脉弦而大，弦则为减，大则为芤，减则为寒，芤则为虚，虚寒相搏，此名为革。妇人则半产漏下，男子则亡血失精。

注曰：此概言虚劳中虚阴盛、真阳衰者。故以脉之沉小弦细者为主，而间有芤大者，证仍现阳虚之象也。谓男子平人，无病可责，而脉虚弱微细，此阴分虚竭，元阳弱也。卧则卫气入阴而表复虚，故喜盗汗。若人年五六十，阳气衰，脉来宜小弱而反大，则似非细小边之阳虚者矣。然而痹侠背行，侠背是脊之两旁痹，属太阳经，阴不能后通。若肠鸣、刀瘿是上焦阳虚而厥阴之荣热随经上乘也。则脉之大，非阳有余可知，故曰：皆为劳得之。若脉沉小迟，其为阳衰无疑，沉小迟三脉相并，是阳气全亏，故名脱气。气脱则躯乃空壳，疾行则气竭而喘喝，四肢无阳而寒，腹中无阳而满甚，则胃虚极而溏泄，脾虚极而食不化也。若脉轻按弦，而重按大，弦者减也，寒也，大者芤也，虚也，总是内虚外寒，阳分气结，故曰虚寒相搏，此名为革。革者，如鼓之革状，浮外之邪实也。于是内气虚，女不能安胎调经而半产漏下，男不能藏经统血，而亡血失精矣。

虚劳里急，悸，衄，腹中痛，梦失精，四肢酸疼，手足烦热，咽干口燥，小建中汤主之。

注曰：上章所论证，概属阳虚，阳虚者，气虚也。气虚之人大概当助脾，故以小建中汤主之。谓虚劳者，元阳之气不能内统精血，则荣枯而虚，里气乃急，《内经》曰：冲脉为病，逆气里急。为悸，为衄，为腹中痛，梦失精；元阳之气不能外充四肢口咽，则阳虚而燥，为四肢酸疼，为手足烦，为咽干口燥。假令胸中之大气一转，则燥热之病气自行。故以桂、芍、甘、姜、枣大和其荣卫，而加饴糖一味以建立中气。此后世补中益气汤之祖也，虽无升柴，而升清降浊之理，具于此方矣。

论曰：人身中不过阴阳气血四字，气热则阳盛，血热则阴盛，然非真盛也。真盛则为气血方刚，而壮健无病矣。乃阴不能与阳和，而阳恃其燥，鼓而上乘则亢，为渴，为喘，为烦，为亡血。然而阴实虚寒，故为小便不利，少腹满急，为阴寒精出，酸削不能行，为精冷无子，为阴头寒，为目眩发落。阳不能与阴和，而阴挟其火，热气内乘则燥，为盗汗，为痹，为刀癖，为喘喝，为亡血失精。然而阳实不足，故为手足寒，为腹满溏泄，为不能化食，为腹痛，为咽干口燥。其亡血失精，阴虚阳虚皆有之者，阴极能生热也，故见脉在浮大边，即当知阴不能维阳。肾为阴之主，务交其心肾，而精血自足。见脉在细小边，即当知阳不能胜阴。脾为阳之主，即补其中气，而三阳自泰。故仲景特拈此二大扇，以为后人治虚劳之准。至阴热极而燥，此虚劳之坏证也，故朱奉议以滋阴一法，补前人所不逮，岂治虚劳之正法乎。后人见滋阴亦有愈者，乃用参不用参，聚讼不已，岂知仲景以行阳固阴为主，而补中安肾，分别用之，不专恃参，不专滋阴，为恢恢游刃也哉。

小建中汤方

桂枝三两，去皮　甘草三两，炙　大枣十二枚　芍药六两　生姜三两　胶饴一升

上六味，以水七升，煮取三升，去滓，内胶饴，更上微火消解，温服一升，日三服。

另录《千金》用小建中方引注证，以见此方之妙。《千金》疗男女积冷气滞，或大病后不复，常苦四肢沉重，骨肉酸疼，吸吸少气，行动喘之，胸满气急，腹背强痛，心中虚悸，咽干唇燥，面体少色或饮食无味，胁肋腹胀，头重不举，多卧少起，甚者积年，轻者百日，渐致瘦弱，五脏气竭，则虽可复常，六脉俱不足，虚寒乏气，少腹拘急，羸疾百病，名曰黄芪建中汤，又有人参二两。

虚劳里急，诸不足，黄芪建中汤主之。

注曰：小建中汤，本取化脾中之气，而肌肉乃脾之所生也。黄芪能走肌肉而实胃气，故加之以补不足，则桂芍所以补一身之阴阳，而黄芪、饴糖又所以补脾中之阴阳也。若气短胸满加生姜，谓饮气滞阳，故生姜以宣之，腹满去枣加茯苓，蠲饮而正脾气也，气不顺加半夏，去逆即所以补正也。

黄芪建中汤方

于小建中汤内加黄芪一两半。气短胸满者加生姜，腹满者去枣，加茯苓一两半，及疗肺虚损不足，补"补"字恐是"顺"气加半夏三两。

虚劳腰痛，少腹拘急，小便不利者，八味肾气丸主之。方见妇人杂病中。

注曰：腰痛，少腹拘急，小便不利，皆肾家的证，然非失精等现证，此乃肾虚而痹，故以六味丸补其阴，仍须以桂附，壮其元阳也。

虚劳诸不足，风气百疾，薯蓣丸主之。

注曰：此不专言里急，是内外皆见不足证，非独里急诸不足也。然较黄芪建中证，前但云里急，故主建中，而此多风气百疾，即以薯蓣丸主之。岂非此丸似专为风气乎。不知虚劳证多有兼风气者，正不可着意治风气。故仲景以四君、四物养其气血，麦冬、阿胶、干姜、大枣补其肺胃，而以桔梗、杏仁开提肺气，桂枝行阳，防风运脾，神曲开郁，黄卷宣肾，柴胡升少阳之气，白敛化入荣之风。虽有风气，未尝专治之，谓正气运而风气自去也。然薯蓣最多，且以此为汤名者，取其不寒不热，不燥不滑，脾肾兼宜，故以为君，则诸药皆相助为理耳。

薯蓣丸方

薯蓣三十分　人参七分　白术六分　茯苓五分　甘草二十八分　当归十分　干地黄十分　芍药六分　芎䓖六分　麦冬六分　阿胶七分　干姜三分　大枣百枚，为膏　桔梗五分　杏仁六分　桂枝十分　防风六分　神曲十分　豆黄卷十分　柴胡五分　白敛二分

上二十一味，末之，炼蜜和丸，如弹子大，空腹酒服一丸，一百丸为剂。

虚劳虚烦不得眠，酸枣汤主之。

注曰：虚劳虚矣，兼烦是挟火，不得眠是因火而气亦不顺也，其过当责心。然心之火盛，实由肝气郁而魂不安，则木能生火。故以酸枣仁之入肝安神最多为君；川芎以通肝气之郁为臣；知母凉肺胃之气，甘草泻心气之实，茯苓导气归下焦为佐。虽曰虚烦，实未尝补心也。

酸枣汤方

酸枣仁二升　甘草一两　知母二两　茯苓二两　芎䓖一两

上五味，以水八升，煮酸枣仁，得六升，内诸药，煮取三升，分温三服。

五劳虚极羸瘦，腹满不能饮食，食伤、忧伤、饮伤、房室伤、饥伤、劳伤、经络营卫气伤，内有干血，肌肤甲错，两目黯黑。缓中补虚，大黄䗪虫丸主之。

注曰：五劳者，血、气、肉、骨、筋各有虚劳病也。然必至脾胃受伤，而虚乃难复，故虚极则羸瘦，大肉欲脱也；腹满，脾气不行也；不能饮食，胃不运化也。其受病之源，则因食、因忧、因饮、因房室、因饥、因劳、因经络荣卫气伤不同，皆可以渐而至极。若其人内有血，在伤时溢出，于迴薄之间，干

而不去，故使病留连，其外证必肌肤甲错，甲错者，如鳞也。肝主血主目，干血之气，内乘于肝，则上熏于目而黯黑，是必拔其病根，而外证乃退，故以干漆、桃仁、四虫破其血；然瘀久必生热，气滞乃不行，故以黄芩清热，杏仁利气，大黄以行之；而以甘、芍、地黄救其元阴，则中之因此而里急者，可以渐缓，虚之因此而劳极者，可以渐补，故曰缓中补虚，大黄䗪虫丸。此与酸枣方独无桂枝，一专治火，一专治瘀，无取行□□□也。

大黄䗪虫丸方

大黄十分，蒸　黄芩二两　甘草三两　桃仁一升　杏仁一升　芍药四两　干地黄十两　干漆一两　虻虫一升　水蛭百枚　蛴螬一升　䗪虫半升

上十二味，末之，炼蜜和丸，小豆大，酒饮服五丸，日三服。

附方

千金翼炙甘草汤　治虚劳不足，汗出而闷，脉结悸，行动如常，不出百日，危急者十一日死。

注曰：此虚劳中润燥复脉之神方也。谓虚劳不足者，使阴阳不至暌隔，荣卫稍能顺序，则元气或可渐复。若汗出由荣强卫弱，乃不因汗而爽，反得闷，是阴不与阳和也。脉者，所谓壅遏荣气，令无所避，是为脉，言其行之健也。今脉结，是荣气不行。悸则血亏，而心失所养，荣气既滞，而更外汗，岂不立槁乎。故虽内外之脏腑未绝，而行动如常，断云不出百日，知其阴亡而阳自绝也。若危急，则心先绝，故十一日死。谓心悬绝，该九日死。再加火之生数，而水无可继，无不死也。故以桂、甘行其身之阳，姜、枣宣其内之阳，而类聚参、胶、麻、麦、生地润养之物，以滋五脏之燥，使阳得复行于荣中，则脉自复。名曰炙甘草汤，土为万物之母，故既以生地主心，麦冬主肺，阿胶主肝肾，麻仁主肝，人参主元气，而复以炙甘草为和中之总司，后人只喜用胶、麦等，而畏姜、桂，岂知阴凝燥气，非阳不能化耶。

甘草四两炙　桂枝三两　生姜三两　麦冬半升　麻仁半升　人参二两　阿胶二两　大枣三十枚　生地黄一斤

上九味，以酒七升，水八升，先煮八味，取三升，去滓，内胶消尽，温服一升，日三服。

肘后獭肝散　治冷劳，又主鬼疰，一门相染。

注曰：劳无不热，而独言冷者，阴寒之气，与邪为类，故邪挟寒入肝，而搏其魂气，使少阳无权，生生气绝，故无不死。又邪气依正气而为病，药力不

易及，故难愈。獭者，阴兽也。其肝独应月而增减，是得太阴之正，肝与肝为类，故以此治冷劳，邪遇正而化也。应月而生而退，得太阴之正，故能化邪，犹之屈轶指佞也。獭肉皆寒，惟肝性独温，故尤宜冷痨。又主鬼疰，一门相染，总属阴邪，须以正阴化之耳。

獭肝一具，炙干末之，水服方寸匕，日三服。

张仲景金匮要略论注卷七

肺痿肺痈咳嗽上气病脉证治第七

论三首　脉证四条　方十六首

问曰：热在上焦者，因咳为肺痿。肺痿之病，从何得之？师曰：或从汗出，或从呕吐，或从消渴，小便利数，或从便难，又被快药下利，重亡津液，故得之。曰：寸口脉数，其人咳，口中反有浊唾涎沫者何？师曰：为肺痿之病。若口中辟辟燥，咳即胸中隐隐痛，脉反滑数，此为肺痈，咳唾脓血。脉数虚者为肺痿，数实者为肺痈。

注曰：此言肺痿、肺痈，一出于热。但肺痿者，气痿而不振，乃无形之气病，其成以渐，与肺痈之邪入血分，致有形血脉壅而不通，其源由风者不同也。故谓胸中为肺之府，热在上焦，则肺为热烁而咳，所谓因热而咳，因咳而为肺痿也。然亦有久咳而不为肺痿者，则知痿非无因，故曰或从汗出，是津脱也；或从呕吐，是液伤也；或从消渴，是心火耗其阴也；或肠枯、便秘，强利求快，是脾津因下而亡也。总属燥热亡阴边事，乃胃中津液不输于肺，肺失所养，而肺乃痿矣。唯其因热，所以寸口脉数，寸口虽当以右寸为主，然两手脉皆属肺，则数当不止于右寸而已。数脉为热，热宜口干，乃咳则浊唾涎沫，似手相反，不知肺唯无病，故能输精于皮毛，毛脉合精，行气于府，痿则痹而不用，饮食之水气上输者，不能收摄而运化，则为浊沫而出诸口矣。故曰此为肺痿之病，因热而失其清肃不用也。若口中辟辟燥，是内有实邪也。咳则隐痛，是专有所伤也。更脉滑是邪实不虚也，其为肺痈无疑，甚则咳唾脓血矣。唯其皆属于热，故脉皆数，但虚实不同，故曰虚为肺痿，实为肺痈。实者即上滑字义自见，然后章注肺痈本证，又曰脉微而数，非相背也。滑数者，已成而邪盛，微数者，初起而火伏也。

问曰：病咳逆，脉之，何以知此为肺痈？当有脓血，吐之则死，其脉何类？师曰：寸口脉微而数，微则为风，数则为热；微则汗出，数则恶寒。风中于卫，呼气不入；热过于荣，吸而不出。风伤皮毛，热伤血脉。风舍于肺，其人则咳，口干喘满，咽燥不渴，多唾浊沫，时时振寒。热之所过，血为之凝滞，蓄结痈脓，吐如米粥。始萌可救，脓成则死。

注曰：此言肺痈之始终，全由客邪，较肺痿之因热久咳者，其证稍骤。然其邪之从外而内，从微而极，则亦有渐也。谓肺痈亦伤肺，故必咳逆，然初时未见痈证，即欲别其为痈，为脓血，为死不治，非脉不可，其脉岂即数实乎？不知初时，寸口脉本微而数，盖风脉之形原缓而弱，在火伏肺内之时，外但见风脉之影响而微，故曰微则为风；然气实挟风而热，仍露数象，故曰数则为热；微主风，风则表虚自汗，故微则汗出；内热则外寒，故曰数则恶寒。其以渐而深，则自卫而营，有遽及之势。当其中于卫也，先及皮毛，而趋于其合，则卫受之，然其邪盛，不与呼吸相随，故呼则气出而已。卫有邪，不与呼俱出，而此时之正气不复能入，而与邪争，逮风郁为热。过于营分，则气因吸入者，邪热与吸俱入而不出。于是皮毛受风伤，血脉受热伤。风在上，则咳而口干，肺气实，则喘而且满。然上输之水液，聚而不散，故咽为火灼而自燥，胸仍贮饮而不渴，乃风败所合，渐舍肺俞，而咳唾振寒。则肺叶间有形之凝滞，必急从泻肺之法而下驱之，乃复因循，致大败决裂，肺叶欲尽，尚可为耶？故曰：始萌可救，脓成则死。萌者，谓初有脓而未甚也。肺痈之风与伤寒之风别异处，一在营卫，一在经络，微有表里之分，肺痈之邪在里，所以浅则可汗，深则汗亦不能愈。

上气，面浮肿，肩息，其脉浮大，不治。又加利，尤甚。若上气，喘而躁者，属肺胀，欲作风水，发汗则愈。

注曰：此言肺痈之证，元气惫者难治，有邪者尚可治也。谓肺痈由风，则风性上行，必先上气，若兼面浮肿，肩息，气升不降也。又脉浮大，元气不复能敛，则补既不可，汗又不可，况内外皆逆，气非风比，可尽汗泄乎？故云不治。加利则阳从上脱，阴从下脱，故曰尤甚。若上气但喘而躁，则喘为风之扇，躁为风之烦，其逆上之涎沫，将挟风势而为风水，风当先泄于肌表，水无风战，自然顺趋而从下出，故曰可汗而愈。

肺痿吐涎沫而不咳者，其人不渴，必遗尿，小便数，所以然者，以上虚不能制下故也。此为肺中冷，必眩，多涎唾，甘草干姜汤以温之。若服汤已渴者，属消渴。

注曰：前既云上焦有热，因咳为肺痿，故又拈出有冷一条，以见肺痿中，有独异者也。谓肺痿吐涎沫，因咳者多，乃有不咳且不渴，是肺中全无热，必遗尿而小便数，以上虚，故小便无所节制耳。岂唯无热，兼之有冷，则必阴气上巅，侮其阳气而为眩，阴气在中，凝滞津液而吐涎，所以黄汗中云，上焦有寒，其口多涎。故以甘草、干姜温其肺，使非下热上寒，则得温竟止矣。乃反渴，岂非阴分结热，肺寒虽去，下热仍在，欲成饮一溲二之消渴乎？故曰服汤已渴者，属消渴。

甘草干姜汤方

甘草四两，炙　干姜二两，炮

上咬咀，以水三升，煮取一升五合，去滓，分温再服。

咳而上气，喉中水鸡声，射干麻黄汤主之。

注曰：凡咳之上气者，皆有邪也。其喉中水鸡声，乃痰为火所吸，不能下，然火乃风所生，水从风战而作声耳。故以麻黄、细辛驱其外邪为主，以射干开结热气，行水湿毒，尤善清肺气者为臣，而余皆降逆消痰宣散药。唯五味一品，以收其既耗之气，令正气自敛，邪气自去，恐肺气久虚，不堪劫散也。

论曰：肺痿乃因重亡津液，肺之本气自病。热深而痿，故有咳，有涎沫，而无上气喘逆之证，则凡遇上气喘逆，及有臭痰者，为肺痈；无臭痰，只水鸡声者，为火吸其痰，以此辨治，自无误矣。然水乃润下之物，何以逆上作声？余见近来拔火罐者，以火入瓶，罨人患处，立将内寒吸起甚力，始悟火性上行，火聚于上，气吸于下，势不容已，上气水声亦此理耳。此非泻肺邪，何以愈之？故治此病，加射干为上，或白前次之，泽漆次之，皆能开结下水也。

射干麻黄汤方

射干十三枚，一法三两　麻黄四两　生姜四两　细辛三两　紫菀三两　款冬花三两　五味半升　大枣七枚　半夏半升，洗

上九味，以水一斗二升，先煮麻黄两沸，去上沫，内诸药，煮取三升，分温三服。

咳逆上气，时时吐浊，但坐不得眠，皂荚丸主之。

注曰：此比水鸡声，乃咳而上气中之逆甚者也。至不得眠，非唯壅，且加闭矣。故以皂荚一味开之，合枣膏安胃，以待既开之后，另酌保肺之药也。

皂荚丸方

皂荚八两，刮去皮，用酥炙

上一味，末之，蜜丸梧子大，以枣膏和汤，服三丸，日三夜一服。

咳而脉浮者，厚朴麻黄汤主之。咳而脉沉者，泽漆汤主之。

注曰：咳而脉浮，则表邪居多，但此非在经之表，乃邪在肺家气分之表也。

故于小青龙去桂、芍、草三味，而加厚朴以下气，石膏以清热，小麦以辑心火而安胃。总是清客热，驱本寒。若咳而脉沉，则里邪居多，但此非在腹之里，乃邪在肺家荣分之里也。故以泽漆之下水，功类大戟者为君，且邪在荣，泽漆兼能破血也，紫菀能保肺，白前能开结，桂枝能行阳散邪，故以为佐。若余药，即小柴胡去柴胡、大枣，和解其膈气而已。

厚朴麻黄汤方

厚朴五两　麻黄四两　石膏如鸡子大　杏仁半升　半夏半升　干姜二两 细辛二两　小麦一升　五味子半升

上九味，以水一斗二升，先煮小麦熟，去滓，内诸药，煮取三升，温服一升，日三服。

泽漆汤方

半夏半升　紫参五两一，作紫菀　泽漆三斤，以东流水五斗，煮取一斗五升　生姜五两　白前五两　甘草三两　黄芩三两　人参三两　桂枝三两

上九味，㕮咀，内泽漆汁中，煮取五升，温服五合，至夜尽。

火逆上气，咽喉不利，止逆下气者，麦门冬汤主之。

注曰：此咳逆上气中之有火邪而无风邪者，故以咽喉不利特揭言之。而药概调补肺胃，单文一味半夏去逆，且注其功曰：止逆下气。示治火逆，不治风邪也，不用生姜，以能宣发火气也。此火逆上气，乃中焦虚火燥肺，非同肺痈火结在肺者，故但补胃保肺耳。

麦门冬汤方

麦门冬七升　半夏一升　人参二两　甘草二两　粳米三合　大枣十二枚

上六味，以水一斗二升，煮取六升，温服一升，日三夜一服。

肺痈，喘不得卧，葶苈大枣泻肺汤主之。

注曰：此比前上气不得眠，乃因肺有痈脓，封住肺气，卧不着也，故以葶苈泻其肺实，下其败浊，大枣安胃以行之也。观后以此方治肺痈之不闻香臭，而喘鸣迫塞，则此治封住肺气可知矣。

葶苈大枣泻肺汤方

葶苈熬令黄色，捣丸如弹子大　大枣十二枚

上先以水三升，煮枣取二升，去枣，内葶苈，煮取一升，顿服。

咳而胸满，振寒脉数，咽干不渴，时出浊唾腥臭，久久吐脓如米粥者，为肺痈，桔梗汤主之。

注曰：此乃肺痈已成。所谓热过于荣，吸而不出，邪热结于肺之荣分。故以苦梗下其结热，开提肺气，生甘草以清热解毒，此亦开痹之法。故又注曰：再服则吐脓血也。

桔梗汤方亦治血痹

桔梗一两　甘草二两

上二味，以水三升，煮取一升，分温再服，则吐脓血也。

咳而上气，此为肺胀，其人喘，目如脱状，脉浮大者，越婢加半夏汤主之。

注曰：咳乃火乘肺，频频上气，是肺之形体不能稍安，故曰此为肺胀。喘者，胀之呼气也，目如脱，胀而气壅不下也，更加脉浮大，则胀实由邪盛。故以越婢清邪，而加半夏以降其逆，则胀自已也。

越婢加半夏汤方

麻黄六两　石膏半斤　生姜三两　大枣十五枚　甘草二两　半夏半升，此独加生姜，有邪也，且与石膏同用，则宣散有法也。

上六味，以水六升，先煮麻黄，去上沫，内诸药，煮取三升，分温三服。

肺胀，咳而上气，烦躁而喘，脉浮者，心下有水，小青龙加石膏汤主之。

注曰：此较前条，同是咳喘上气、肺胀脉浮，然前条目如脱状，则喘多矣。喘多责寒，故以麻黄、甘草为主，而加石膏以清寒变之热；此独加烦躁，《伤寒论》中寒得风脉，而烦躁者，主以青龙汤，故亦主小青龙。然壅则气必热，故仍加石膏耳。

小青龙加石膏汤方《千金》证治同，外更加胁下痛引缺盆。

麻黄三两　芍药三两　桂枝三两　细辛三两　干姜三两　甘草三两　五味半升　半夏半升　石膏二两

上九味，以水一斗，先煮麻黄，去上沫，内诸药，煮取三升。强人服一升，羸者减之，日三服，小儿服四合。

附方以下六方孙真等集

外台灸甘草汤　治肺痿，涎唾多，心中温温液液者。方见"虚劳"中。

注曰：肺痿证，概属津枯热燥，此方乃桂枝汤去芍，加参、地、阿胶、麻仁、麦冬也。此原属仲景《伤寒论》中脉结代方。不急于去热，而但以生津润燥为主，盖虚回而津生，津生而热自化也。至桂枝乃热剂，而不嫌峻者，桂枝得甘草，正所以行其热也。

千金甘草汤方

注曰：肺痿之热由于虚，则不可直攻，故以生甘草之甘寒，频频呷之，热自渐化也。余妾曾病此，初时涎沫成碗，服过半月，痰少而愈，但最难吃，三四日内，猝无捷效耳。

甘草

上一味，以水三升，煮减半，分温三服。

千金生姜甘草汤 治肺痿，咳唾涎沫不止，咽燥而渴。

注曰：此汤即甘草一味方广其法也。谓胸咽之中，虚热干枯，故参、甘以生津化热，姜、枣以宣上焦之气，使胸中之阳不滞，而阴火自熄也，然亦非一二剂可以期效。

生姜五两　人参三两　甘草四两　大枣十五枚

上四味，以水七升，煮取三升，分温三服。

千金桂枝去芍药加皂荚汤 治肺痿吐涎沫。

注曰：此治肺痿中之有壅闭者。故加皂荚以行桂、甘、姜、枣之势。此方必略兼上气不得眠者宜之。

桂枝三两　生姜三两　甘草二两　大枣十枚　皂荚一枚，去皮子炙焦

上五味，以水七升，微微火煮，取三升，分温三服。

外台桔梗白散 治咳而胸满，振寒，脉数，咽干不渴，时出浊唾腥臭，久久吐脓如米粥者，为肺痈。

注曰：此即前桔梗汤证也。然此以贝母、巴豆易去甘草，则迅利极矣。盖此等证，危在呼吸，以悠忽遗祸，不可胜数，故确见人强，或证危，正当以此急救之，不得嫌其峻，坐以待毙也。

桔梗三分　贝母三分　巴豆一分去皮，熬，研如脂

上三味，为散，强人饮服半钱匕，羸者减之。病在膈上者吐脓；在膈下者泻出；若下多不止，饮冷水一杯则定。

千金苇茎汤 治咳有微热，烦满，胸中甲错，是为肺痈。

注曰：此治肺痈之阳剂也。盖咳而有微热，是邪在阳分也，烦满则挟湿矣。至胸中甲错，是内之形体为病，故甲错独见于胸中，乃胸上之气血两病也。故以苇茎之轻浮而甘寒者，解阳分之气热，桃仁泻血分之结热，薏苡下肺中之湿，瓜瓣清结热而吐其败浊，所谓在上者越之耳。

苇茎二升　薏苡仁半升　桃仁五十粒　瓜瓣半升

上四味，以水一斗，先煮葶苈，得五升，去滓，内诸药，煮取二升，服一升，再服，当吐如脓。

肺痈胸满胀，一身面目浮肿，鼻塞清涕出，不闻香臭酸辛，咳逆上气，喘鸣迫塞，葶苈大枣泻肺汤主之。方见上，三日一剂，可至三四剂，此先服小青龙汤一剂，乃进。小青龙汤方见"咳嗽门"中。

注曰：前葶苈大枣汤，治肺痈喘不得卧，其壅气仅攻于内也，此则壅气走于经，而为一身面目浮肿，攻于肺窍，而为鼻塞清涕出，不闻香臭酸辛，则表里均平。故先用小青龙一剂，而后专泻肺家之实，亦极危之巧思也。

张仲景金匮要略论注卷八

奔豚气病脉证治第八论二首　方三首

师曰：病有奔豚，有吐脓，有惊怖，有火邪，此四部病，皆从惊发得之。

注曰：治病者，不问内伤外感，忽增一病，正当深究致次之由。如外邪既伤，复有因惊而入心者，甚则有因惊而动肾气者，其现证虽殊，当知受病之源，则孰浅孰深，分而治之不难矣。故谓奔豚之与吐脓、惊悸、火邪为四部病。奔豚，肾家病也，其吐脓、惊悸、火邪，皆上焦心分病，仲景各有治法。于吐脓则曰呕吐脓血，不可治呕，脓尽自愈。于心悸，用半夏麻黄丸。于火邪，用桂枝去芍加龙骨牡蛎汤。何知究其源，则同是惊发得之。谓本病之外，此复因惊而发也。先合四部为言，见惊之能为诸病若此，然此章单论奔豚，故后只言奔豚证治耳。

师曰：奔豚病，从少腹起，上冲咽喉，发作欲死，复还止，皆从惊恐得之。

注曰：此述奔豚之主证。有物浑沦，其状如豚，豚为水畜，自下闯上，则名为奔也。其起少腹，固肾邪动也，上冲咽喉，中上二焦不复有拦阻也；邪发于脏，与在经在腑不同，故发作欲死；肾水畏土，故脾气稍复还止。究其因，外邪不能直入，若此乃由惊气伤心，恐气伤肾，心肾之气，本自交通，今乃因邪作使，无复限制，故曰从惊恐得之。

论曰：按仲景言厥阴之为病，气上冲心，言肾之积为奔豚，此复言奔豚，气从少腹上冲咽喉，皆从惊恐得之，惊则入心矣。然则此证果何属耶，曰心、肝、肾皆有之。昔东垣曰：人身上下有七冲门，皆下冲上，冲其吸入之气，使不得下归于脾肾。然东垣所谓冲，乃真气充满，相为关锁，故使外气不得内入，下阴不得上窜，乃自魄门而阑门，而幽门，而贲门，而咽门，而吸门，而飞门。阳气恒升，阴气雌伏，于人为无病，于天下为泰宁。今因惊恐之邪，骤伤心气，惊则气下，心者君主也，下堂而奔，藩篱尽撤，则下焦虽伏之阴，因乙癸同源，肾邪乃挟肝气而上入。如禄山既破潼关，长驱莫御，非有凤翔恢复之师，长安正未易复耳。然则此证，乃积发于肾气，借厥阴激乱而撤守在心，亦何疑哉。

奔豚，气上冲胸，腹痛，往来寒热，奔豚汤主之。

注曰：此乃奔豚之气，与在表之外邪相当者也。故状如奔豚，而气上冲胸，虽未至咽喉，亦如惊发之奔豚矣。但兼腹痛，是客邪有在腹也，且往来寒热，是客邪有在半表里也。故合桂枝、小柴胡，去桂去柴，以太少合病治法，和其内相合之客邪，肝气不调，而加辛温之芎、归，内寒疼逆，而加甘温之生葛、李根，谓客邪去而肝气畅，则奔豚不治而自止也。桂为奔豚的药而不用，里急故也。

奔豚汤方

甘草二两　芎劳二两　当归二两　半夏四两　黄芩二两　生葛五两　芍药二两
生姜四两　甘李根白皮一升

上九味，以水二斗，煮取五升，温服一升，日三夜一。

发汗后，烧针令其汗，针处被寒，核起而赤者，必发奔豚，气从少腹上至心，灸其核上各一壮，与桂枝加桂汤主之。

注曰：此言太阳余邪未尽，而加奔豚，兼又核起者，立内外两治之法也。谓太阳病发汗矣，又复烧针令汗，以太阳之邪未服故也。奈烧针则惊发其奔豚之气，所以气从少腹上至心，于是治其余邪，攻其冲气，治之甚易。乃又针处被寒，核起而赤，则兼治为难。故以桂枝汤主太阳之邪，加桂以伐奔豚之气，而赤核则另灸，以从外治之法，庶为两得耳。所以若此者，以无腹痛及往来寒热，则病专在太阳故也。

桂枝加桂汤方

桂枝五两　芍药三两　甘草二两，炙　生姜三两　大枣十二枚

上五味，以水七升，微火煮取三升，去滓，温服一升。

发汗后，脐下悸者，欲作奔豚，茯苓桂枝甘草大枣汤主之。

注曰：此言即无惊发而有君火虚极，肾邪微动，亦将凌心而作奔豚也。谓汗乃心液，发汗后则虚，可知使非因汗时余邪侵肾，何至脐下悸，至于悸而肾邪动矣。故知欲作奔豚，乃以茯苓合桂甘专伐肾邪，单加大枣以安胃，似不复大顾表邪。谓发汗后，表邪已少，且但欲作，则其力尚微，故渗其湿，培其土，而阴气自衰，用甘澜水，助其急下之势也。

茯苓桂枝甘草大枣汤方

茯苓半斤　甘草二两　大枣十五枚　桂枝四两

上四味，以甘澜水一斗，先煮茯苓，减二升，内诸药，煮取三升，去滓，

温服一升，日三服。甘澜水：取水二斗，置大盆内，以勺扬之，水上有珠子五六千颗相逐，遂取用之。

论曰：仲景论证，每合数条以尽其变。故如奔豚一证，由于惊发，则合四部，见其因同而证异，庶知奔豚之所自来，又即言其气从少腹冲至咽喉，以见此病之极。则又即言其兼腹痛，而往来寒热，以见此证必从表未清来，而有在半表里者，则于内为多。又即言其兼核起，而无他病者，以见此证有只在太阳而未杂他经者，则于表为多。又即言汗后脐下悸，欲作奔豚而未成者，以见此证有表去之后，余邪侵肾者，则水气为多。故曰冲咽喉，曰冲胸，曰冲心，曰脐下悸，而浅深了然。用和解，用伐肾，用桂不用桂，而酌治微妙。奔豚一证，病因证治，无复剩意。苟不会仲景立方之意，则峻药畏用，平剂寡效，岂真古方不宜于今耶。

张仲景金匮要略论注卷九

胸痹心痛短气病脉证治第九论一首　方十首　证一首

师曰：夫脉当取太过不及，阳微阴弦，即胸痹而痛，所以然者，责其极虚也。今阳虚知在上焦，所以胸痹、心痛者，以其阴弦故也。平人无寒热，短气不足以息者，实也。

注曰：此言治病，当知虚之所在。故欲知病脉，当先审脉中太过不及之形，谓最虚之处，即是容邪之处也。假令关前为阳，阳脉主阳，阳而微，虚也。关后为阴，阴脉主阴，阴而弦，虚邪也。然弦脉为阴之所有，虽云弦则为减，虚未甚也。阳宜洪大，而微则虚之甚矣，虚则邪乘之，即胸痹而痛。此于病脉之外，另察太过不及，以知虚实，然此处重在虚边，故下文即言实者，以为对焰。痹者，胸中之阳气不用也。痛者，阳不用，则阴火剌痛也。然则不虚，阴火何能乘之，故曰：所以然者，责其极虚。然单虚不能为痛，今阳微而知虚在上焦，其所以胸痹心痛，以阴中之弦，乃阴中寒邪，乘上焦之虚，则为痹为痛，是故虚为致邪之因，而弦乃袭虚之邪也。但虽有邪亦同归于虚，阳微故也。若平人无寒热，则非表邪矣。又不见胸痹心痛之证，然而短气不足以息，非有邪碍其呼吸之气而何，故曰实也，则并非胸痹矣。合出二条，所以示人辨虚实之法。

胸痹之病，喘息咳唾，胸背痛，短气，寸口脉沉而迟，关上小紧数，栝蒌薤白白酒汤主之。

注曰：此段实注胸痹之证脉，后凡言胸痹，皆当以此概之。但微有参差不同，故特首揭以为胸痹之主证、主脉、主方耳。谓人之胸中如天，阳气用事，故清肃时行，呼吸往还，不愆常度，津液上下，润养无壅，痹则虚而不充，其息乃不匀，而喘唾乃随咳而生。胸为前，背为后，其中气痹则前后俱痛。上之气不能常下，则下之气不能时上而短矣。寸口主阳因虚，伏而不鼓则沉而迟；关主阴，阴寒相搏，则小紧而数，数者阴中挟燥火也。人迎为阳，气口为阴，又关前为阳，关后为阴也，不言及尺，胸痹在上也。故以栝楼开胸中之燥痹为君，薤白之辛温以行痹着之气，白酒以通行荣卫为佐，其意谓胸中之阳气布，则燥自润，痰自开，而诸证悉愈也。

论曰：寸口脉沉而迟，关上小紧数，既为胸痹主脉，前又云阳微阴弦，即胸痹而痛，孰为是乎？曰：此正见仲景斟酌论证之妙。盖胸痹证，阳既虚，虚则不运，不运，则津液必凝滞而为痰，故胸痹本与支饮、痰饮相类。但支饮、痰饮乃饮重而滞气，胸痹则由阳虚而气削，痰饮因之。故仲景既不列胸痹于支饮、痰饮中，即胸痹内，亦不拈煞一脉为言。彼支饮云：咳逆倚息，短气不得卧，其形如肿。此胸痹云：喘息咳唾，胸背痛，短气。彼邪重，故不得卧，此虚，故前后胸背应痛，是大别异处。而曰：夫脉当取太过不及，阳微阴弦，即胸痹而痛。

又注云：责其极虚。见胸痹证，当全责阳虚，既非表证外入之疾，亦非痰饮内积之比，故以栝楼、薤白润燥通阳为主，未常不取消痰下气，而意实不同于治饮也。心子助阳，日钊不同，治饮在此一味。故细分寸口沉迟者，约略言其脉之在阳者为微，细分关上小紧数者，约略言其脉之在阴者为弦，当取太过不及者，约略之辞也，《灵枢》：人迎大四倍于寸口，寸口大四倍于人迎，亦约略其大概也。令以阴阳概审关前关后，使人认定上焦阳虚，而胸痹一证与支饮、痰饮等，病因治法判然矣。

栝蒌薤白白酒汤方

栝蒌实一枚，捣　薤白半斤　白酒七升

上三味，同煮，取二升，分温再服。

胸痹不得卧，心痛彻背者，栝蒌薤白半夏汤主之。

注曰：此贯以胸痹，是喘息等证，或亦有之也。加以不得卧，此支饮之兼证，又心痛彻背，支饮原不痛，饮由胸痹而痛气应背，故即前方加半夏，以去饮下逆。此条若无心痛彻背，竟是支饮矣。

栝蒌薤白半夏汤方

栝蒌实一枚，捣　薤白三两　半夏半升　白酒一斗

上四味，同煮，取四升，温服一升，日三服。

胸痹心中痞，留气结在胸，胸满，胁下逆抢心，枳实薤白桂枝汤主之，人参汤亦主之。

注曰：胸痹而加以心中痞、胸满，似痞与结胸之象，乃上焦阳微而客气动膈也。注云：留气结在胸，即客气也，更胁下逆抢心，是不独上焦虚，而中焦亦虚，阴邪得以据之，为逆为抢。故予薤白、栝楼，又加枳、朴以开其结，桂枝行阳以疏其肝。人参汤亦主之者，病由中虚，去其太甚，即可补正以化邪也。

胸痹之虚，本阳气微，非荣气虚也，阳无取乎补，宣而通之，即阳气畅，畅即阳盛矣。故薤白分以行阳为主，不取补，其此曰人参汤亦主之，因胁下逆，由中气虚，故兼补中耳。

枳实薤白桂枝汤方

枳实四枚　薤白半斤　桂枝一两　厚朴四两　栝蒌一枚，捣

上五味，以水五升，先煮枳实、厚朴，取二升，去滓，内诸药，煮数沸，分温三服。

人参汤方

人参三两　甘草三两　干姜三两　白术三两

上四味，以水八升，煮取三升，温服一升，日三服。

胸痹，胸中气塞，短气，茯苓杏仁甘草汤主之，橘枳姜汤亦主之。

注曰：胸痹而尤觉气塞短气，是较喘息更有闭塞不通之象，气有余之甚也，知下之壅滞多矣。故以杏仁利肺气，而加茯苓以导饮，甘草以补中，不则恐挟微寒，橘、枳以利中、上焦气，而加生姜以宣之。胸痹本属虚，而治之若此。气塞之甚，故先治标，后治本也。

茯苓杏仁甘草汤方

茯苓三两　杏仁五十个　甘草一两

上三味，以水一斗，煮取五升，温服一升，日三服，不差更服。

橘枳生姜汤方《肘后》《千金》治胸痹，胸中愊愊如满，噎塞习习如痒，喉中燥涩唾沫。

橘皮一斤　枳实三两　生姜半斤

上三味，以水五升，煮取二升，分温再服。

胸痹缓急者，薏苡附子散主之。

注曰：缓急是肢节之筋，有缓有急，乃胸痹之邪淫及于筋也。肝主筋，乙癸同源，明是龙雷之火不足，故得以痹胸之气，移而痹筋。以舒筋之薏苡，合附子以温起下元，则阳回而痹自去，用散者，欲其渐解之也。

薏苡附子散方

薏苡十五两　大附子十枚，炮

上二味，杵为散，服方寸匕，日三服。

心中痞，诸逆心悬痛，桂枝生姜枳实汤主之。

注曰：此已下，不言胸痹，是不必有胸痹的证矣。但心中痞是阴邪凝结之

象也，非因初时气逆不至此。然至心痛如悬，是前因逆而邪痞心中，后乃邪结心中，而下反如空矣。故以桂枝去邪，生姜、枳实宣散而下其气也。

桂枝生姜枳实汤方

桂枝三两　生姜三两　枳实五两

上三味，以水六升，煮取三升，分温三服。

心痛彻背，背痛彻心，乌头赤石脂丸主之。

注曰：心背本属两面中之空窍，乃正气所贮以通上下者。今心痛则通彻于背，背痛则通彻于心，明是正气不足，而寒邪搏结于中。故以乌、附、姜、椒温下其气，而以赤石脂入心而养血，且镇坠辑浮以安其中，邪去而胸中之正气自复，则痛止矣。

乌头赤石脂丸方

乌头一分炮　蜀椒一两，一法二分　附子半两，一法一分　干姜一两，一法一分
赤石脂一两，一法二分

上五味，末之，蜜丸如梧子大，先食服一丸，日三服，不知，稍加服。

附方

九痛丸　治九种心痛。

注曰：凡心痛不离于寒，或有稍滞之积，故亦以干姜、附子为主，而加吴萸以降浊阴，狼牙以去浮风，巴豆以逐留滞，邪非虚不着，故加人参以养正，兼治卒中恶及连年积冷血疾者，养正驱邪，气通而诸证悉愈耳。

附子三两炮　生狼牙一两　巴豆一两去皮心，熬研如脂　干姜一两　人参一两
吴茱萸一两

上六味，末之，炼蜜丸如梧子大，酒下，强人初服三丸，日三服，弱者二丸。兼治卒中恶，腹胀痛，口不能言。又治连年积冷，流注心胸痛，并冷冲上气，落马坠车，血疾等，皆主之，忌口如常法。

张仲景金匮要略论注卷十

腹满寒疝宿食病脉证治第十论一首　脉证十六条　方十三首

趺阳脉微弦，法当腹满。不满者，必便难，两胠疼痛，此虚寒从下上也，当以温药服之。病者腹满，按之不痛为虚，痛者为实，可下之。舌黄未下者，下之黄自去。腹满时减，复如故，此为寒，当与温药。病者痿黄，躁而不渴，胸中寒实而利不止者，死。寸口脉弦者，即胁下拘急而痛，其人啬啬恶寒也。夫中寒家，喜欠，其人清涕出，发热色和者，善嚏。中寒，其人下利，以里虚也，欲嚏不能，此人肚中寒一云痛。夫瘦人绕脐痛，必有风冷，谷气不行，而反下之，其气必冲，不冲者，心下则痞也。

注曰：此言腹满寒疝，皆由寒中于内。然腹满间有实者，寒疝则概属于寒，而于发有不同也。谓腹满本脾胃家病，脉莫切于趺阳。趺阳脉微弦，微者阳虚，弦者客寒，虚而受寒，腹者脾主之，焉得不满。《内经》曰：脏寒生满病。设不满，是脾胃素有热邪，即避实而袭虚，故寒束其热，而便反难。邪袭两胁，而结于其下，乃两胁胠痛，微弦脉见于下之趺阳，而痛发于胁胠，自比风从上受者异，故曰：此虚寒从下上也。内寒不可表散，得温即去，故曰当温药。若竟腹满，虚则无形之寒不痛，实则有形之邪而痛，故可下。因胃热而舌黄，下其热，则黄随热去，见非下不可也。腹满有增减，则非脏真粘着之病，所以得阳即减，得阴加满，故曰：此为寒，当温药。若下虚寒，应腹满，而肾更虚极，不能自固，以致寒壅脾气，而为痿黄，痿者黄之黯淡者也，以致肾寒上入，不渴而燥，以致胃中实有寒邪，下焦自利不止，此非脾强而不满，乃元气大泄，欲满而不能，故曰：利不止者，死。若寒疝，则邪之所起不止于脾胃，故脉专责之寸口，脉既得弦，则是卫气为寒邪所结而不行，风寒与肝相得，胁者肝之府，故胁下拘急而痛，邪从表来，故啬啬恶寒。然中寒家，每先自皮毛与阳明俱入，故肺之合受邪而清涕出，且发热，邪侵胃而欠，邪不行表而色和，然不行表之经，则走表之窍，故善嚏。假令所中之寒，不行于表而侵于里，为下利，此邪乘虚入，故知本虚。然其外邪牵制于内寒，则大气不能全走于窍，故欲嚏不能，知其肚中寒。若绕脐痛，风冷稽留之也，瘦人，则更无痰之可疑，设或便难乃是胃寒，谷气不行，而反下之，则下焦以本虚而邪袭，又误下以动肾气，则必气冲。设或不冲，是肾中之阳尚足以御之，故脐中风冷，并滞于心下而为痞。

病腹满，发热十日，脉浮而数，饮食如故，厚朴七物汤主之。

注曰：此有表复有里，但里挟燥邪，故小承气为主，而合桂、甘、姜、枣以和其表。此即大柴胡之法也，但脉浮数，邪尚在太阳，故用桂枝去芍合小承气耳。盖腹之满，初虽因微寒，乃胃素强，故表寒不入，而饮食如故。但腹满发热，且脉浮数，相持十日，此表里两病，故两解之耳。若寒多，加生姜至半斤，谓表寒多也；若呕，则停饮上逆矣，故加半夏；若下利，则表里气本虚寒，去大黄。

厚朴七物汤方

厚朴半斤　甘草三两　大黄三两　大枣十枚　枳实五枚　桂枝二两　生姜五两

上七味，以水一斗，煮取四升，温服八合，日三服。呕者加半夏五合，下利去大黄，寒多者加生姜至半斤。

腹中寒气，雷鸣切痛，胸胁逆满，呕吐，附子粳米汤主之。

注曰：此方妙在粳米。鸣而且痛，腹中有寒气也。乃满不在腹而在胸胁，是邪高痛下，寒实从下上，所谓肾虚则寒动于中也，故兼呕逆而不发热。以附子温肾散寒，半夏去呕逆，只用粳米，合甘、枣调脾，建立中气不用术，恐壅气也。

附子粳米汤方

附子一枚，炮　半夏半升　甘草一两　大枣十枚　粳米半升

上五味，以水八升，煮米熟汤成，去滓，温服一升，三日服。

痛而闭者，厚朴三物汤主之。

注曰：痛而闭，则燥热之久，阴气消亡，故药不嫌峻，而用小承气，比大承气无芒硝，非外邪内结之比也。不即曰小承气，而曰三物汤，以别于七物之两解耳。

厚朴三物汤方

厚朴八两　大黄四两　枳实五枚

上三味，以水一斗二升，先煮二味，取五升，内大黄，煮取三升，温服一升，以利为度。

按之心下满痛者，此为实也，当下之，宜大柴胡汤。

注曰：此亦两解之方。但此为太阳已传少阳者设也。谓按之心下痛，此有形为病，故曰实而当下。用大柴胡者，不离于小柴胡汤之和解，而稍削其有形之邪耳。

大柴胡汤方

柴胡半斤　黄芩三两　芍药三两　半夏半升，洗　枳实四枚，炙　大黄二两
大枣十二枚　生姜五两

上八味，以水汤十二升，煮取六升，去滓，再煎，温服一升，日三服。

腹满不减，减不足言，当须下之，宜大承气汤。方见"痉病"中。

注曰：前有腹满时减，当温之一条，故此以减不足言者别之，见稍减而实不减，是当从实治，而用大承气。此比三物汤，多芒硝，热多故耳。

心胸中大寒痛，呕不能饮食，腹中寒，上冲皮起，出见有头足，上下痛而不可触近，大建中汤主之。

注曰：此以下，皆治寒痛之法也。谓心胸中本阳气治事，今有大寒与正气相阻则痛，正气欲降，而阴寒上逆则呕。胃阳为寒所痹，则不能饮食，便腹中亦寒气浮于皮肤，而现假热之色，乃上下俱痛，而手不可近，此寒气挟虚满于上下内外，然而过不在肾。故以干姜、人参，合饴糖以建立中气，而以椒性下达者，并温起下焦之阳，为温中主方。

大建中汤方

蜀椒二合炒去汗　干姜四两　人参一两

上三味，以水四升，煮取二升，去滓，内胶饴一升，微火煎取一升半，分温再服；如一炊顷，可饮粥二升，后更服，当一日食糜粥，温覆之。

胁下偏痛，发热，其脉紧弦，此寒也，以温药下之，宜大黄附子汤。

注曰：此较前条同是寒，但偏痛为实邪，况脉紧弦，虽发热，其内则寒，正《内经》所谓感于寒者，皆为热病也。但内寒多，故以温药下之。附子、细辛与大黄合用，并行而不倍，此即《伤寒论》大黄附子泻心汤之法也。

大黄附子汤方

大黄三两　附子三枚，炮　细辛二两

上三味，以水五升，煮取二升，分温三服，若强人煮取二升半，分温三服，服后如人行四五里，进一服。

寒气厥逆，赤丸主之。

注曰：此即《伤寒论》直中之类也。胸腹无所苦，而止厥逆，盖四肢乃阳

气所起，寒气格之，故阳气不顺接，而厥阴气冲满而逆。故以乌头、细辛伐内寒，苓、半以下其逆上之痰气，真朱为色者，寒则气浮，故重以镇之，且以护其心也，真朱即朱砂也。

赤丸方

茯苓四两　半夏四两　乌头二两　细辛一两

上四味，末之，内真朱为色，炼蜜丸如麻子大，先食酒下三丸，日再，夜一服，不知，稍增之，以知为度。

腹满，脉弦而紧，弦则卫气不行，即恶寒，紧则不欲食，邪正相搏，即为寒疝。寒疝绕脐痛，若发则白津一云自汗出，手足厥冷，其脉沉弦者，大乌头煎主之。

注曰：此寒疝之总脉证也。其初亦止腹满，而脉独弦紧，弦则表中之卫气不行，而恶寒，紧则寒气痹胃，而不欲食，因而风冷注脐，邪正相搏，而绕脐痛。此已前不言疝，寒未结，且多在上中耳，观其邪正相搏即为疝，可知已前虽亦腹痛，止是邪正相争。是卫外之阳、胃中之阳、下焦之阳皆为寒所痹，因寒脐痛，故曰疝。至发而白津出，寒重故冷涩也，手足厥冷，厥逆也，其脉沉紧，是寒已直入于内也，故以乌头一味，合蜜顿服之，以攻寒峻烈之剂即后人所谓霹雳散也。

乌头煎方

乌头大者五枚，熬去皮，不必咀

上以水三升，煮取一升，去滓，内蜜二升，煎令水气尽，取二升，强人服七合，弱人服五合。不差，明日更服，不可一日再服。

寒疝腹中痛，及胁痛里急者，当归生姜羊肉汤主之。

注曰：寒疝至腹痛胁亦痛，是腹胁皆寒气作主，无复界限，更加里急，是内之荣血不足，致阴气不能相荣，而敛急不舒。疝从山义，取根深重着而难拔，故《内经》有七疝，但彼乃在脉为病，此则寒结腹中，故曰寒疝，非病专下焦者比也，故连腹胁言之。故以当归、羊肉兼补兼温，而以生姜宣散其寒，然不用参而用羊肉，所谓形不足者，补之以味也。痛多而呕，加橘、术，胃虚多也。

当归生姜羊肉汤方

当归三两　生姜五两　羊肉一斤

上三味，以水八升，煮取三升，温服七合，日三服。若寒多者加生姜成一斤；痛多而呕者，加橘皮二两、白术一两。加生姜者，亦加水五升，煮取三升二合，服之。

寒疝腹中痛，逆冷，手足不仁，若身疼痛，灸刺诸药不能治，抵当乌头桂枝汤主之。

注曰：起于寒疝腹痛，而至逆冷，手足不仁，则阳气大痹，加以身疼痛，荣卫俱不和，更灸刺诸药不能治，是或攻其内，或攻其外，邪气牵制不服。故以乌头攻寒为主，而合桂枝全汤，以和荣卫，所谓七分治里，三分治表也。如醉状，则荣卫得温而气胜，故曰知，得吐，则阴邪不为阳所容，故上出而为中病。

乌头桂枝汤方

乌头

上一味，以水二升，煎减半，去滓，以桂枝汤五合解恐是"合煎"之，令得一升后，初服二合，不知，即取三合，又不知，复加至五合。其知者，如醉状，得吐者，为中病。

桂枝汤方

桂枝三两，去皮　芍药三两　甘草二两　生姜三两　大枣十二枚

上五味，㕮，以水七升，微火煮取三升，去滓。

其脉数而紧乃弦，状如弓弦，按之不移。脉数弦者，当下其寒；脉紧大而迟者，必心下坚；脉大而紧者，阳中有阴，可下之。

注曰：此言弦紧为寒疝主脉。然有数有紧，与大而紧，俱是阳中有阴，皆当下其寒，故以此总结寒疝之脉之变。谓紧本寒脉，数而紧，紧不离于弦，但如弓弦，按之不移，因其紧而有绷急之状也。如弓弦七字，注紧脉甚切，故下即言数弦，不复言紧，谓弦即紧也。然虽数，阴在阳中，故曰当下其寒。若紧大而迟，大为阳脉，挟紧且迟，则中寒为甚而痞结，故曰必心下坚，即所谓心下坚大如盘之类，若单大而紧，此明系阳包阴，故曰阳中有阴，可下之，即前大黄附子细辛汤下之是也。

附方

外台乌头汤　治寒疝腹中绞痛，贼风入攻五脏，拘急，不得转侧，发作有时，使人阴缩，手足厥逆方见上。

注曰：此即前大乌头汤煎方也，《外台》亦用之，取其多验耳。但治症相仿，而注云贼风入攻五脏，则知此为外邪内犯至急，然未是邪藏肾中，但刻欲犯肾，故肾不为其所犯则不发，稍一犯之即发，发则阴缩，寒气敛切故也。肾阳不发，诸阳皆微，故手足厥逆。

外台柴胡桂枝汤方 治心腹卒中痛者。

注曰：外邪内入，与里之虚寒不同，故桂枝、柴胡汤合，则表邪之内入者，从内而渐驱之为便，故曰治腹卒中痛者，谓从表入者，从半表治也。

柴胡四两 黄芩一两半 人参一两半 半夏六枚 大枣六枚 生姜一两半 甘草一两 桂枝一两半 芍药一两

上九味，以水六升，煮取三升，温服一升，日三服。

外台走马汤 治中恶心痛腹胀，大便不通。

注曰：中恶心痛，此客忤也。腹胀不大便，是正气不复能运，此时缓治，皆不暇及。故须以巴豆峻攻，杏仁兼利肺与大肠之气，一通则无不通，故亦主飞尸鬼击，总是阴邪不能留也。

巴豆一枚，去皮心，熬 杏仁二枚

上二味，以绵缠，槌令碎，热汤二合，捻取白汁，饮之当下，老小量之，通治飞尸鬼击病。

问曰：人病有宿食，何以别之？师曰：寸口脉浮而大，按之反涩，尺中亦微而涩，故知有宿食，大承气汤主之。脉数而滑者，实也，此有宿食，下之愈，宜大承气汤。下利不欲食者，此有宿食也，当下之，宜大承气汤。方见前。

注曰：凡人不问表病里病，宿食之化不化，因乎其人之胃气，不必凡病尽有宿食，然而有者须别而治之。谓有形之邪不去，则无形之邪不能化耳。如寸口主阳，浮大阳脉也，非必主宿食，然谷气壅而盛，亦能为浮大。但饮食不节，则阴受之，阴受之，则血先伤，故按之反涩。然涩脉不专主宿食，知其宿食，涩在浮大中也。尺中尤阴之所主，阴生于阳，血中之阴，既为食伤，且中焦食阻，气不宣通，而下失化源之生，故亦微而涩。邪属有形，故宜大承气峻逐之。若数滑为阳脉，尤滑为内实，此非谷气有余而何？若下利，胃不和也，更不欲食，岂非伤食恶食而何？故不必察脉，而知宿食，皆宜大承气，总属有形，不容缓治也。

宿食在上脘，当吐之，宜瓜蒂散。

注曰：宿食在胃中者多，然有骤食太多，而不能下，或气壅在上，则是食未下胃，在上者越之，故用瓜蒂合香豉以涌之，加赤小豆以去其阴分之滋。食伤则土郁，土郁则木气不伸，故加赤小豆以通利肝气。

瓜蒂散方

瓜蒂一分，熬 赤小豆一分，煮

上二味，杵为散，以香豉七合，煮取汁，和散一钱匕，温服之。不吐者，少加之，以快吐为度而止。

脉紧如转索无常者，有宿食也。脉紧，头痛风寒，腹中有宿食不化也。

注曰：脉紧主寒，如转索亦可谓紧之状，然如转索无常，是转之甚，类于滑矣，故曰宿食也。但不浮大而紧，其为无表可知，其所伤之为寒饮食亦可知。若脉紧，头痛风寒，此不可以验宿食。谓人身有表邪，其上焦之阳，必不能如平人之运化如常，故人病表，凡三日，即不能食，乃表邪既盛，胃阳不运，则宿食必有不化，故曰：腹中有宿食不化也。听医家临证消息，虽曰食积，令人头必痛，然此处兼脉紧风寒为言，则头痛二字，不重在验食积。盖头痛实非宿食的据，故皆不出方，示不专重去宿食也。

张仲景金匮要略论注卷十一

五脏风寒积聚病脉证治第十一
论二首　脉证十七条　方二首

肺中风者，口燥而喘，身运而重，冒而肿胀。肺中寒，吐浊涕。肺死脏，浮之虚，按之弱如葱叶，下无根者，死。

注曰：大肠主津液，肺与大肠为表里。肺受邪，则大肠之气不化，故口燥。肺为气主，邪搏其呼吸，故喘，此实喘也。肺主周身之气，受邪则不能矫健如常度，故运而重。运者，如在车船之上，不能自主也。重者，肌中气滞，不活动，故重也。邪气实则清气滞，故清阳不升而冒，内外皆借气为流动，肺本受邪，而内外皆壅，壅则外肿内胀矣。寒为阴邪，阴主浊，故吐浊或涕，然吐浊则膈间亦变热，其本则寒也。肺脉本浮涩，虚则元气亏而弱，葱体空软，按之如葱叶，则上之阳不下于阴矣。甚至下无根，则元气全脱，故死。

论曰：按以上证，皆言肺本受病，则所伤在气，而凡身之借气以为常者，作诸变证如此，乃详肺中风寒之内象也。若《内经》所云：肺风之状，多汗恶风，时咳，昼瘥暮甚，诊在眉上，其色白。此言肺感表邪之外象也。

按：《水气论》云：胃虚则肿胀。此论肺中风，亦言肿胀。盖脾气散精，上归于肺，肺邪重，不受输，而脾不得伸，胃气亦滞，故亦能为肿胀。然肺之肿胀因于风，则视胃虚之肿胀，为虚中之实矣。

肝中风者，头目瞤，两胁痛，行常伛，令人嗜甘。肝中寒者，两臂不举，舌本燥，喜太息，胸中痛，不得转侧，食则吐而汗出也。肝死脏，浮之弱，按之如索不来，或曲如蛇行者，死。

注曰：高巅之上，唯风可到，风性上摇，故头目瞤动。肝脉上贯膈，今胁肋有邪，故痛；肝主筋，风燥则筋急，故伛，犹树木受风而弯，本弱邪强，势不能御之也。后天以脾胃为本，木邪盛而土负，甘益脾，嗜甘所以自救也。《内经》曰：肝苦急，急食甘以缓之，乃缓木以济土也。四肢虽属脾，为诸阳之本，然两臂如枝木之体也，中寒则木气困，故不举。寒为阴邪，则阴受之，阴受邪而热，肝气随经上注，循喉咙之后，上入颃颡，舌本为气脉所过，故舌本燥。且脾之脉系舌本，肝气盛，则脾之脉亦热也。胆主善太息，肝胆为表里，肝病则胆郁，郁则太息也，因而心胁痛，不得转侧，以胆之别脉，贯心循胁也。肝之脉，上行者，挟胃贯膈，病则呕逆，故食则吐，吐逆则热客之，乃少阳之气郁而汗出矣。肝居下，浮之弱是木浮之象，按之如索不来，是有其象而不能成至矣。更曲如蛇行，《内经》所谓肝不弦，无胃气也，为本脏脉见，故死。

论曰：以上言风寒所感。肝之阴受伤，则木气不能敷荣，而凡身之借阴以为养者，作诸变证如此，乃详肝中风寒之内象也。如《内经》所云：肝中于风，多汗恶风，善悲色苍，嗌干善怒，时憎女子，诊在目下，其色青。此言肝受表邪之外象也。

肝着，其人常欲蹈恐是"掐"字其胸上，先未苦时，但欲饮热，旋覆花汤主之。臣亿等校诸本旋覆花汤方皆同。

注曰：肝着者，如物之粘着而不流动，比风寒骤感而随时现证者不同矣。病气不移，故常欲掐胸。掐，按摹也。先未苦时，但喜饮热者，不动之邪，伏于其中，遇热略散，气冷益凝，故喜热饮溉之。然至大苦则病气发而热，又非热饮所能胜，故曰先未苦时，旋覆花汤，即后旋覆花加葱及新绛少许也。盖旋覆花咸温，能软坚下水，故胡洽以治痰饮在两胁胀满，仲景以治寒下后，心下痞坚，嗳气不除，有七物旋覆代赭汤。虽寇氏谓其冷利，大肠涉虚不用，然观仲景治半产漏下，虚寒相搏，其脉弦芤者，则知旋覆之行水下气，而通血脉，虽不可过用，然病在两胁，心下坚凝不移，虽虚非此不为功矣。其方义等不注，故阙之。

论曰：前风寒皆不出方，此独立方，盖肝着为风寒所渐，独异之病，非中风家正病故也。

心中风者，翕翕发热，不能起，心中饥，食即呕吐。心中寒者，其人苦病心如噉蒜状，剧者，心痛彻背，背痛彻心，譬如蛊注恐是"蛀"字。其脉浮者，自吐乃愈。心伤者，其人劳倦，即头面赤而下重，心中痛而自烦，发热，当脐跳，其脉弦，此为心脏伤所致也。心死脏，浮之实如麻豆，按之益躁疾者，死。

注曰：心为君火，为五脏之主，本无为而治。风为阳邪，并之则发热翕翕，言骤起而均齐，即《论语》所谓始作翕如也。壮火食气，故不能起。饥者，火嘈也，食即呕吐，邪热不容谷也。《内经》曰：诸呕吐酸，皆属于热。然此皆风邪勾引火邪为患，以风属阳邪故也。若寒则为阴邪，外束之，则火内聚，故如啖蒜状，言其似辣而非痛也。剧则邪盛，故外攻背痛，内攻心痛，彻者相应也。邪据气道，正气反作使，故痛如相应然。譬如蛊蛀，状其绵绵不息也。若脉浮，是邪未结，故可吐而愈。其心伤者，客邪内伤神明，或正气未复，即使表邪已尽，一有劳倦，相火并之，真阴不守，而心火上炎，头面发赤。脏真既从火而上，阴之在下者，无阳以举之，则下重。其卫外之阳，不得入通于心，则发热。人之气血交相养，心虚不能运其热，则痛而烦。脏气不交，郁而内鼓，则当脐跳。其脉弦，弦者减也，正气博结而虚也。故总结之曰：心脏伤所致。心脉本如琅玕，实如麻豆，则硬矣。见之脉浮，则焰高矣，按之益躁疾，势如方盛之火，阴气已绝，故死。

论曰：生万物者火，杀万物者亦火，火之体在热，而火之用在温，故鼎烹则颐养，燎原则焦枯。以上证乃正为邪使，而心火失阳和之用，凡身之借阳以暖者，其变证如此，乃详心中风之内象也。若《内经》云：心中于风，多汗恶风，焦绝，善怒吓，病甚，则言不可快，诊在口，其色黑。《千金》曰：诊在唇，其色赤，此言心中风之外象也。

邪哭恐是"入"字使魂魄不安者，血气少也；血气少者属于心，心气虚者，其人则畏，合目欲眠，梦远行而精神离散，魂魄妄行。阴气衰者为癫，阳气衰者为狂。

注曰：前心伤一段，言心因客邪而致伤，伤则证脉不同于初中也。此又就人之血气虚，因心气不足而感邪者别言之。谓邪入于身，当形体为病，何遂魂魄不安？乃有邪一入，即便魂魄不安，此因血气少，其少之故，又属于心之虚，欲人遇此证者，当以安神补心为主也。合目梦远，魂魄妄行，乃状其不安之象，精神离散，则又注妄行之本也。心为君主之官，一失其统御，而阴虚者，邪先乘阴则颠，阳虚者，邪先乘阳则狂，癫狂虽不同，心失主宰则一也。然此皆为余脏无病者言，见感邪之人，有互异不同如此，而非中风寒家正病也，故别言之。

脾中风，翕翕发热，形如醉人，腹中烦重，皮目瞤瞤而短气。脾死脏，浮之大坚，按之如覆杯洁洁，状如摇者，死。臣亿等校。五脏各有中风、中寒，今脾只载中风，肾中寒、中风俱不载，古文简乱极多，去古既远，无文可以补缀也。

注曰：火之用一焰即遍，故心火为风所扇，即翕翕发热，脾主周身之肌肉，故风入亦即翕翕然热遍周身，但肌肤之热发自本脏，则上输之精郁，故颓然如醉。腹中，脾所主也，邪胜正，正不用，故烦重，皮目瞤瞤，风在中也。短气者，肺赖脾精以为气，脾病则肺虚而气短矣。脾属中州，其象缓，浮之大坚是上燥而翘，反其安敦之性，所谓如鸟之喙也。按如覆杯，则如颓土矣。至状如摇，是不能成至，而欲倾圮之象。故其动非活动，转非圆转，非脏气垂绝而何，故曰死。

论曰：《金匮》缺脾中寒，然不过如自利腹痛，腹胀不食，可类推也。若以上脾中风诸证，则凡形体之待中土，以收冲和之益者，其变证如此，乃详脾中风之内象也。若《内经》云：脾中风状，多汗恶风，身体怠惰，四肢不欲动，色薄微黄，不嗜食，诊在鼻上，其色黄。此言脾中风之外象也。

趺阳脉浮而涩，浮则胃气强，涩则小便数，浮涩相搏，大便则坚，其脾为约，麻仁丸主之。

注曰：趺阳，脾胃脉也。脾中素有燥热，外邪入之益甚，甚则增气，故脉浮。浮者，阳气强也。涩则阴气无余，故小便数，大便坚，而以麻仁润之，内芍药养阴，大黄下热，枳实逐有形，厚朴散结气，杏仁利大肠，加之以蜜，则气凉血亦凉，而燥热如失矣。然用丸不作汤，取缓以开结，不欲骤伤其元气也。要知人至脾约，皆因元气不充所致耳，但不用参芪，恐气得补而增热也。

论曰：按仲景论历节，则曰趺阳脉浮而滑，滑则谷气实，浮则汗自出。论消渴，则曰趺阳脉浮而数，浮则为气，数即消谷而大坚，气盛则溲数，溲数即坚，坚数相搏，即为消渴。论水肿，则曰趺阳脉浮而数，浮脉即热，数脉即止，热止相搏，名曰伏。论谷疸，则曰趺阳脉紧而数，数则为热，热则消谷，紧则为寒，食则为满。论反胃，则曰趺阳脉浮而涩，浮则为虚，涩则伤脾，脾伤则不磨，朝食暮吐，暮食朝吐。此论脾约，则曰趺阳脉浮而涩，浮则胃气强，涩则小便数，浮涩相搏，大便则坚，其脾为约。可知数证皆关脾胃，皆是阳强阴弱，弱则邪客之，元气不能运，而与阳热为比。故挟风湿，则历节痛而汗出，痛与汗出，风湿之体，其原由于中土不调，故气馁不足以胜肌肉之邪也。挟气则脾阴蓄热而为消渴，热结如坚石，虽水不足以济之也。因于水气相阻，则为水肿，水为气使，不能润下而为过颡也。因于食积，寒湿相蒸则为谷疸。因于脾阴亏损，则不能磨食而反胃也。因于客风变易，则为胃强而脾约。但浮数皆气热也，滑则为有余，涩则为阴耗，故脾约丸以润燥为主。而胃反即曰难治，此则微有分耳。至于论血分受邪，寒水相搏，则曰趺阳脉伏，水谷不化，脾气衰则鹜溏，胃气衰则身肿。论气分冷，心下坚大如盘，则曰趺阳脉微而迟，微则为气，迟则为寒，寒、气不足，则手足逆冷，逆冷则荣卫不利，不利则腹满胁鸣，相逐气转。论腹满，则曰趺阳脉微弦，法当腹满。以上皆言脾胃虚寒，则为肿为满，为鹜溏，为腹鸣，其脉不外于弦伏迟微耳。趺阳之辨证，最明且切，惜乎今人略此不讲，宜仲景有按手不及足之诮乎。

麻仁丸方

麻仁二升　芍药半斤　大黄一斤，去皮　枳实一斤，炙　厚朴一尺，去皮　杏仁一升，去皮尖熬，别作脂

上六味，末之，炼蜜和丸，桐子大，饮服十丸，日三服，渐加，以知为度。

肾着之病，其人身体重，腰中冷，如坐水中，形如水状，反不渴，小便自利，饮食如故，病属下焦。身劳汗出，衣里冷湿，久久得之。腰以下冷痛，腹重如带五千钱，甘姜苓术汤主之。

注曰：肾着者，言黏着不流动也。但卫气出于下焦，肾有着邪，则湿滞卫气，故身体重。腰为肾之府，真气不贯，故冷如坐水中。形如水状者，盖肾有邪，则腰间带脉常病，故溶溶如坐水中，其不用之状，微胀如水也。然反不渴，则上焦不病，小便自利，饮食如故，则中焦用命而气化，故总曰病属下焦。湿从下受之，故知其身劳汗出，衣里冷湿，久久得之，必曰因劳者，肾非劳不虚，邪非肾虚不能乘之耳。然虽曰肾着，湿为阴邪，阴邪伤阴，不独肾矣。故概曰腰以下冷痛，腹重如带五千钱，谓统腰腹而为重也。总之，肾着乃湿邪伤阴，肾亦在其中，与冬寒之直中者不同。故药以苓、术、甘扶土渗湿为主，而以干姜一味温中去冷，谓肾之元不病，其病止在肾之外府，故治其外之寒湿而自愈也。若用桂、附，则反伤肾之阴矣。

论曰：肾脏风寒皆缺。然观《千金》三黄汤，用独活、细辛治中风及肾者，而叙病状曰：烦热心乱恶寒，终日不欲饮食。又叙肾中风曰：踞坐腰痛。则知《金匮》所缺肾风内动之证，相去不远，至寒中肾即是直中，当不越厥逆下利，欲吐不吐诸条。若《内经》云：肾中风状，多汗恶风，面庞然如肿，脊痛不能正立，其色炲，隐曲不利，诊在肌上，其色黑。盖言风自表入，伤少阴经气，乃肾中风之外象也。

甘草干姜茯苓白术汤方

甘草二两　白术二两　干姜四两　茯苓四两

上四味，以水五升，煮取三升，分温三服，腰中即温。

肾死脏，浮之坚，按之乱如转丸，益下入尺者，死。

注曰：肾脉主石，浮之坚，则不沉而外鼓，阳已离于阴位，按之乱如转丸，

是变石之体而为躁动，真阳搏激而出矣。至于益下入尺，乃按之尺后寸许，尚有脉形可见也。脉长似有余，不知肾脉本沉，平人尺下无脉形，乃上能制水，故安流于地中，今宜伏行者，反上出，是本气不固而外脱，肾欲绝矣，故死。

论曰：五脏风寒之辨，欲人于治中风中寒时，详察施治，似补中风中寒论之未备，故皆不出方，唯肝着、肾着、脾约则有方，乃病之逡巡而特异者也。

问曰：三焦竭部，上焦竭善噫，何谓也？师曰：上焦受中焦气未和，不能消谷，故能噫耳；下焦竭，即遗溺失便，其气不和，不能自禁制，不须治，久则愈。

注曰：三焦者，水谷之道路，气之所终始也。上焦在胃上口，其治在膻中，中焦在胃中脘，其治在脐旁，下焦当膀胱上口，其治在脐下一寸。内病必分三焦为治，故有部名。部者，各司其事也。竭者，气竭也。噫者，如嗳而非馊酸，微有声如意字也。但噫乃脾家证，今入上焦竭部，故疑而问，不知中气实统乎三焦，故云上焦受气于中焦。气未和，不能消谷，则胃病，病则脾不能散精，上输于脾，而上焦所受之气竭，病气乃上出而为噫矣，此噫病所以入上焦竭部也。因而论中焦不和，亦有累及下焦者，谓便溺虽下焦主之，其气不和，不能自禁制，亦能使失其常度，而遗溺失便。然下焦实听命于中焦，使中焦气和，则元气渐复，而二便调，故曰不须治，久则愈，谓不须治下焦也。若遗溺失便，果属下焦肾虚者，亟当益火之原以消阴翳，何云不须治也。

论曰：按仲景论肺痿一证，吐涎沫而不咳，其人不渴，必遗尿，小便数，所以然者，以上虚不能制下故也，此为肺中冷云。则知此论不能禁便，亦上虚不能制下之意耳。但中焦既能致病于上下焦矣，上下之病不齐发，或为噫，或为遗溺失便，何也？岂非上焦果宗气强，则中焦不和之气，即不能侵上而单及于下，下焦实，则中焦不和之气，即不能侵下，而单及于上乎？故曰上焦竭，上亦先虚也。曰下焦竭，下亦先虚也。但非上下焦本病，故以中气不和，两申言之，以别于上下焦之自为病者。

师曰：热在上焦者，因咳为肺痿；热在中焦者，则为坚；热在下焦者，则尿血，亦令淋秘不通。大肠有寒者，多鹜溏；有热者，便肠垢。小肠有寒者，其人下重便血；有热者，必痔。

注曰：肺痿因于汗多，或消渴，或呕吐，或便闭，皆从重亡津液得之。然亡津液，则无不热，热则咳，咳久则肺痿矣。故曰上焦有热，久咳成肺痿。中焦者，脾胃所主也，气和则胃调脾健，热则气结，而为消渴，虽水不能止，血结而为便硬，虽攻不能下，皆坚之属也。下焦属阴，荣所主也，热则血不能归经，因尿而血出，气使之也。然此但热耳，若热而加以气燥，小便滴沥而不利，则为淋，加以血枯，大便坚闭，而不通则为闭，皆以热为主，故曰亦主之。鹜即鸭也，鸭之为物，一生无干粪，必水屑相杂。大肠为传导之官，变化出焉，有寒则化气不暖，而水谷不分，故杂出滓水，如鹜溏也。肠垢者，如猪肠中刮出之垢，即俗所谓便脓也。人之肠必有垢，不热则元气为主，故传导如常，垢随便减，有热则元气消而滞，故便肠垢，言其色恶而臭秽也。小肠受盛之官，化物出焉，与心火为表里，所谓丙小肠也，挟火以济阴，而阴不滞，挟气以化血，而血归经，有寒则气不上通而下重，血无主气而妄行矣。直肠者，大肠之头也，门为肛，小肠有热，则大肠传导，其热而气结于肛门，故痔。痔者，滞其丙小肠之热于此也。

论曰：肺痿亦有吐涎沫而不咳，且遗尿及眩者，谓由肺中冷。尿血，有因心虚不足，有因胃家湿热诸不同，淋有五，闭亦有寒闭，而皆概以热者。要知数证，由于热者，其常也。仲景独言其常，谓知常则可以尽变耳。至于鹜溏，仲景言肺水，时时鸭溏，又言脾虚则鹜溏，此独主大肠有寒，可知手足太阴皆能移寒于大肠。若仲景有云：热利下重，又云：下重便脓血。此言小肠有寒，下重便血，盖血因中焦之汁，变化而赤，运于周身，小肠有火以蒸之，故血不得下，今有寒，血不及四布，而下坠矣。然但言血，则非有脓之比，脓者热所酿也。若痔多，因大肠湿热，而此独责小肠，盖小肠为火脏，主受盛，大肠不过传导所受盛之物，未有本热而末流不焦烂者矣，故曰必痔，谓即大肠有湿热，亦从小肠来也。

问曰：病有积、有聚、有槃气，何谓也？师曰：积者，脏病也，终不移；聚者，腑病也，发作有时，展转痛移，为可治；槃气者，胁下痛，按之则愈，复发，为槃气。

注曰：古人病名必有义，同是三焦中之痛，而或曰积，或曰聚，或曰谷气。盖积者，迹也，恶气之属阴者也。脏属阴，两阴相得，故不移，不移者，有专痛之处，而无迁改也。聚则如市中之物，偶聚而已，病气之属阳者也。腑属阳，故相比，阳则非如阴之凝，故寒气感则发，否则已，所谓有时也，既无定着，则痛无常处，故曰辗转痛移，其根不深，故比积为可治。若槃气，槃者，谷也，乃食之气也。食伤太阴敦阜之气，抑遏肝气，故痛在胁下，病不由脏腑，故按之可愈。然病气虽轻，按之不能绝其病原，故复发，中气强，不治自愈，病最轻，故并不曰可治。

论曰：此积非癥瘕之类，亦非必有形停积。天下之物，皆从无中生有，乃气从阴结，阴则黏著也。观下文云：积在喉中，则结阴可知，不然则喉中岂能容有形之物耶。

诸积大法：脉来细而附骨者，乃积也。寸口，积在胸中；微出寸口，积在喉中；关上，积在脐旁；上关上，积在心下；微下关，积在少腹；尺中，积在气冲；脉出左，积在左；脉出右，积在右；脉两出，积在中央；各以其部处之。

注曰：积病坚久难治，故必详其脉与地，以示人辨证法。盖积属阴，细小而沉，阴象也，故曰诸积大法，脉来细者，荣气结，结则为积。附骨者，状其沉之甚，非谓病在骨也。寸口主上焦，胸中为上焦，故曰积在胸中。微者稍也，稍出寸口，则胸之上为喉，故曰积在喉中，如喉痹之类也。关主中焦，中焦之治在脐旁，故曰积在脐旁。上关上，为上焦之下，中焦之上，故曰积在心下。微下关，则为下焦，少腹主之，故曰积在少腹。气冲近毛际，在两股之阴，其气与下焦通，故曰尺中，积在气冲。脉出左，积在左，谓脉见左手，则积在内之左也。脉出右，积在右，谓脉见右手，积在内之右也。脉两出，两手俱见，积无两跨之理，明是中央之气，两两相应，故曰积在中央。既所在不一，则处治不同，故曰各以其部处之。

张仲景金匮要略论注卷十二

痰饮咳嗽病脉证治第十二

论一首　脉证二十一条　方十九首

问曰：夫饮有四，何谓也？师曰：有痰饮，有悬饮，有溢饮，有支饮。

注曰：饮非痰，乃实有形之水也。其所因不同，所居不同，故有悬、溢、支之分。悬者，如物空悬，悬于膈上而不下也；溢者，如水旁渍满盈，而偏溢肢体也；支者，如果在枝，偏旁而不正中也，所以《伤寒论》有支结之条。痰饮者，亦即饮与涎相杂，久留不去者，其间或凝或不凝，凝者为痰，不凝者为饮也。痰与饮本二物，合言之者，人无时不饮，中有湿痰者，日用之饮与痰并留膈中不下。故后条以利反快为欲下之征也，但人有火盛而气化者，则痰自凝，饮自下，甚者，为咳不出之燥痰。稍挟寒饮留□□□有痰盛而无饮者，有痰饮兼行者。

论曰：后人不明四饮之义，遂于四饮，加留饮为五饮。不知留饮，即痰饮也，俱在心下、膈中，但留饮者，暂留也，元气稍充，即自去。痰饮，则久住不去，甚则溢满于胃，有妨肌肉。然则有痰饮而未妨肌肉，皆止可谓之留饮，非若悬饮之水逆在上，骤而不可当，非若溢饮之溢于周身，涣而不可下，非若支饮之偏结于肺、大肠络脉之交，有碍于气，能使阳明逆不得从其道，而不卧者，其与痰饮因同地同，但有久暂之分。既将痰饮列为四饮之一，何得另列留饮，以滋认证之惑。留饮中亦或有些少痰，未至伤正气，则不可谓痰饮也。

问曰：四饮何以为异？师曰：其人素盛今瘦，水走肠间，沥沥有声，谓之痰饮；饮后水流在胁下，咳唾引痛，谓之悬饮；饮水流行，归于四肢，当汗出而不汗出，身体疼重，谓之溢饮；咳逆倚息，短气不得卧，其形如肿，谓之支饮。

注曰：脾胃证，有忽肥忽瘦，乃肥与瘦互换不常，非若此之一瘦不复也，故曰素盛今瘦，谓素肥盛，今忽瘦削也。肠鸣，有气虚者，有火嘈者，有寒气者，若痰饮，则实有溢下之饮，故曰水走肠间，沥沥有声，谓如微水在囊，而沥出作响也。饮后水流在胁下，此则因水多而气逆者矣，譬如倒山龙，水为气吸不能下，肺主布气，气逆则肺气不行，故咳唾，气不行，而欲行相攻击，故引痛。凡饮入于胃，游溢精气，上输于脾，脾气散精，上归于肺，通调水道，下输膀胱，水精四布，五经并行。若饮水多，水则性冷，多则气逆，逆则溢，故流于四肢，然汗出则亦散矣。不汗则身得湿气，卫气不行而重复得冷，邪与正相争而疼，此由水气骤溢，故曰溢饮。《内经》曰：肝脉软而散，色泽者，当病溢饮。盖水泛木浮而泽也，并色脉而详之矣。若饮邪偏注，停留上焦曲折之处，则肺之支脉络大肠，大肠经脉从柱骨之会上，下入缺盆，络肺下膈，有饮停之。外既不通于表，内不循于饮食之道，而碍于肺、大肠交通之气道，肺主气，气喜顺下，碍则逆，逆则咳，息因呼吸而名，气逆而咳，则倚息矣。倚者，若有停倚而小促也，有停倚，则宗气不布而短矣。阳明之气，顺则下行，逆则上行，逆而上行则不得卧，所谓阳明逆，不得从其道也。形如肿，非肿也，气逆暂浮，喘定即平也。

论曰：悬饮、溢饮，此骤病也。悬饮主内，故痛而可下，溢饮主外，故重而可汗。若痰饮，则有微甚久暂之不同，故不必主痛重；若支饮，概不言及痛，而脉主弦。胸痹亦云喘息咳唾，短气，或不得卧，但多胸背痛而脉沉，可知胸痹与支饮之辨，全在痛与脉弦矣。盖支饮，病势偏而微，故脉弦不痛，各随现证而治；胸痹，病势虚而大，且邪结，故脉沉而且痛，治唯以开结行阳为主也。若支饮，亦有脉沉弦者，重在兼证，即非正支饮，详后各条下。

水在心，心下坚筑，短气，恶水不欲饮。水在肺，吐涎沫，欲饮水。水在脾，少气身重。水在肝，胁下支满，嚏而痛。水在肾，心下悸。

注曰：前辨四饮，现证既已划然，但人之五脏，或有偏虚，虚则病邪乘之，故皆曰在，自当随证分别为治，不得胶柱也。心主火，水逼之，故气收而筑，如相攻然，坚者凝阴之象，短气，心气抑而宗气弱，则呼气自短也。恶水不欲饮，水本为火仇，水多则恶增益矣。肺体清肃，行荣卫，布津液，水邪遏之，则气郁而涎聚，有如肺痿，所吐涎沫，然气郁而热，重亡津液，故仍引水自救。脾主肌肉，且恶湿，得水气则濡滞而重。脾精不运，则中气不足，而倦怠少气。肝与少阳胆为表里，所以主半表里者，其经脉并行于胁，水气乘之，阴寒内束，故胁下支满。而少阳气上出，故冲击而嚏，如伤风然，然相攻吊动则痛矣。支满者，胸不全满而偏满也。肾本水脏，加水则重强，故凌心不安而悸也。悸亦有心虚者，然支饮者兼见此证，则当泻水。脏中非真能蓄有形之水，不过饮气侵之，不可泥。

论曰：水既所在不定，言脏不及腑者，腑属阳，在腑则行矣，脏属阴，水与阴为类，故久滞也。痰饮在胸，似不属脏，然虚则受邪，病各有着，故相援不去也。按此水分五脏，与《水气篇》心水、肺水五条不同，互宜参看。盖彼处论水，通身之水也，乃脏真先有病，而使水道壅塞妄行，故以水肿为主病，而直曰心水等，谓其由心也。但水气，上下焦俱受之，而水之来有分则证别，故脾肾在下焦，则皆腹满，皆小便不利，而唯肝有续通时。心肺在上焦，则因脏气作使，渐及中下，因而由心，为身重、少气、阴肿；由肺，为身肿、鸭溏、小便难，皆浸淫脾肾之象也。此处言水内入之饮也。适五脏有偏虚，而饮气袭之，故以饮为主病，而曰水在，谓饮气及之也。但饮虽在上焦，而水所往有异，则证殊。其在心肺者，固应是之上焦；其在肝者，肝在下，而肝之府在胁，病因腑而气流于脏，故胁满，嚏而痛也；脾在下，而脾主中气及肌肉，饮气有余，病气干脾，则为水在脾，而身重少气；肾在下，然心肾本交通，心本先虚，痰饮客之，病气干肾，则为水在肾，而陵心为悸。仲景明言水流胁下，又言饮水流行，又言水流肠间，流者自上而下也，既无在下之理，即支饮条亦言咳逆倚息不得卧，是亦在上。故知五脏水皆因上饮既盛而后乘之也。

夫心下有留饮，其人背寒冷如手大。留饮者，胁下痛引缺盆，咳嗽则辄已一作"转甚"。胸中有留饮，其人短气而渴，四肢历节痛。脉沉者，有留饮。

注曰：留饮者原在往来之道，可去而暂留，乃痰饮之不甚者，非若支饮之偏而不易去者也。故四饮中，不列留饮而必另言之，以示别也。观曰心下，曰胸中，则与痰饮为类可知矣。支饮似亦可谓之留饮，然观仲景注证截然不同，故知与痰饮相类而不甚也。背寒冷如掌大，此其饮之近背者，妨督脉上升之阳而为背寒，然饮气有限，故仅如掌大也。留饮不必尽痛，然胁下为肝胆之府，少阳脉由缺盆过季胁，饮近于胁，邪袭肝，侵少阳，故胁下痛引缺盆，然痛属气郁，咳嗽则少舒，故暂已。其有饮留在胸中，妨心气则气为之短，肺不行气，脾不输精，则邪聚在膈而渴。四肢历节痛者，有寒邪从表入也，而脉沉，故当责饮。

论曰：仲景叙历节，曰脉沉而弱，由汗出入水中浴，水气侵心，故黄汗出，历节痛。则知留饮中，历节痛一条乃亦为邪从表入者言之，若更加黄汗，竟当从历节治矣。水气侵心，是明有水入，要知此水不必有形，因无形而化为有形，伤寒伤风，故每多痰耳。

膈上病痰满喘咳，吐发则寒热，背痛腰疼，目泣自出，其人振振身瞤剧，必有伏饮。

注曰：膈有留饮，湿聚则为痰为满，射肺则为喘为咳，此其常也。乃有不时吐发，即为寒热背痛腰疼，目泣自出，其人振振身𥄂剧者，盖谓因吐则诸病俱发也。寒热背痛腰疼，俱太阳表证；目泣者，风气与阳明俱入，人瘦则外泻而寒，则为寒中而泣出也；振振身𥄂剧者，荣气为痰所虚，表里俱不足，身体不能自主而𥄂，𥄂者，肉动也；剧者，变证零杂也。然必待吐乃发，则知不吐即不发，有伏而为病根者矣。故曰必有伏饮，谓初亦痰满喘咳，支饮无异，唯不即发，知其所处稍僻，故为伏也。

论曰：四饮中，悬饮、溢饮，皆猝感猝发，非逡巡难辨之证。唯痰饮、支饮，因循不已，则伏饮岂非二饮之不即发者乎。然不言留而言伏，则义有不同矣。盖痰饮深者入胃，浅者留胸中，每与中气相干，而与表气不相及；支饮袭人偏旁，既不与表气相干，亦不与中气相碍；唯伏饮，则居常能为痰满咳喘，吐则表证俱发，可知伏邪为实邪，乃在近背高处，内与中气相通，外与表气相接，故邪动即大队俱起，义如伏兵。此当从表里并治，如小青龙及木防己汤去石膏加芒硝茯苓之类，非从小便可去矣。

夫病人饮水多，必暴喘满。凡食少饮多，水停心下，甚者则悸，微者短气。脉双弦者寒也，皆大下后一作"喜"虚，脉偏弦者饮也。

注曰：饮水多二条，乃悬饮之类而不成悬饮者，盖非停蓄在胁引痛，则不可谓悬耳。然病人饮水多，必喘满水逆也，暴者势骤，在欲悬未悬之界也。至食少饮多而为悸，为短气，则真痰饮之渐矣。故曰凡则知中气不强，气壅作渴之人，概须防此，欲人知饮所由来，非专液聚为涎，实有外入之水，但多则凌心故悸，水为火仇也。微则短气，心气为阳，水为阴，阳为阴所抑也。双弦者，两手皆弦，寒则卫气结也。然以上虽为饮为寒，非元气虚不至此，故又注其因曰：皆大下后土虚。若偏弦则饮无疑，以关前皆主中气，而有弦有不弦，明是饮偏而脉亦偏耳。

论曰：又有一手两条脉，亦曰双弦。此乃元气不壮之人，往往多见此脉，亦属虚边。愚概温补中气，兼化痰，应手而愈。

肺饮不弦，但苦喘短气。支饮亦喘而不能卧，加短气，其脉平也。

注曰：上既曰偏弦者饮，然肺与脉道远，有饮在肺本，则肺自病而为喘，阻气不布而为短气，乃肺之形病，不妨脉，故不弦。支饮属实邪而偏为喘，为不能卧，为短气，乃饮邪停膈，而阳明气逆，或不妨脉，而脉不弦，故曰平。恐人因脉不弦，而并疑喘与短气、不能卧三证，以为非饮也。饮脉本弦，故两举特异者言之。

病痰饮者，当以温药和之。心下有痰饮，胸胁支满，目眩，苓桂术甘汤主之。

注曰：老人痰火，概多属火，乃阴气亏而火冲，胸中之清阳又不足以御之，故纠缠不已，治以清凉养阴为主。若痰饮，乃有形之饮，因循不去，湿结为痰，本挟寒湿为主病，假使中气健运，则不能容之矣，故曰当以温药和之，取其温中健脾，化气行痰也。若心下有痰饮，心下非即胃也，乃胃之上，心之下，上焦所主，唯其气挟寒湿，阴邪冲胸及胁而为支满，支者，撑定不去，如痞状也。阴邪抑遏上升之阳，而目见玄色，故眩。按《立斋医案》：头晕目眩，皆主脾气不升。苓桂术甘汤，正所谓温药也，桂、甘之温化气，术之温健脾，苓之平而走下，以消饮气，茯苓独多，任以为君也。

苓桂术甘汤方

茯苓四两　桂枝三两　白术三两　甘草二两

上四味，以水六升，煮取三升，分温三服，小便则利。

夫短气有微饮，当从小便去之，苓桂术甘汤主之方见上；肾气丸亦主之方见妇人杂病中。

注曰：短气有微饮，即上文微有短气也。然支饮、留饮水在心，皆短气，总是水停心下，故曰当从小便去之。乘肺则喘，乘脾则满，两相乘则喘且满，或病气稍平，则微喘似短气。痰饮不言短气，盖痰饮势大，水走肠间，有不止于妨气者矣。苓桂术甘汤固能健胃下水，肾气丸之力尤大。盖使饮留不行，土之力弱也，似病属水胜，不知土实借真水以滋燥化物，故曰太阴湿土，水者肾也。今以地黄养其真阴，山茱益肝，苓、药调脾，丹皮凉肝肾之气，使相火自伏，泽泻泻膀胱以通肾气，桂能化气，附益真阳以运动下焦阳气，使肾之关门，利而不壅，则脾气自调，调则健运。古人所谓脾肾之气通，则三焦俱泰者此也，故能使饮从小便去耳。然调阴阳，滋根本，实为虚损主方，驱饮又其剩技矣。

病者脉伏，其人欲自利，利反快，虽利，心下续坚满，此为留饮欲去故也，甘遂半夏汤主之。

注曰：仲景谓脉得诸沉，当责有水，又曰：脉沉者，为留饮，又曰：脉沉弦者，为悬饮。伏者亦即沉之意，然有饮而痛者为胸痹，彼云寸口脉沉而迟，则知此脉字指寸口矣。欲自利者，不由外感内伤，亦非药误也。利反快，饮减人爽也。然病根未拔，外饮加之，仍复坚满，故曰续坚满。虽坚满而去者自去，续者自续，其势已动，故曰欲去。甘遂能达水所而去水，半夏燥水，兼下逆气，故以为君，乘其欲去而攻之也；甘草反甘遂而加之，取其战克之力也；蜜能通三焦，调脾胃，又制其不和之毒，故加之；利则伤脾，故以芍药协甘草以补脾阴，固其本气也。

甘遂半夏汤方

甘遂<small>大者三枚</small>　半夏<small>十二枚，以水一升，煮取半升，去滓</small>　芍药<small>五枚</small>　甘草<small>如指大一枚，炙，一本无</small>

上四味，以水二升，煮取半升，去滓，以蜜半升和药汁，煎取八合，顿服之。

脉浮而细滑，伤饮。脉弦数者，有寒饮，冬夏难治。脉沉而弦者，悬饮内痛。病悬饮者，十枣汤主之。

注曰：细脉不专属饮，合滑则为水之象矣。浮者，客水自表入，故脉未沉也。浮而细滑，谓浮本非饮，浮而细滑，则为饮耳。不曰有饮，而曰伤饮，见为外饮所骤伤，而非停积之水也。仲景尝谓脉弦数者，当下其寒，可知弦数之脉，为阳中有阴，故曰有寒饮。病既阳中有阴，值大寒大热，病气复因时令而变，东垣所谓复病也，复病深而易感，故曰冬夏难治。难以骤治，非不可治也。脉沉为有水，故曰悬饮，弦则气结，故痛。主十枣汤者，甘遂性甘寒，能泻经隧水湿，而性更迅速直达；大戟性苦辛寒，能泻脏腑之水湿，而为控涎之主；芫花性苦温，能破水饮窠囊，故曰破癖须用芫花；合大枣用者，大戟得枣，即不损脾也。盖悬饮原为骤得之证，故攻之不嫌峻而骤，若稍缓而为水气喘急浮肿。《三因方》以十枣汤药为末，枣肉和丸以治之，可谓善于变通者矣。

十枣汤方

芫花<small>熬</small>　甘遂　大戟<small>各等分</small>

上三味，捣筛，以水一升五合，先煮肥大枣十枚，取八合，去渣，内药末，强人服一钱匕，羸人服半钱，平旦温服之；不下者，明日更加半钱。得快下后，糜粥自养。

病溢饮者，当发其汗，大青龙汤主之，小青龙汤亦主之。

注曰：溢饮者，水已流行归四肢，以不汗而致身体疼重，盖表为寒气所侵而疼，肌体着湿而重。全乎是表，但水寒相杂，犹之风寒两伤，内有水气，故以大青龙、小青龙主之。然大青龙合桂麻而去芍加石膏，则水气不甚，而挟热者宜之；倘咳多而寒伏，则必小青龙为当。盖麻黄去杏仁，桂枝去生姜，而加五味、干姜、半夏、细辛，虽表散而实欲其寒饮之下出也。

论曰：观仲景论太阳中暍，谓身热疼重，而脉微弱，乃夏月伤冷水，水行皮中所致，一物瓜蒂汤主之。然日发其汗则恶寒甚，而此独主二汤，发表为急，岂非以溢饮所犯，其源非中暍，且腠理稍固，不若夏月之易汗乎。彼在夏月，腠理本疏，又中暍在先，故主吐，然则夏月身不热，非中暍而得是证，其亦宜二汤可知也。

大青龙汤方

麻黄六两，去节　桂枝二两，去皮　甘草二两，炙　生姜三两　杏仁四十个，去皮尖　大枣十二枚　石膏如鸡子大，碎

上七味，以水九升，先煮麻黄，减二升，去上沫，内诸药，煮取三升，去滓，温服一升，取微似汗，汗多者，温粉粉之。

小青龙汤方

麻黄三两，去节　甘草三两，炙　桂枝三两，去皮　芍药三两　五味半升　干姜三两　半夏半升　细辛三两

上八味，以水一斗，先煮麻黄，减二升，去上沫，内诸药，煮取三升，去滓，温服一升。

膈间支饮，其人喘满，心下痞坚，面色黧黑，其脉沉紧，得之数十日，医吐下之不愈，木防己汤主之。虚者即愈，实者三日复发，复与不愈者，宜木防己汤去石膏加茯苓芒硝汤主之。

注曰：膈在膜之上，比心下稍高，盖心下当胃管上口，而膈更在上，不可按之处也。日膈间，则在肺部而非肺饮矣，然胸为肺之府，气迫肺，故亦喘。膈间清虚，如天之空，饮气乘之，故满。心下痞坚者，因误吐下，客气动膈而痞塞乃在心下也。面色黧黑者，胃之精华在面，阴邪夺其正气，故面不荣而黑，黑者阴象也，水则为沉，寒则为紧，故脉沉紧，误在吐下无疑矣。更得之数十日之久，其虚可知，故以木防己汤主之。木防己为君，通水气壅塞也；人参为佐，恐虚不能运邪也；然膈属太阳之分，非桂则气不化，故加桂枝；痞则胸中必郁虚热，故加石膏。彼汉防己能泻血中湿热，而通其壅滞，故下焦湿肿，及皮水淋涩，除膀胱积热宜之，而上焦气分热证禁用。若木防己则通湿壅，而兼主虚风，故与石膏并用以治膈。若中有实热，非硝之急暴冲散不去，石膏性寒而缓，不能除在胃之结热，故曰实者复发，复与不愈，宜去石膏加芒硝，谓实有邪热与气分虚热不同也。后己椒苈黄丸下云：口中有津液，渴者加芒硝亦然。

又加茯苓导其水也。

木防己汤方

木防己三两　石膏鸡子大，十二枚　桂枝二两　人参四两

上四味，以水六升，煮取二升，分温再服。

木防己汤去石膏加茯苓芒硝汤方

木防己二两　桂枝二两　茯苓四两　人参四两　芒硝三合

上五味，以水六升，煮取二升，去滓，内芒硝，再微煎，分温再服，微利则愈。

心下有支饮，其人苦冒眩，泽泻汤主之。

注曰：支饮在心下，虽不正中而近心，则心火为水气所蚀，心者君火，为阳气为宗，所谓火明外视，阳气有权也。饮气相蚀，阴气盛而清阳阻抑，又适与气道相干，故冒眩。冒者如有物蒙之也，眩者目见黑也。肾为水之源，泽泻味盐入肾，故以之泻其本而标自行；白术者，壮其中气，使水不复能聚也。然以泽泻泻水为主，故曰泽泻汤。

论曰：时珍以伏饮合四饮为五饮，谓伏饮在心下，则为心水，而见冒眩寒热等证云，似乎傍此一条为言。不知仲景前既曰心下有留饮，其人背寒冷如掌大，又曰心下有痰饮，其人胸胁支满，目眩，此复云：心下有支饮，冒眩。岂非留饮之近背者，则见背寒证，而位居中，故仅可谓之留饮，不得谓支饮乎。痰饮位居中而势大，故使膈胁支满而兼目眩，不得谓支饮乎。支饮之在心下者，因其近心，阻抑清阳，而证见眩冒，位稍偏，不得已留饮概之，势不甚，不得以痰饮名之乎。若谓饮在心下为伏，则留饮亦在心下，何以不言伏也，况心下为孔道，则何可言伏。观仲景叙伏饮只一条，特以"吐发"二字别之。其为留饮而稍僻，义如埋伏然，不若支饮之偏胁可知矣。至若《千金》有大五饮丸，主留饮、痰饮、澼饮、溢饮、流饮。其注溢饮，谓溢在膈上，流饮，谓流在大肠，名愈杂而难稽，岂若仲景之命名切确，不可移易耶。

泽泻汤方

泽泻五两　白术二两

上二味，以水二升，煮取一升，分温再服。

支饮胸满者，厚朴大黄汤主之。

注曰：言支饮则必稍偏矣，然不引痛胁下，亦不言胁支满，而只胸满，是虽偏而不甚偏，故可直驱之，而用小承气，气顺则自下也。

论曰：此即小承气，治腹满之痛而闭者，即曰三物汤。盖此重散结气，故以厚朴为主，彼乃与七物汤对照言之也。

厚朴大黄汤方

厚朴一尺　大黄六两　枳实四枚

上三味，以水五升，煮取二升，分温再服。

支饮不得息，葶苈大枣泻肺汤主之方见"肺痈"中。

注曰：言支饮，则非肺饮矣。然而不得息，是肺因支饮满而气闭也。一呼一吸曰息，不得息，是气既闭，而肺气之布，不能如常度也。葶苈苦寒，体轻象阳，故能泻阳分肺中之闭，唯其泻闭，故善逐水。今气水相扰，肺为邪实，以葶苈泻之，故曰泻肺；大枣取其甘能补胃，且以制葶苈之苦，使不伤胃也。

呕家本渴，渴者为欲解，今反不渴，心下有支饮故也，小半夏汤主之。

注曰：呕乃胃家病，非支饮本证，然可以验心下之有支饮者。呕家本渴，谓诸呕皆属火，又呕多则亡津液，渴乃常理。呕家必寒，为木火为标，呕至于渴，寒邪去矣，故曰：渴者为欲解。反不渴，是胃中客邪可尽，而偏旁之水饮常存，饮气能制燥也，故曰必有水饮。然饮所居，偏而不正中，故曰支饮，假使在中，与呕俱出矣。半夏、生姜，止呕去逆，燥湿下饮，故主之。曰小半夏汤者，另有人参、半夏与蜜三味，为大半夏汤，故以小字别之。

小半夏汤方

半夏一升　生姜半斤

上二味，以水七升，煮取一升半，分温再服。

腹满，口舌干燥，此肠间有水气，己椒苈黄丸主之。

注曰：中脘以下曰腹，腹满自不得责上焦。口舌在上，上焦无病，何以干燥？则知腹满为大肠病，口舌干燥乃水气伤阴，大肠主津液，阴伤而津液不得上达，口舌乃干燥矣，故曰：此肠间有水气。药用防己，不言木，汉防己也，肠间为下焦，下焦，血主之，汉防泻血中湿热，而利大肠之气；椒目，椒之核也，椒性善下，而核尤能利水，葶苈泻气闭而逐水；大黄泄血闭而下热，故主之。若口中有津液，是大肠之阴不为饮伤，故阴津不亡。而胃家之津反为壅热所耗，故渴，乃热在胃，为实邪，故加芒硝急下之，以救胃耳。渴不应有津液，今津多而反渴，故知胃有实热也。先服一小丸起，尤巧，所谓峻药缓用也。

防己椒目葶苈大黄丸方

防己　椒目　葶苈熬　大黄各一两

上四味，末之，蜜丸如梧子大，先食饮服一丸，日三服，稍增，口中有津液。渴者加芒硝半两。

卒呕吐，心下痞，膈间有水，眩悸者，小半夏加茯苓汤主之。

注曰：无物曰呕，有物曰吐。卒呕吐，谓原无病，猝然而呕吐也。乃有饮之人，偶为寒触，但邪尽，宜即松，仍然心下痞，是初之呕吐，因胃不受邪，若胃受邪，即作利矣。是呕吐而痞，外不因表邪，内不因胃伤，乃膈间有水，故为水逆也。至于眩、悸，阴邪不能下注而上冒，故侵于目为眩，凌于心为悸，水在膈间益明矣。故治之，不若误下之痞，而但以小半夏加茯苓，去饮下逆为主。

小半夏加茯苓汤方

半夏一升　生姜半斤　茯苓三两一云四两

上三味，以水七升，煮取一升五合，分温再服。

假令瘦人脐下有悸，吐涎沫而癫眩，此水也，五苓散主之。

注曰：瘦人则腹中原少湿也，然而脐下有悸，悸者，微动也。此唯伤寒发汗后，欲作奔豚者，有脐下悸，或心气伤者，劳倦则发热，当脐跳。今内无积湿，外无表陷，又非心气素伤，而忽脐下悸，论理，上焦有水，不宜证见于脐，乃上仍吐涎沫，甚且颠眩，明是有水在中间，故能上为涎沫，为颠眩，下为脐下悸。盖心为水逼，肾乘心之虚，而作相凌之势，故曰：此水也。因以桂、苓伐肾邪，猪苓、泽泻、白术泻水而健胃。比痰饮之苓桂术甘汤去甘草，加猪、泽，彼重温药和胃，此则急于去水耳。且云饮暖水，汗出愈，内外分消其水也。

五苓散方

泽泻一两一分　猪苓三分，去皮　茯苓三分　白术三分　桂枝二分

上五味，为末，白饮服方寸匕，日三服，多饮暖水，汗出愈。

附方

外台茯苓饮　治心胸中有停痰宿水，自吐出水后，心胸间虚，气满不能食。消痰气，令能食。

茯苓三两　人参三两　白术三两　枳实二两　橘皮二两半　生姜四两

上六味，水六升，煮取一升八合，分温三服，如人行八九里进之。

注曰：此为治痰饮善后最稳当之方。心胸之间，因大吐而虚，故加参，设非大吐，无参，减枳实亦可。俗医谓用陈皮即减参之力，此不唯用陈皮，且加枳实二两，补泻并行，何其妙也。

咳家其脉弦，为有水，十枣汤主之。方见上。

注曰：《脉经》谓关上脉微为咳，又肺脉微急，为咳而唾血，脉弦为水。故曰咳家，脉弦为有水。然《脉经》又曰：偏弦为水，脉沉为留饮，洪滑多痰。则此云弦，知必偏弦，而脉之不沉，亦不滑可知也。但咳而弦，则为有水也。十枣汤者，水饮为有形之物，故逐之不嫌骤耳。

论曰：咳嗽一条，为虚损大关头，仲景不另立门，而仅附于痰饮之后，又杂见之肺痿门，可知治咳嗽，当以清痰饮为主，但其中有挟寒挟气之不同耳。

夫有支饮家，咳烦，胸中痛者，不卒死，至一百日或一岁，宜十枣汤。

注曰：夫有支饮家，乃追原之词也。谓支饮本不痛，蔓延至胸痹而痛，气上逆为咳，火上壅为烦，已有死道矣。不猝死，甚至一百日或经年之久，其虚可知，幸元气未竭也。原其病，支饮为本，病本不拔，终无愈期，逡巡不愈，正坐医家以虚故畏缩，故曰宜十枣汤，以见攻病不嫌峻，不得悠悠以待毙也。

久咳数岁，其脉弱者可治，实大数者死；其脉虚者必苦冒，其人本有支饮在胸中故也，治属饮家。

注曰：久咳数岁三句，此概言久咳者，邪气少，则可治，邪气盛则难治也。即所谓咳脉浮软者生，浮直者死也。又古人合证而断之，云咳而羸瘦，脉形坚大者死；咳而脱形、发热，脉小紧急者死；咳而呕，腹胀且泻，其脉弦急者死。要知坚急直大，皆实大之象，邪盛也。然彼处反不言数，可知咳家所畏在坚急，则真邪盛正虚，若数则不足以尽之也，但数而合实大，则坚急可知，故曰死。数止为病脉耳。内有脉虚者，此软之类，即实之反也，使非因饮而咳，则久必脏真有伤，何以能不死，故曰：脉虚者，必苦冒，冒者，饮象也。因申言其人本有支饮在胸中，以见向来医治之误，故久病由支饮，故不死。然则虽久，岂可舍病本而图之，故曰治属饮家见亦宜十枣汤，但恐虚极，听人酌量，然终不出驱饮为治耳。

咳逆倚息不得卧，小青龙汤主之方见前。

注曰：咳逆倚息不得卧，即前支饮的证也。不用十枣汤，而用小青龙汤，必以其挟表也。然此必病发未久，而不得卧，见势亦孔亟，故暂以桂、麻治表，姜、半治饮耳。

青龙汤下已，多唾口燥，寸脉沉，尺脉微，手足厥逆，气从小腹上冲胸咽，手足痹，其面翕热如醉状，因复下流阴股，小便难，时复冒者，与茯苓桂枝五味甘草汤，治其气冲。

注曰：前咳逆倚息，明知是饮邪侵肺，但使其人下实不虚，则饮去病除。设虚多，正气不足以御敌，得药，上饮未能去，而下先不堪发散，动其冲气，以致肺燥如痿而多唾，唾者，其痰薄如唾也。又口燥，燥者，觉口干，非渴也。寸脉沉，水未去也。尺脉微，下元骤虚也。虚则寒气下并，手足厥逆，于是肾邪乘心，而气从小腹上冲胸咽，自腹及胸，自胸及咽，高之至也。手足痹者，不止于厥，而直不用也。面翕然如醉状，所谓面若妆朱，真阳上浮也。然未至于脱，则阳复下流阴股，谓浮于面之阳，旋复在两股之阴，作热气也。阳复归于下，似较浮出时稍可，然不归于肾，而或上熏于面，或下征于股，是狂阳无主，故小便得其燥气而难。又复随经犯上而为冒、为眩，总是肾邪动，而龙雷之火无归，如电光之闪烁无主。故以桂、苓伐肾邪；加五味敛其肺气，恐咳甚而火愈不能辑，则冲气愈不能下也；甘草调其中土以制水也。肾邪去而气自不冲，故曰治其冲气，见初时以去饮止咳为主，既冲气发，其病大，即不得旁图以分其药力也。

桂苓五味甘草汤方

桂枝四两，去皮　茯苓四两　五味子半升　甘草三两，炙

上四味，以水八升，煮取三升，去滓，分温三服。

冲气即低，而反更咳，胸满者，用桂苓五味甘草汤去桂，加干姜、细辛，以治其咳满。

注曰：冲气即低，乃桂、苓之力，单刀直入，肾邪遂伏，故低也。反更咳满，明是肺中伏匿之寒未去，但青龙汤已用桂，桂苓五味甘草汤又用桂，两用桂而邪不服，以桂能去阳分凝滞之寒，而不能驱脏内沉匿之寒，故从不得再用桂枝之例而去之。唯取细辛入阴之辛热，干姜纯阳之辛热，以泻满驱寒而止咳也。

桂苓五味甘草去桂加姜辛汤方

茯苓四两　五味子半升　甘草三两　干姜三两　细辛三两

上五味，以水八升，煮取三升，去滓，温服半升，日三服。

咳满即止，而更复渴，冲气复发者，以细辛、干姜为热药也。服之当遂渴，而渴反止者，为支饮也。支饮者，法当冒，冒者必呕，呕者复内半夏，以去其水。

注曰：寒得热而消，故咳满即止。然热则津耗，津耗则渴，热伤元气，元气伤而阴乃侮阳，故冲气复发，故曰：以细辛、干姜为热药也。因而津耗胃干，

当遂渴，遂者，不止也。今不应止而止，故曰反，明是素有支饮，故火不胜水。但支饮必有的据，故曰：支饮者，法当冒，冒者必呕，呕者，有水故也。故复纳半夏以去之。同是冲气，而此不用桂枝者，盖冒而呕，则重驱饮，以半夏为主，桂枝非所急也。

论曰：此亦冲气，前何独郑重而专治之？盖前乃肺之客寒未去，药峻而寒邪乘肾，逼迫真阳浮出，上下狂奔，不能复返，故须以桂之至阳者入阴而伐之。若此之复发，乃肺被热伤，而元气不能御阴，况有支饮以援之，故亦相冲，然无面热等证，则非真阳上浮之比矣，故专去其水而冲自止，谓水去而肺肾当自调耳。

桂苓五味甘草去桂加干姜细辛半夏汤方

茯苓四两　甘草二两　细辛二两　干姜二两　半夏半升　五味子半升

上六味，以水八升，煮取三升，去滓，温服半升，日三服。

水去呕止，其人形肿者，加杏仁主之。其证应内麻黄，以其人遂痹，故不内之。若逆而内之者，必厥。所以然者，以其人血虚，麻黄发其阳故也。

注曰：形肿谓身肿也。肺气已虚，不能遍布，则滞而肿，故以杏仁利之，气不滞则肿自消也。其证应内麻黄者，《水气》篇云：无水虚肿者，谓之气。水，发其汗则自已。发汗宜麻黄也。以其人遂痹，即前手足痹也，咳不应痹而痹，故曰逆。逆而内之，谓误用麻黄，则阴阳俱虚而厥。然必厥之意尚未明，故曰所以必厥者，以其人因血虚不能附气，故气行涩而痹，更以麻黄阳药发泻其阳气，则亡血复汗，温气去而寒气多，焉得不厥。正如新产亡血复汗，血虚而厥也。

苓甘五味加姜辛半夏杏仁汤方

茯苓四两　甘草三两　五味子半升　干姜三两　细辛三两　半夏半升　杏仁半升去皮尖

上七味，以水一斗，煮取三升，去滓，温服半升，日三服。

若面热如醉，此为胃热上冲熏其面，加大黄以利之。

注曰：面属阳明，胃气盛，则面热如醉，是胃气之热上熏之也。既不因酒而如醉，其热势不可当，故加大黄以利之。虽有姜、辛之热，各自为功而无妨矣。

论曰：前既云以干姜、细辛为热药故也，本方止加半夏，不去姜、辛，及形肿又不去姜、辛，及面热又不去姜、辛，何也？盖支饮久渴之人，胸中之宗气久为水寒所蚀，故极易咳满，逮咳满而借姜、辛以泻满止咳，则姜、辛自未可少，谓饮气未即去，则肺之寒侵，刻刻须防之也。至面热如醉，与首条翕热如醉不同，前因冲气，病发在下，此不过肺气不利，乃滞外而形肿，滞内而胃热，故但以杏仁利其胸中之气，复以大黄利其胃中之热耳。

苓甘五味加姜辛半杏大黄汤方

茯苓四两　甘草三两　五味半升　干姜三两　细辛三两　半夏半升　杏仁半升
大黄三两

上八味，以水一斗，煮取三升，去滓，温服半升，日三服。

先渴后呕，为水停心下，此属饮家，小半夏加茯苓汤主之方见前。

注曰：饮有久暂不同，此云先渴后呕，渴必多饮，从无呕证，而忽于渴后见之，其为水饮无疑矣，故曰此属饮家，暂时伤饮也。小半夏，止呕专方，加茯苓，则水从小便出矣。不用止渴及健脾药，水去即无病，倘凉之则伤阳，燥之则伤胃也。

张仲景金匮要略论注卷十三

消渴小便不利淋病脉证治第十三脉证九条 方六首

厥阴之为病，消渴，气上冲心，心中疼热，饥而不欲食，食即吐，下之不肯止。

注曰：厥阴之为病消渴七字，乃消渴病之大原。盖消渴者，善消而大渴也，然或单渴不止，或善食而渴，或渴而小便反多，后人乃有上消、中消、下消之分，不知上、中、下，虽似不同，其病原总属厥阴。盖肝之脉为厥阴，厥阴者，风木之脏也，与风相得，故凡风病必先中肝。然风善行而数变，故在经络，在血脉，在肌肉，各各不同。而又有郁于本脏者，则肝得邪而实，因而乘其所胜，阳明受之，乘其所生，足少阴受之。于是上中下，或有偏胜，现证稍殊，皆为消渴，皆有厥阴风郁火燔，故曰：厥阴之为病消渴。《内经》亦有"风消"二字，消必兼风言之，亦此意也。肝既邪实，木气喜上扬，故气上冲心，心受邪逼，故疼且热。肝得热而燥，于是子盗母气，则肾亦病，故饥不欲食，食则吐者，上受邪气之冲，且肝主呕逆也。下之不肯止，乃病不由于胃实，而反攻胃，故仍不肯止也。

论曰：《内经》谓二阳结，谓之消。此独主厥阴，似乎互异，不知邪气浸淫病深，肠胃气聚不散，故曰结。其使肠胃之气不能健运而成三消，则厥阴实为病之本，如果病专肠胃，则下之为中病，消渴宜无不止矣。然多食而饥不止为中消，此又云饥不欲食，则知消渴之病，亦有不欲食者。但能食而渴者，全重二阳论治，饮一溲二，重在肾虚论治，其不能食而气冲者，重在厥阴论治，此又临证时，微细之辨乎。

寸口脉浮而迟，浮即为虚，迟即为劳；虚则卫气不足，劳则荣气竭。趺阳脉浮而数，浮即为气，数即为消谷而大坚。气盛则溲数，溲数即坚，坚数相搏，即为消渴。

注曰：此段论消渴之脉，当从寸口趺阳合而证之也。此与水气不同，是寸口脉浮而迟，趺阳脉浮而数，与证迥异，可悟合证论脉之法。病消渴者，虽非形病，然中气不纯，运化促急，元气不厚，荣卫自虚，故寸口脉浮而迟，浮不因表，是属气不敛矣，故曰浮即为虚。迟不因寒，是属荣不充盛矣，故曰迟即为劳，劳者，犹言罢劳也。凡渴属热，故知不因寒也。气既不敛，则不能并力内入而循运度之常，故曰虚则卫气不足。荣不充盛，则不能辅气健运，而见迟慢之状，故曰劳则荣气竭。盖消渴症，本属热边，而寸口脉但见虚状，不见数脉，可知消渴为结热在下，不必见之寸口脉也。若趺阳则专主二阳之脉，乃浮而数，浮则为气鼓不下，故曰浮则为气，数则脾强而约，谷易消而热愈坚，故曰数即为消谷而大坚。溲者溺也，气有余即是火，火性急速故溲数，溲数而阴气耗，阳亢无制故坚，坚者热结甚也。热不为溲解，阳亢阴亡，故曰相搏，阴亡而阳愈亢，故曰即为消渴。此言消渴之病，结在二阳，脉当全责趺阳也。然前云饥不欲食，此言消谷，则似与邪结厥阴者，微有虚实之不同矣。

男子消渴，小便反多，以饮一斗，小便一斗，肾气丸主之方见产后。

注曰：阴不能制阳，而肾失开阖之权，故便多无制，然非真阳有余，实邪气亢甚，所谓气盛而溲数也。故既以六味丸料，壮水之主以制阳光，仍借桂、附以复其真阳，则爝火息而阴阳平耳。

脉浮，小便不利，微热消渴者，宜利小便、发汗，五苓散主之方见痰饮。

注曰：脉浮、微热是表未清也，消渴、小便不利是里有热也。故以桂枝主表，白术、苓、泽主里，而多以热水，助其外出下达之势，此治消渴之浅而近者也。按：此与上条同是消渴，上条小便多，知阴虚热结；此条小便不利而微热，即为客邪内入，故治法迥异。然客邪内入，非真消渴也，合论以示辨耳。

渴欲饮水，水入则吐者，名曰水逆，五苓散主之。

注曰：因渴饮水，水太多而骤，以致水入即吐，此病中之病也。故不复重其消渴，而但曰水逆，见当急治其新病，然药亦不过五苓，五苓固主双解表里，而下水之功尤速也。

渴欲饮水不止者，文蛤散主之。

注曰：渴欲饮水，此里有热也，不止，则其热之结坚矣。文蛤性盐，而为至阴之物，能软坚，能润燥，能除热，故主之。然只一味，取其专而下入，以清中下焦之燥热也。己上治消渴三方，药皆以治中下焦为急，可知消渴之病，本有厥阴，甚则二阳结而累及于肾，治不宜轻动其上焦矣。

论曰：渴欲饮汤与渴欲饮水不同。渴欲饮汤，乃胃家燥热；渴欲饮水，乃是气壅阴燥。故有水，似不宜渴，而反渴欲饮水，则治法迥别。今人见渴，即混同论治，所误多矣。观仲景前后治法，不晓然乎？又人有夜卧则唇口干燥，坐起阳升，即口中津润，唯阴燥，故得阳而气化，则干燥即止也，但比日间亦渴欲饮水者，不甚耳。

文蛤散方

文蛤五两

上一味，杵为散，以沸汤五合，和服方寸匕。

淋之为病，小便如粟状，小腹弦急，痛引脐中。跌阳脉数，胃中有热，即消谷引饮，大便必坚，小便即数。淋家不可发汗，发汗则必便血。

注曰：此三条总论淋证。首一段，谓淋之为病，全在下焦，故前十一卷内，言下焦有热，亦主淋闭不通。此言小便如粟状，粟者，色白而滴沥，甚则如米屑也。然气血不同，故后人有五淋之名。小腹气不和，失其浑厚之元，则弦急矣，热邪上乘，则痛引脐中矣。跌阳一段，是言淋之病，虽不必尽由于胃，而有跌阳脉数者，乃属胃中有热，即另见消谷引饮、大便坚、小便数之证，此淋病之近于消渴者也。淋家一段，谓淋为下焦内症，故以汗为戒，误汗则便血，发其阳则动血也。不出方者，淋病，下焦主之，而胃热则近消渴，肾热则类小便不利，前后方，可相通酌用耳。

小便不利者，有水气，其人若渴，栝蒌瞿麦丸主之。

注曰：小便不利，此膀胱有热也。膀胱通周身之水道，既艰涩难出，则水停而逆，故曰有水气。然使不渴，则热止膀胱，若渴，是气化之原亦热。故以瞿麦、茯苓逐水；而以栝蒌根清上焦之热；脾肾之元气不可不养，故以山药培其本；膀胱虽热，由肾实虚而开阖失职，故以附子补其元阳，且膀胱既为湿热所困，气馁不行，故须附子大力，为瞿麦、茯苓之先锋耳。

栝蒌瞿麦丸方

薯蓣三两　栝蒌根二两　瞿麦一两　附子一枚炮　茯苓三两

上五味，末之，炼蜜为丸，梧子大，饮服三丸，日三服，不知，增至七八丸，以小便利、腹中温为知。

小便不利，蒲灰散主之；滑石白鱼散、茯苓戎盐汤并主之。

注曰：蒲灰，即蒲席烧灰也，能去湿热，利小便；滑石能通九窍，去湿热，故主之；白鱼能开胃下气，去水气；发为血余入阴，故合滑石，则阴分之湿热去，而小便利也。若茯苓戎盐汤，内有白术健脾，茯苓渗湿，戎盐出山坡阴土石间，不经煎炼，入肾除阴火，兼清热，故以为使，然此方较前二方，则补养多矣。

蒲灰散方

蒲灰半斤　滑石一斤

上二味，杵为散，饮服方寸匕，日三服。

滑石白鱼散方

滑石一斤　乱发一斤，烧　白鱼一斤

上三味，杵为散，饮服方寸匕，日三服。

茯苓戎盐汤方

茯苓半斤　白术二两　戎盐弹丸大二枚

上三味，先将茯苓、白术煎成，入戎盐再煎，分温三服。

渴欲饮水，口干舌燥者，白虎加人参汤主之方见"暑门"。

注曰：此亦消渴之类也。但渴欲饮水而口干燥，则肺气既热，更阳虚而阴燥见于外，其热浮，故以白虎汤治其火，清其热，复以人参补其虚，与专治中下焦，而散其结热者迥异。

脉浮发热，渴欲饮水，小便不利，猪苓汤主之方见卷首。

注曰：此即五苓散，而以滑石、阿胶易去桂、术也。谓脉浮发热，热似在表，渴欲饮水，小便不利，内热复甚，则已衰之表热不足虑，而阴热水停，变将无穷。故既以苓、泽导水，而加阿胶、滑石，则滋阴荡热为急耳。然独以猪苓名汤，盖猪苓善去胃中水饮，则知此方以去水饮为主也。

张仲景金匮要略论注卷十四

水气病脉证并治第十四论七首　脉证五条　方九首

师曰：病有风水，有皮水，有正水，有石水，有黄汗。

注曰：《内经》止有水胀及石水二条，仲景特列五条，示人水病有浅深，欲人因名思义，而处治无误耳。《水气》篇无一字及痰饮，可知肿胀症见痰饮症即须慎，考《痰饮》篇却及五脏水，然通篇无一肿胀字，可知有先病痰饮而后变水气者，有先病水气而渐有痰饮者，当分重轻施治矣。故以水从外邪而成，其邪在经络者，别之曰风水，谓当从风治也。或水虽从外邪而成，其邪已渗入于皮，不在表不在里者，别之曰皮水，谓在皮而不脱于风也。其有不因风，由三阴结而成水者，别之曰正水，谓当正治其水也。其阴邪多而沉于下者，别之曰石水，谓病全在下也。其有亦因风邪或水邪，虽为外邪内伤于心，热郁而为黄汗，状如风水，而脉不浮者，别之曰黄汗，谓病邪同水，而所入在心也。

风水，其脉自浮，外证骨节疼痛，恶风；皮水，其脉亦浮，外证胕肿，按之没指，不恶风，其腹如鼓，不渴，当发其汗；正水，其脉沉迟，外证自喘；石水，其脉自沉，外证腹满不喘；黄汗，其脉沉迟，身发热，胸满，四肢头面肿，久不愈，必致痈脓。

注曰：凡水病相去不远，故《内经·水胀篇》概曰：目窠上微肿，如新卧起之状，其颈脉动，时咳，阴股间寒，足胫肿，腹乃大，水已成矣。以手按其腹，随手而起，如裹水之状。而不分别为言。然而病因不同，则治法迥异。故仲景先从脉别之，则浮者为风，风邪相薄则骨节疼痛，风尚在表则恶风，合三者，他证所不能同，故以此主风水之辨。若脉浮为风，而身胕肿，胕者，浮也。甚且按之没指，其浮何如，是邪已去经而在皮间。去经故不恶风，在皮间故腹皮如鼓。《千金》"胕"字竟易"浮"字，正水即里水也，里水中有石水，故以正字别之。《千金》此下尚有"不满"二字，乃外虽似胀，而病不在内，故不满也。风在皮，内不燥，故不渴。治之亦宜从风，故曰当发其汗。是皮水与风水，脉不异而证异也。证虽异，治仍不异，风未入里也。若正水，则三阴结而非风，结则脉沉，水属阴故迟。三阴结，而下焦阴气不复，与胸中之阳相调，故水气格阳在上而喘，即《内经》"颈脉动喘疾咳曰水"也。其目窠如蚕，两胫肿，腹大不问可知。然与石水相辨不在此，故只举喘言之。若石水脉亦沉，但不迟，《内经》曰：阴阳结邪，多阴少阳，曰石水，少腹肿。则知此所谓腹满乃少腹肿也。病专在下焦，非全体病，故不喘。其颈脉动，咳，目窠如蚕，亦或与正水等，微甚不同可知矣。石水病在下，未伤中气，中未虚冷，故脉不迟。若黄汗，乃从汗出入水，水邪伤心，或汗出当风所致。汗与水总属水气，因其入内而结，结则热郁而黄，故脉亦沉迟。水属阴，阴寒在上，故脉迟。心受邪郁，故身发热。伤在上，故胸满。阳部之邪从阳，故走四肢，并头面肿。若久不愈，邪气侵阴，荣气热，故凝滞而为痈脓。

脉浮而洪，浮则为风，洪则为气。风气相搏，风强则为隐疹，身体为痒，痒者为泄风，久为痂癞，气强则为水，难以俯仰。风气相系"系"字一云"击"，身体洪肿，汗出乃愈，恶风则虚，此为风水；不恶风者，小便通利，上焦有寒，其口多涎，此为黄汗。

注曰：此段详风之所以成水，并与黄汗分别之。因谓脉得浮，而洪浮为风是矣，洪乃气之盛也。风气相搏，是风与气，两不相下也。其有风稍强者，则风主其病，故侵于血为瘾疹，因而火动则痒，然风稍得疏泄，故曰泄风。久则荣气并风而生虫，为痂癞厉风之属，不成水也。若气强则风为气所使，不得泻于皮肤，逆其邪乘阴分，以致阴络受病而为水，难以俯仰者，成水后，肿胀之状也。然气虽强，风仍不去，故曰相系，风气无所不到，故身体洪肿，洪肿者，大肿也。汗出则风与气皆泻，故愈。恶风为风家本证，既汗而仍恶风，则当从虚，而不当从风，故补注一句曰：恶风则虚，而总结之曰此为风水，谓水之成，虽由于气，而实源于风也。其有不恶风者，表无风也。小便通利者，非三阴结也。更口多涎，是水寒之气缠绵上焦也。此唯黄汗之病，因汗出而伤水，则内入于胸膈，故即别之曰：上焦多寒，其口多涎，此为黄汗，不脱前黄汗证中胸满之意也。

寸口脉沉滑者，中有水气，面目肿大，有热，名曰风水。视人之目窠上微拥，如蚕新卧起状，其颈脉动，时时咳，按其手足上，陷而不起者，风水。

注曰：此二段，从风水中之变异者，而仍正其名以示别也。谓风水脉本浮，今沉滑，是中有水气相结，似属正水。然而面目肿大有热，高颠之上，唯风可到。风为阳邪，故热，是脉虽沉，不得外风而言之，故仍正其名曰风水。若目窠微拥如蚕，而且颈脉动咳，此正水之征也。乃按手足上陷而不起，则随手而起者水也，今不起，知非正水而为气水矣。风气必相击，故亦正其名曰风水。

太阳病，脉浮而紧，法当骨节疼痛，反不疼，身体反重而酸，其人不渴，汗出即愈，此为风水。恶寒者，此为极虚，发汗得之。渴而不恶寒者，此为皮水。身肿而冷，状如周痹，胸中窒，不能食，反聚痛，暮躁不得眠，此为黄汗，痛在骨节。咳而喘，不渴者，此为脾恐是"肺"字胀，其状如肿，发汗则愈。然诸病此者，渴而下利，小便数者，皆不可发汗。

注曰：此一段，言风水中，有类太阳脉，而不出太阳证者；又有相似而实为皮水者；有相似而实为黄汗者；有相似而并非皮水、黄汗，实为肺胀者。如太阳病脉浮紧，在法当骨节疼痛，所以前叙风水，亦曰外证骨节疼痛，此反不疼，又太阳病不重，今得太阳寒脉，身体反重而酸，却不渴，汗出即愈。明是风为水所柔，故不疼而重，风本有汗，乃因自汗而解，故正其名曰：此为风水。然既汗不宜恶寒，复恶寒，明是人为汗虚，故曰此为极虚，发汗得之。若前证，更有渴而不恶寒者，渴似风水，然不恶寒，则非风水矣，故又别之曰：此为皮水。但皮水身不热，故又注其的证曰：身肿而冷，状如周痹。周痹之状，寒凝汁沫，排分肉而痛。周痹者，通身皮肤，受邪而不用，即前所谓外证胕肿，按之没指也。若前证更有胸中窒，不能食，反聚痛，暮躁不得眠者，明是入水以伤心，致胸中受邪而窒，邪高妨食，又邪聚而痛，又心烦而暮躁不得眠，此唯黄汗证都在胸，故曰此为黄汗。若前证之脉浮紧而骨节仍痛，且咳而喘，但不渴，则类于皮水，然而不甚胕肿，又非皮水，故曰：此为肺胀。乃肺主气，受邪而咳，其状如肿，实非肿也，此亦风之淫于肺者旧本"脾"字，然下承曰：发汗则愈。在脾无汗之理，故知是"肺"字，故总曰发汗则愈，见证异而治宜同也。诸病此者四句，谓证虽不同，似皆可发汗，然遇有渴者、下利者、小便数者，即为邪气内入，即非一汗所能愈，故曰：皆不可发汗。

里水者，一身面目黄肿，其脉沉，小便不利，故令病水。假令小便自利，此亡津液，故令渴。越婢加术汤主之。

注曰：此言正水而兼色黄为异者，以其别于风水、皮水之在外，故曰里水。然水病多面目鲜泽，此独一身面目黄瘅，则久郁为热矣。又水病，小便必难，不渴，或郁久而津亡，热壅为渴，小便反自利，热在上焦气分，故以越婢行阳化热，加术以胜其水。

跌阳脉当伏，今反紧，本自有寒，疝瘕，腹中痛，医反下之，即胸满短气。

跌阳脉当伏，今反数，本自有热，消谷，小便数，今反不利，此欲作水。

注曰：此二条，言水病人，别有宿病，人各不同，当从跌阳脉，与其旧疾见证别之。谓人有水病，水寒相搏，跌阳脉当伏，今犯水病，跌阳脉反紧，此因本自有寒，疝瘕，腹中痛病，故脉加紧，治当兼顾其寒，而医反下之，则元气受伤，水病未除，寒邪上乘，胸中之宗气弱，不能御之，为胸满、为短气矣。或跌阳脉当伏，今反数，此因本自有热，应消谷，小便数，今反不利，是有热而健运之人，因水而气反不化，知其邪结三阴矣，故曰此欲作水。

寸口脉浮而迟，浮脉则热，迟脉则潜，热潜相搏，名曰沉；跌阳脉浮而数，浮脉即热，数脉即止，热止相搏，名曰伏；沉伏相搏，名曰水；沉则脉络虚，伏则小便难，虚难相搏，水走皮肤，即为水矣。

注曰：此段论正水所成之由也。谓人身中健运不息，所以成云行雨施之用，故人之汗，以天地之雨名之，人之气，以天地之疾风名之。故寸口脉主上，犹之天道，必下济而光明，故曰阴生于阳。跌阳脉主下，犹之地轴，必上出而旋运，故曰卫气起于下焦。今寸口脉浮而迟，浮主热，乃又见迟，迟者元气潜于下也。既见热脉，又见潜脉，是热为虚热，而潜为真潜，故曰热潜相搏，名曰沉，言其所下济之元气沉而不复举也。今跌阳脉浮而数，浮主热，乃又见数，数者卫气止于下也。既见热脉，又见止脉，是于客气为热，而真气为止，故曰热止相搏，名曰伏。言其宜上出之卫气，伏而不能升也，从上而下者，不返而终沉，从下而上者，停止而久伏，则旋运之气，几乎熄矣，熄则阴水乘之，故曰沉伏相搏，名曰水。见非止客水也，恐人不明沉伏之义，故又曰络脉者，阴精阳气所往来也，寸口阳气沉而在下，则络脉虚。小便者，水道之所从出也，跌阳真气止而在下，气有余即是火，火热甚，则小便难，于是上不能运其水，下不能出其水，又焉能禁水之胡行而乱走耶？故曰：虚难相搏，水走皮肤，即为水矣。水者，即身中之阴气合水饮而横溢也。沉伏二义，俱于浮脉见之，非真明天地升降阴阳之道者，其能道只字耶，此仲景所以为万世师也。

寸口脉弦而紧，弦则卫气不行，即恶寒，水不沾流走于肠间。

注曰：此言水病将成之脉，有挟弦紧者，以明水不循故道之由。谓紧脉属寒，弦而紧，乃即弦状如弓弦，按之不移者，弦则卫气为寒所结而不行，外无卫气，所以恶寒，不能运水，故随其所至，不复沾流走于肠间，水既不直走于肠间，自不能不横出于肌肤矣。

少阴脉紧而沉，紧则为痛，沉则为水，小便即难。

注曰：此言水气已成，亦或于少阴脉见之也。少阴者，尺脉也，紧而沉，紧属寒，故主痛，沉为阴结，故属水。小便即难，言因肾病水，而小便即为之不利，非小便难，故成水病也。

脉得诸沉，当责有水，身体肿重。水病脉出者死。

注曰：此除风水及皮水言之也。谓水属阴，沉脉亦属阴，故脉得诸沉，当责有水。然亦必合身体肿重而断之，诸云者，言脉部不同，则病原异，然概以沉为断耳。水病脉既沉，则浮出为阳气上脱，故主死。

夫水病人，目下有卧蚕，面目鲜泽，脉伏，其人消渴。病水腹大，小便不利，其脉沉绝者，有水，可下之。

注曰：此为正水言之。谓凡水病人，脾胃为水气所犯，故目之下包曰窠，胃脉之所至，脾脉之所主，病水，则有形如卧蚕，水气主润，故面目鲜华而润泽，不同于风燥也。脉伏即沉也。其人消渴，水在皮肤，内之真气耗，耗则渴，然非骤至之热，故直消渴，不若偶渴。病水也，在下则必腹大，小便不利，盖非痞塞，则不能成水耳。至于脉沉绝，则沉之甚也，水病不尽可下，沉甚则水甚，故可下之，以去其标。水病可下，惟此一条，"沉绝"二字妙。

问曰：病下利后，渴饮水，小便不利，腹满因肿者，何也？答曰：此法当病水，若小便自利及汗出者，自当愈。

注曰：此言下利后，有可以成水而易愈者。谓下利后渴，液暴脱也，以土弱而气不化，小便反不利，又恣饮水以伤脾土，因而有入无出，腹为之满，气浮为肿，然水入不出，满乃常事，肿则可疑，故问。咎在饮水，利后饮汤，则与胃相得，何至不化。不知胃气既虚，水乃侮土，土主肌肉，土虚水溢，则未有不肿者，故曰：此法当病水。然在下利后，非三阴结之比，故小便通而汗即自愈也。

心水者，其身重而少气，不得卧，烦而躁，其人阴肿。肝水者，其腹大，不能自转侧，胁下腹痛，时时津液微生，小便续通。肺水者，其身肿，小便难，时时鸭溏。脾水者，其腹大，四肢苦重，津液不生，但苦少气，小便难。肾水者，其腹大，脐肿腰痛，不得溺，阴下湿如牛鼻上汗，其足逆冷，面反瘦。

注曰：此亦为正水者，微细分别以为治疗地也。谓人病水，久则相传而概病，然其初，有心独虚而致者，水自心，即为心水。心为君火，主一身之阳，水困之，则君火不申，而通身之阳无所禀，故不能矫健而重。火为气之原，火困则少气，水逆卫气，不得入于阴，则不得卧，君火愈郁，则阴火愈动，故烦而躁。心肾本相交，今心为水所抑，不能交于肾，所交者，即心外之余湿，故阴肿即势肿也。有肝独虚而致者，水自肝，即为肝水。木不能泻水以助土，故阴盛而腹大。木气上扬，病则横肆而强直，故不能自转侧。肝之府在胁，而气连小腹，故胁下腹痛。大肠主津液，肝木侮土，则土衰而水浊且涩，然非大肠本病，肝气少舒，舒则阳明气畅，津液微生，而小便续通。以肝主疏泄，此其独异于肺脾肾者也。有肺独虚而致者，水自肺，即为肺水。肺主气，以运于周身，病则正气不布，故身肿，小便必因气化而出，气不化，故小便难。肺气病，则不能受脾气之上输，肺脾交困而鸭溏，鸭溏者，如鸭粪之清而不实也。有因脾虚而致者，水自脾，即为脾水。脾为至阴主腹，故脾病则腹大。四肢属脾，脾困故苦重。脾为太阴湿土，得湿而化生，又恶湿而喜燥，今水以困之，则土郁而津液不生，但苦少气。脾土不能制水，则水横溢而不遵故道，故小便难。有因肾独虚而致者，水自肾，即为肾水。肾原为水之主，病水则为重阴而腹大。身半以下，肾主之，故脐肿腰痛。肾病，则开合无权，清浊不分，且心火无制，金伤不能化气，故不得溺。肾中有真火，而脏真属寒，水湿困之，则龙火郁而逼寒外出，故阴下湿如牛鼻上汗，冷湿无有干时也。然肾阴实虚，故足逆冷。肾气为水所遏，不得上荣，故不若他脏之水病面目鲜泽，而反独瘦。肾水为石水之类，多阴少阳，在下，故前曰不喘，此曰独瘦。《千金》云：小肠水，腹满暴肿如吹，口苦燥干。大肠水，乍虚乍实，上下来去膀胱，石水，四肢瘦，腹肿，胃水，四肢肿，腹满。

师曰：诸有水者，腰以下肿，当利小便；腰以上肿，当发汗乃愈。

注曰：前水证，既分内外表里，此复从上下分之，要知肿之所至，即水之所至，故以内外分治，不若以上下分治，尤为确切。故曰诸有水者，不复分风水、正水等名，腰以下肿，当利小便者，腰以下，阴为主用，故以洁净府为急；腰以上肿，当发汗者，腰以上，阳为主用，故以开鬼门为急耳。谓不可轻下也。

师曰：寸口脉沉而迟，沉则为水，迟则为寒，寒水相搏。趺阳脉伏，水谷不化，脾气衰则鹜溏，胃气衰则身肿。少阳脉卑，少阴脉细，男子则小便不利，妇人则经水不通，经为血，血不利则为水，名曰血分。

注曰：此言正水之偏于下焦者。谓前寸口脉浮而迟，既为热潜相搏而为沉矣，此乃沉而迟，沉即为水，迟即为寒，水寒相搏，趺阳脉自郁而伏，因而阴寒用事，不能化谷，然微有分焉。脾气主里，故脾气衰则鹜溏。胃气主表，故胃气衰则身肿。兼之少阳脉卑，少阳者，左关胆脉也。少阴脉细，少阴者，左尺肾脉也。卑则低而弱，细则微而损，肝肾主下焦，故男子则小便不利，妇人则经水不通。经者，血也，男子亦属血，唯妇人有经可征，故知因血分不利而积渐阻滞，则水病乃成，谓证脉俱在下焦，下焦主阴主血，故曰血分，男妇一体也。前云气强则为水，故以此之属血分者，别言之以示辨。况肝脉之血□□□。

问曰：病者苦水，面目身体四肢皆肿，小便不利，脉之不言水，反言胸中痛，气上冲咽，状如炙肉，当微咳喘。审如师言，其脉何类？师曰：寸口脉沉而紧，沉为水，紧为寒，沉紧相搏，结在关元，始时当微，年盛不觉，阳衰之后，营卫相干，阳损阴盛，结寒微动，肾气上冲，咽喉塞噎，胁下急痛。医以为留饮而大下之，气击不去，其病不除。后重吐之，胃家虚烦，咽燥欲饮水，小便不利，水谷不化，面目手足浮肿。又与葶苈丸下水，当时如小差，食饮过度，肿复如前，胸胁苦痛，象若奔豚，其水扬溢，则咳喘逆。当先攻击冲气令止，乃治咳，咳止，其喘自差。先治新病，病当在后。

注曰：此言正水之成，有真元太虚，因误治成水，又误治而变生新病，然当先治其新病者。谓水病至面目身体四肢皆肿，而小便不利，水势亦甚矣。乃病者似不苦水，反苦胸痛气冲，疑水病中所应有之变证，故问脉形何类？不知水气中，原不得有此证。其先寸口脉必沉而紧，沉主有微水，紧主有积寒。但紧而沉，是积寒挟微水搏结在关元，初时水与寒皆微，壮年气盛，邪不胜正，故不觉阳衰，则所伏之邪稍稍干于荣卫，阳日就损，阴日加盛，而所结之寒微动，能挟肾气上冲，不独相干已也。唯其挟肾，于是肾脉之直者，上贯膈，入肺中，循喉咙，挟舌本。其支者，从肺出络心，注胸中，乃咽喉塞噎，胁下急痛，彼时温肾泻寒，病无不去，乃以为留饮而大下之，不治其本，病气不服，故相系不去，重复吐之，是诛伐无过，伤其中气矣。胃家乃虚而烦，吐伤上焦之阳，而阴火乘之，故咽燥欲饮水，因而脾胃气衰，邪留血分，致小便不利，水谷不化，胃气不强，水气乘肺，面目手足浮肿。又以葶苈丸下水，虽非治本之剂，然标病既盛，先治其标，故亦能小差，小差者，肿退也。食欲不节而复肿，又加胸胁痛如奔豚，则肾邪大肆，且水气扬溢，咳且喘逆矣。然咳非病之本也，病本在肾，故曰先当攻击冲气，令止，如《痰饮门》苓桂味甘汤是也。咳止，喘虽不治而自愈矣。此乃病根甚深，不能骤除，故须先去暴病，则原病可治，故曰先治新病，病当在后。要知冲气咳喘等，皆新病也，病当在后，病字指水气言，然关元结寒，则又为水病之本矣。

风水，脉浮身重，汗出恶风者，防己黄芪汤主之。腹痛者加芍药。

注曰：首节论风水，有骨节疼痛，此处出方，反无骨节疼，而有身重汗出，何也？前为风字，辨与他水不同，故言骨节疼，谓正水、皮水、石水，皆不能骨节疼也。然骨节疼痛，实非水之证也，故前推广风水，一曰风气相击，身体洪肿；一曰面目肿大有热；一曰目窠微肿，颈脉动咳，按手足上，陷而不起；一曰骨节反不疼，身体反重而酸，不渴汗出，总不若自重为确。而合之脉浮汗出恶风，其为风水无疑，前所推广之证，或兼或不兼，正听人自消息耳。药用防己能去风湿，黄芪直达肌肉，白术、甘草调其内气，而去湿之本，姜、枣以行荣卫，而宣上焦之气。腹痛加芍药，脾虚，故以此补之也。风水宜汗，反只用防己，可知防己能发表，不欲大发其汗，故不用桂，且成水之后汗出，知热浮，桂非□□也，故下章悉肿，即用石膏。

防己黄芪汤方

防己一两　黄芪一两一分　白术三两三分　甘草五钱，炙

上剉，每服五钱，生姜四片，大枣三枚，水盏半，煎八分，温服，良久再服。

风水恶风，一身悉肿，脉浮不渴，续自汗出，无大热，越婢汤主之。

注曰：前证身重则湿多，此独一身悉肿，则风多气强矣。风为阳邪，脉浮为热，又汗非骤出，续自汗出，若有气蒸之者然，又外无大热，则外表少而内热多，故以越婢汤主之。麻黄发其阳，石膏清其热，甘草和其中，姜、枣以通荣卫，而宣阳气也。此方剂独重，盖比前风多气多，则热多，且属急风，故欲一剂铲之。若恶寒，知内虚，故加附子，《古今录验》加术，并驱湿矣。

越婢汤方

麻黄六两　石膏半斤　生姜三两　大枣十五枚　甘草二两

上五味，以水六升，先煮麻黄，去上沫，内诸药，煮取三升，分温三服。恶风者加附子。风水，加术四两《古今录验》。

皮水为病，四肢肿，水气在皮肤中，四肢聂聂动者，防己茯苓汤主之。

按：前皮水所注，证皆不列，谓挈皮水二字，即概之也。又特揭言四肢肿，聂聂动，以申明水气在皮肤中之状，而后皮字义晓然矣。药亦用防己黄芪汤，但去术加桂、苓者，风水之湿，在经络近内，皮水之湿，在皮肤近外，故但以苓协桂，渗周身之湿，而不以术燥其中气也。皮水无汗，反用桂枝，无汗则荣热不浮，故以桂行阳，合防、苓以化水。不用姜、枣，湿不在上焦之荣卫，无取乎宣之耳。用药之意，只要扫皮中之湿，故不复求之脾胃与荣卫耳。

防己茯苓汤方

防己　黄芪　桂枝各三两　茯苓六两　甘草二两

上五味，以水六升，煮取二升，分温三服。

里水，越婢加术汤主之，甘草麻黄汤亦主之。

注曰：里水即前一身面目黄肿，脉沉而渴，正水也。越婢方解见前。又甘草麻黄汤亦主之者，麻黄发其阳，甘草以和之，则阳行而水去，即有里热，不治自清耳。且以防质弱者，不堪石膏也。水已成，则气壅而肺热，故里水与风水俱有用石膏者。不用桂枝，可知麻黄无桂枝，不全发表，大能通彻荣中之气，故用以治火耳。

甘草麻黄汤方

甘草二两　麻黄四两

上二味，以水五升，先煮麻黄，去上沫，内甘草，煮取三升，温服一升，重覆，汗出，不汗再服，慎风寒。

水之为病，其脉沉小，属少阴；浮者为风；无水虚肿"肿"字，一本是"胀"者，为气；水，发其汗即已。脉沉者宜麻黄附子汤；浮者宜杏子汤。

注曰：按仲景前于风水、皮水、里水皆出方，独所云石水不出方。观前所出之方，似乎责之手足太阳、手足少阴。里水与急风，兼责阳明而用石膏。此独另揭，言水之为病，脉沉小者，属少阴。后即承之曰：脉沉者，宜麻黄附子汤，然则此方，或即所谓石水之主方耶？正水之下寒多者，似亦可用。又即承麻黄附子甘草方而曰：脉浮者，宜杏子汤。既脉浮，不与前风水、皮水方相同，岂非杏子方乃正水、石水而间有脉浮者，宜用此方耶？盖麻黄附子甘草方，即麻黄、甘草二味耳，以少阴而加附子，发其龙火之真阳，协力麻黄甘草，以开久蚀之阴。杏子汤，因金囚不能运水，故以脉浮责肺金之热而泻气，以泄其水之实耳。若无水虚肿，此即所谓风气相搏，气强即为水，风之属也，故亦主发汗。

麻黄附子汤方

麻黄三两　甘草二两　附子一枚炮

上三味，以水七升，先煮麻黄，去上沫，内诸药，煮取二升半，温服八合，日三服。

杏子汤林亿曰：未见，恐是麻黄杏仁甘草石膏汤。

厥而皮水者，蒲灰散主之方见消渴。

注曰：按皮水，前有其脉亦浮等正文，又有推广不恶寒而如周痹之说，又有四肢聂聂动之文，总归防己茯苓方。此又言厥而皮水者，盖此段承脉沉者为少阴之义，故言皮水本属皮肤，如厥，则似病本于肾，故另出蒲灰散方以主之。或用扇蚊芭蕉蒲扇，亦颇验。盖蒲灰散，乃蒲席灰合滑石，取其解利凉滑以泻肾邪，专为少阴水之兼皮水，而不堪过温者言耳。正如少阴病之有猪苓汤也。

论曰：皮水本为风之入皮者，此因厥而次于论少阴水之后。里水即非风水，则是正水矣。乃以风入里而非石水之比，亦非风水之比，特易其名为里，即其属词命名。其辨证之妙，岂不了如悬镜哉。至其用药，其于妊娠之有水气、身重、小便不利、洒淅恶寒、起即头眩者，用葵子茯苓汤，似亦正水、石水所可用，而不主之。谓至肌肉肿胀，势极燎原，非区区渗滑可济事耳。如后贤灸水分穴，及禹余粮丸，又车牛八味丸，为善后计，皆百发百中，可谓补前人所不逮。但当水势横决，正如天地陆沉，不可拘以常理，故子和有神佑丸、导水丸，以之侥幸万一。每唇黑伤肝，缺盆平伤心，脐突伤脾，背平伤肺，足下平满伤肾，五伤不治，亦间有愈者，然岂可仗以为主用耶？仲景但有脉沉绝者，可下之一句。子和善用，故或效，然非治水正法也。故仲景于临证危急时，险峻之剂，未必不用，而著书出方，概不及焉，立法谨严矣。

问曰：黄汗之为病，身体肿<small>一曰"重"</small>，发热汗出而渴，状如风水，汗沾衣，色正黄如柏汁，脉自沉，何从得之？师曰：以汗出入水中浴，水从汗孔入得之，宜黄芪芍药桂酒汤主之。

注曰：此段正言黄汗病因与治法也。谓身肿似皮水，发热汗出而渴，如风水，则脉不宜沉而自沉，使非风湿相搏，何以有此，故问所从得，度有不止于风者也。所以仲景答：汗出入水中浴，水从汗孔入得之。谓汗出则腠疏，客水之气，从毛孔而伤其心，故水火相蒸而色黄，水气搏结而脉沉。此证亦有从酒后汗出，当风所致者，盖虽无外水所出之汗，因风内反，亦是水也，但此只就入水浴者言之，其理当参会耳。药用芪、芍、桂、酒，盖桂、芍乃驱风圣药，得芪、酒而遍走肌肉，不治湿而湿去，风能胜湿也。然心得补气热药，当暂烦，病去方解，故曰当心烦，至六七日乃解，然非增病，故但曰苦酒阻故也。

黄芪芍药桂酒汤方

黄芪<small>五两</small>　芍药<small>三两</small>　桂枝<small>三两</small>

上三味，以苦酒一升，水七升，相合，煮取三升，温服一升，当心烦，服至六七日乃解。若心烦不止<small>《千金》无"不止"二字</small>者，以苦酒阻故也<small>一方以美酒醯代苦酒</small>。

黄汗之病，两胫自冷；假令发热，此属历节。食已汗出，又身常暮<small>一本"暮"字上有"卧"字</small>盗汗出者，此营气也。若汗出已，反发热者，久久其身必甲错。发热不止者，必生恶疮。若身重，汗出已辄轻者，久久必身瞤，瞤即胸中痛，又从腰以上汗出—本"汗"字上有"必"字，下无汗，腰髋弛痛，如有物在皮中状，剧者不能食，身疼重，烦躁，小便不利，此为黄汗，桂枝加黄芪汤主之。

注曰：此段论黄汗中，变证零杂，同归于黄汗，其治大同而小异也。谓黄汗病，由水气伤心，故热聚心胸，君火不能下交于肾，每两胫自冷，自者真气不，非足下另受邪也。假令发热而足胫亦热，是风寒历于肢节而痛，故曰此属历节。其汗出之期，乃心火为水湿所伤，不能生土，中气虚馁，心主血，荣分虚热，于是食已，胃劳火动，则汗当暮，阴虚则汗，故曰此荣气也。乃又设言汗与发热，及身重相并之际，以尽病态，曰假若汗出已，宜身凉，今因内邪盛而反热，则皮肤之阴气，为汗所烁，久久必甲错；更发热不止，荣气热附，则生恶疮。假若身本重，湿也，汗出已辄轻，是表湿为汗所衰，但暂轻而不能终止其重，则内气愈虚，内虚，则肌肉睏睏动也。胸中痛，气不运也。又或元气上下不能贯串，则腰以上汗，下无汗，于是元气不能及下，则腰髋弛痛，弛如脱也。如有物在皮中状，不便捷也，其剧而危者，胸中之元气伤，则不能食。周身之阴气窒，则身疼。气壅则烦躁，心火郁胃，而热气下流，则溺涩。然皆积渐所至，其原总由水气伤心，而病日深，故曰：此为黄汗。药用桂枝加黄芪者，调和荣卫而畅其气，则补正即所以驱邪耳。较防己黄芪汤，不用防己，谓黄汗病肌表之湿原不多也；较芪芍桂酒汤，去酒加姜、枣、甘草及粥，和调其胸中之内气，以补为攻，而无取酒力之迅速也；比治血痹，桂枝黄芪五物汤，多生甘草，取其泻入心之邪也。

桂枝加黄芪汤方

桂枝三两　芍药三两　甘草二两　生姜三两　黄芪二两　大枣十二枚

上六味，以水八升，煮取三升，温服一升，须臾，饮热稀粥一升余，以助药力，温服取微汗；若不汗，更服。

师曰：寸口脉迟而涩，迟则为寒，涩为血不足。趺阳脉微而迟，微则为气，迟则为寒。寒气不足，则手足逆冷；手足逆冷则营卫不利；营卫不利，则腹满胁鸣相逐，气转膀胱，荣卫俱劳；阳气不通即身冷，阴气不通即骨疼；阳前通则恶寒，阴前通则痹不仁；阴阳相得，其气乃行，大气一转，其气乃散；寒恐是"实"字则失气，虚则遗尿，名曰气分。

注曰：此段非黄汗证。乃因黄汗证之脉迟，上下荣卫不相通彻，及久而胸中痛、腰髋痛、身疼重之发于气分，故推类而及于虚寒证，气血不足原于气分者，详其病之所以得、所以愈、所以同、所以异者，以启人认证之聪。谓寸口脉主荣卫，迟而涩，迟为阳亏，寒也。涩为阴亏，血不足也。趺阳脉主脾胃，微则胃之元气衰，则虚气反痞，故曰微则为气，迟亦寒也。前云洪则为气，气盛也。此云微则为气，气虚也。合而言之，寒也，气也，血不足也，是气血大虚，而加之以寒。手足为诸阳之本，真气不到，则逆冷。阳气起于四肢，以贯周身而调荣卫，逆冷则荣卫不利，不利则真气乏，而虚气横溢，反似有余，乃腹满胁鸣相逐气转，而膀胱荣卫，无真阳以统之，皆疲劳困乏，故曰俱劳。于是膀胱之太阳无主，则阳气不通而身冷，荣卫之阴气大虚，则阴气不通而骨疼。其或饮食之气道开，而阳气前通，则一身之阳气仍阻而恶寒，其或饮食之滋养润，而阴气前通，则一身之阴气仍稿而痹不仁。总由阴阳相暌，闭塞成痞，倾痞之道，岂有外于调元，以成资始资生之用，故曰：阴阳相得，其气乃行，大气一转，其气乃散。此即由乾健，而元亨利贞之理也。气既痞塞，则实者失气，邪从大便而泻，虚者遗尿，邪从小便而泻。其原虽亦血不足，而病之所以成，所以散，实一气主之，故曰气分。

论曰：仲景于论正水后，结出一血分，于论黄汗后，结出一气分，何也？盖正水由肾受邪，发于下焦，下焦血为主用，故论正水而因及于经血不通。黄汗由心受邪，发于上焦，上焦气为主用，故因黄汗而推及于大气不转。唯上下焦之气血阴阳不同，此仲景治黄汗以桂枝为君主，取其化气；而治正水以麻黄为君主，取其入荣也；石水以附子为主，取其□阴也。审其立言之次第，则立方之意，不晓然耶！

气分，心下坚，大如盘，边如旋杯，水饮所作，桂甘姜枣麻辛附子汤主之。

注曰：黄汗发于上焦气分，故前节，因黄汗而推及于气分病者。此即言气分病，而大气不转，心下坚大如盘者，其证实心肾交病不止，如黄汗之专在上焦矣。盖心下固属胃口之上，宜责上焦，然肾为胃关，假使肾家之龙火无亏，则客邪焉能凝结胃上而坚且大耶。边如旋杯，乃形容坚结而气不得通，水饮俱从旁漉转，状如此也。唯真火不足，君火又亏，故上不能降，下不能升。所以药既用桂、甘、姜、枣以和其上，而复用麻黄、附子、细辛少阴的剂，以治其下，庶上下交通而病愈，所谓大气一转，其气乃散也。

桂甘姜枣麻辛附子汤方

桂枝　生姜各三两　甘草二两　大枣十二枚　麻黄二两　细辛二两　附子一枚炮

上七味，以水七升，先煮麻黄，去上沫，内诸药，煮取二升，分温三服，当汗出，如虫行皮中，即愈。

心下坚，大如盘，边如旋杯—作"盘"，水饮所作，枳术汤主之。

注曰：前方既心肾交治，然此证，亦有中气素虚、痰饮骤结者。则此之心下坚，实由水饮所作，当专治其饮，故以枳术汤，一补一泻。但病状既同，何从辨其水饮，度久暂形气之间，必有不同者耳。若盘字乃即杯字，偶误勿泥。盖坚大如盘，上之取义在大，边如旋杯，下之取义在圆，不应又取大字义耳，合言之，总是坚大而圆也。此条不复冠以气分二字，要知推广病状相同，而实不同者言之，此非前二条之积虚而气分病矣。

枳术汤方

枳实七枚　白术二两

上二味，以水五升，煮取三升，分温三服，腹中软即当散也。

附方

外台防己黄芪汤　治风水，脉浮为在表，其人或头汗出，表无他病，病者当下重，从腰以上为和，以下当肿及阴，难以屈伸方见前。

注曰：前仲景立风水方，既以脉浮身重、汗出恶风为正则，而主防己黄芪汤，又出一急风、一身悉肿者为变证，而主越婢汤矣。然而人身上下，更有风湿偏胜者，或阳分为汗解，而阴分无汗，则或头汗而上和，下重而阴肿，此仍当从风湿缓治，则亦主防己黄芪汤，不得如急风之用越婢矣。故特补《外台》方论，以详风水之变态云。

黄疸病脉证并治第十五论二首　脉证十四条　方七首

寸口脉浮而缓，浮则为风，缓则为痹。痹非中风，四肢苦烦，脾色必黄，瘀热以行。

注曰：此总言黄疸，初时由风兼挟寒湿，后则变热也。其先辨之寸口脉若浮而缓，浮缓亦专主风，然浮，风也，自黄者言之，缓则挟湿，故曰痹。湿热相蒸而肌痹也。《内经》曰风寒湿合而为痹，则风不足以概病，故曰痹非中风。然热为病情，风为病因，风热乃阳邪，阳邪入阳，四肢为诸阳之本，邪入而苦烦，烦者风热也，四肢又属脾，脾属土，土色黄，故曰脾色必黄。见疸病所因虽不同，必内伤于脾也。脾色必黄，不独四肢，然脾气行四肢，故脾郁则烦，先见四肢而黄随之也。然至于黄，则热反不坚结于内，故曰瘀热以行，此言黄疸之病，概由热郁而外蒸也。

论曰：仲景首揭黄疸之脉，主之以风，而推及于痹，是明言黄疸之病，风寒湿兼有之矣。故后言风寒相搏，又曰黄家所得，从湿得之，然观其后所出方，虽有谷疸、女劳疸、酒疸、正黄疸之别，未尝专于治风，专于治寒，专于治湿。唯清热开郁，而为肺为胃，为脾为肾，分因用药，绝不兼补，岂非治黄疸法以清热开郁为主？虽亦有汗下之说，而破气与温补，大汗及大下，皆非所宜乎。

跌阳脉紧而数，数则为热，热则消谷，紧则为寒，食即为满。尺脉浮为伤肾，跌阳脉紧为伤脾。风寒相搏，食谷即眩，谷气不消，胃中苦浊，浊气下流，小便不通，阴被其寒，热流膀胱，身体尽黄，名曰谷疸。

注曰：此段言谷疸病，脉证相因之理也。谓肌肉者，脾胃所主，黄则由脾胃有伤，跌阳者，脾胃主脉也，故责之。若紧而数，数为热，热故消谷，挟紧是本寒而标热矣。本先受寒，寒则为满，言谷虽易消，而时满也。此虽胃病，然肾为胃关，其使胃不能消谷，则肾必先伤，故龙火不能上升腐熟五谷，于是推原于寸口之浮，浮在尺则伤肾，又跌阳脉见紧则伤脾，脾肾俱伤，则风寒相搏，脾不能输精于肝肺，而病气随经上注于目，故食即眩。《千金方》连旋转言。脾既不能输精而上干，其谷气自然不消，于是胃中清阳之气不升而苦浊。小便者，气化所从出，升降废，而浊气下流，小便无气以化，反有郁热相干，渐乃不通，若是者何也？脏阴被寒之伤，而客热流入膀胱也，膀胱为太阳，统一身肌表之阳，寒热相郁则一身尽黄矣。此虽病本风寒，伤兼脾肾，假使谷气消，则正足以胜邪，今不消而胃浊，胃浊而致黄，是谷非致黄之因，而实主黄之媒也，故曰谷疸，以别于病黄疸，而与谷不相妨者耳。

额上黑，微汗出，手足中热，薄暮即发，膀胱急，小便自利，名曰女劳疸，腹如水状不治。

注曰：此言黄虽必由于脾伤，而致伤之原，有因肾者。其证必额上黑，盖额者心之部也，肾邪重，则水胜火，黑为水色，而见于火部矣。手劳宫属心，足涌泉属肾，肾虚而水火不相济，则热中者概言手足也。人之呼吸，昼行阳二十五度，夜行阴二十五度，一日五十度周于身，而日暮则交于酉，酉主肾，因原有虚热，卫气并之，即发于手足而热矣。膀胱，肾之腑也，肾脏阴虚，则外腑自急。然虽急而水出高原，非热流膀胱之比，故小便不碍而自利。后女劳方下，尚有日晡发热、反恶寒、少腹满、身尽黄等证，而皆不列。要知发热恶寒、腹满身黄，他证可有，此则肾病所独异也。故见此数证，名女劳疸，谓房事过当，而致女劳也。然腹如水状，则脾精不守，先后天俱绝，故不治。

心中懊憹而热，不能食，时欲吐，名曰酒疸。

注曰：此言黄虽脾色，有因于酒者，酒多湿而性阳，故伤在上焦，心为湿热所困，则热而懊憹不安；热气病胃，邪不杀谷，则不能食；食不化而气上逆，则时欲吐，后注谷疸条下，亦有心胸不安句，然此数证，皆不因食谷后发，故知为酒疸。

阳明病，脉迟者，食难用饱，饱则发烦头眩，小便必难，此欲作谷疸。虽下之，腹满如故，所以然者，脉迟故也。

注曰：此言谷疸，有偏于寒者。谓谷疸本阳明腑病，假如人有病阳明，而身热汗出，不恶寒，或内食不大便，脉不宜迟而迟，迟则胃虚，寒郁胃病，故稍能食而不堪饱；饱则不运，故火聚而发烦，湿热干目而头眩；浊气下流而为小便难；然此乃阴被其寒，寒胜热，热未流于膀胱，而有渐致之势，故曰欲作谷疸。此言阳明病之夹寒者，能变谷疸，微有不同，其辨全在脉。本非胃实，故下之腹满如故。假令胃不虚寒，水谷自化，疸何由成，故曰：所以然者，脉迟故也。

夫病酒黄疸，必小便不利，其候心中热，足下热，是其证也。酒黄疸者，或无热，靖恐是"清"字言了了，靖言句，似有误，候参。腹满欲吐，鼻燥，其脉浮者先吐之，沉弦者先下之。酒疸，心中热，欲吐者，吐之愈。酒疸下之，久久为黑疸，目青面黑，心中如啖蒜齑状，大便正黑，皮肤爪之不仁，其脉浮弱，虽黑微黄，故知之。

注曰：酒性热属阳，上焦先受之。故前注黄疸，以懊憹而热、不能食、时欲吐为的证。然其相因为病者，不止于上也，水出高原，岂有上焦湿热既甚，而小便反利者，故曰必小便不利。心中固热，而足下者，肾之部也，湿热下溜，则肾受之，亦足下热，故曰是其证也。但从心中热来，是不得等于谷疸之小便不通，女劳疸之足下热耳。然酒疸变证，亦有热去于心，而无热，且清言了了，其邪竟注于阳明，而腹满、欲吐、鼻燥者，邪苟近上，脉必浮，宜吐之；邪苟近下，脉必沉弦，宜下之。盖治阳明唯有吐下两法也，曰先者倘有未尽之病，再消息也。然酒疸心中热，方恶其结热不行，假使欲吐，正热邪欲出之机，故曰吐之愈。又酒疸，有因误下而变证杂出，如女劳疸者，但心中与脉，及黑色中之黄，必微有辨。故曰：酒疸下之，久久为黑疸。谓酒本伤上，脉未及沉，是下未热也。误下而阳明病邪，从支别入少阴，则积渐而肾伤，伤则为黑疸。乙癸同源，故肝亦病而目青，肾气上乘而面黑，然其心中仍如啖蒜齑状，则下虽病而酒热未除也；大便正黑，肾邪乘土也；皮肤不仁，土伤则痹也；但肾邪虽盛，正气实虚，故脉浮弱；若是则竟类女劳疸，何以辨其为酒疸？谓虽脾伤而黄，又误下伤肾，然实因酒而脉终浮，则黑色中，必不如真女劳而微黄，曰虽黑微黄，故知之，示人以微细之辨也。

师曰：病黄疸，发热烦喘，胸满口燥者，以病发时火劫其汗，两热所得。然黄家所得，从湿得之。一身尽发热而黄，肚热，热在里，当下之。

注曰：此除谷疸、女劳疸、酒疸，概言黄疸。有因误火得之者，又辨其从湿得之者，为黄疸之常，热在里者，为热黄之变，以使人分别论治也。谓黄疸病虽不必专在上焦，乃有发热而烦喘，胸满口燥，热燥俱在上焦者。此以表病无汗，火劫其汗，寒变之热，火劫之热，两相并则气郁，故肌肉不堪而黄。然燥火不能遽使人黄也，凡黄必因湿郁，故又概言黄家所得，从湿得之，谓火不与湿并，不能作黄耳。假令一身尽发热而黄，又见肚热，是发热似表，而肚热则里证多矣。故又言热在里，当下之，谓不得先攻其上焦之火热也。

脉沉，渴欲饮水，小便不利者，皆发黄。腹满，舌痿黄，燥不得睡，属黄家。"舌痿"疑作"身痿"。

注曰：此言黄疸病，有先见一二标证，而可必其为黄疸者。谓沉，阴脉也，乃有脉得沉而反渴，小便不利，非热郁而何，热郁焉得不发黄。腹满，里证也，乃有腹满而加身痿黄，躁不得睡，瘀热外行，此发黄之渐也，故曰属黄家。见当图治于将成，不得俟既成而后药之也。

黄疸之病，当以十八日为期，治之十日以上瘥，反剧为难治。

注曰：此言黄疸若既成，则其病由浅而深，当速治。故谓黄疸之病，过三候而气一变，五日为一候，十五日为一气，若十五日，又加三日，则为十八日，一气有余，未满四候，愈则竟愈，故曰为期。否则根渐深而难拔，故曰治之十日以上瘥，言至十日外，必宜瘥，不瘥而剧，则又不若初治之可取必矣，故曰难治。

疸而渴者，其疸难治，疸而不渴者，其疸可治。发于阴部，其人必呕；阳部，其人振寒而发热也。

注曰：治黄疸，内外阴阳之辨，最为吃紧，故特拈出渴呕寒热以别之。谓疸色黄，郁热外蒸之象，渴则内热更甚，内外交病，故难治。不渴则热从外宣，内之正气自运，故可治。阴主内气，故呕从内出，知阴部逆郁。阳主外卫，寒热发于肌表，故病在阳部，则振寒而发热。然二条辨法，凡病皆然，不独疸也，唯疸为自内及外之证，故浅深多少，尤宜详之。

谷疸之病，寒热不食，食即头眩，心胸不安，久久发黄为谷疸，茵陈蒿汤主之。

注曰：谷疸之名，似乎谷为病也，然其原仍由外感，故前首章，虽不言发热，特揭风寒相搏四字，而寒热者亦有之，不食、食即头眩，是言头眩为谷疸第一的据也。谷疸虽为胃病，心胸在胃口上，浊气上熏则心胸不安矣。但病未甚，则热亦不甚，郁久则热甚，而遍于肌表，故曰：久久发黄，为谷疸。药用茵陈、栀子、大黄，乃以开郁结热为主，非发表，亦非攻里也。盖茵陈性苦辛寒，善开肌肉之郁，栀子轻浮性凉，能解内郁，而降屈曲之火，大黄虽为攻下之品，然从栀子、茵陈，则取其相佐以开郁解热，所以茵陈最多，而大黄少也。

论曰：前第一段论谷疸，不言寒热，而有小便不通；第二段论谷疸，不言心胸不安，而有小便必难，此独不言及小便。盖谷疸证，亦有微甚不同。前所云小便不通，此势之甚急者也。所云阳明病脉迟者，小便必难，乃既见阳明证，而因脉迟挟虚，以致不运，此表病中之间有者也。若此云寒热，则非二三日之病矣。不食、食即头眩，则虽眩，而食未尝断可知矣，故曰久久发黄。见迟之又久，乃相因为病，其势渐而缓，则小便亦未至不通耳。然观方下注云：一宿腹减。此亦必小便不快，而腹微胀可知，但不必专责之耳。谷疸三证，止出一方，盖阳明病一至发黄，则久暂皆宜开郁解热，故此方实为主方。若阴黄，则后人以附子合茵陈，乃此方之变也。按心胸不安，与酒疸之心中懊侬亦不同，彼因心中热，至有无可奈何之象，此言不安，仅微烦也，即阳明脉迟证，所谓发烦头眩耳。

茵陈蒿汤方

茵陈蒿六两　栀子十四枚　大黄二两

上三味，以水一斗，先煮茵陈，减六升，内二味，煮取三升，去滓，分温三服。小便当利，尿如皂角汁状，色正赤。一宿腹减，黄从小便去也。

黄家日晡所发热，而反恶寒，此为女劳得之。膀胱急，少腹满，身尽黄，额上黑，足下热，因作黑疸。其腹胀如水状，大便必黑，时溏，此女劳之病，非水也，腹满者难治，消矾散主之。

注曰：此详辨女劳疸证。其初亦未遽黑，故与诸黄相类，而曰黄家。但日晡所发热而反恶寒，谓彼骤然表证，或发热恶寒并见，而无定时；至于疟则发热即不恶寒，恶寒即不发热，亦无定时。脾胃劳热，则但热不恶寒，每于日昃时。若此独专于日晡，日晡即申时，此时气血注膀胱，然前曰薄暮，此曰日晡，乃统申酉时言之。酉时气血注肾也，以发热，知阴虚生热；以恶寒，知肾中虚极，不任客寒；以日晡所发，知卫气并肾与膀胱，而肾虚又不任热，故曰：此为女劳得之。然肾主下焦，以膀胱为腑，故膀胱急，小腹满，足下热，必兼见之。额虽在上，水盛有过颡之势，故火受水克，而额见肾色，黑色者，肾色也。然曰身尽黄，其初亦不即黑也。病势浸淫，正愈亏，则邪愈肆，故曰：因作黑疸。言肾邪遍于周身，不独额上也。因而腹胀如水状，水肆则土败也。因而大便黑，肾邪遍于肠胃，又不独身躯也。时溏泄者，土败则淖泽而不坚也。然腹胀似水，而非真水，下焦本寒，水实不结，而小便自利，故曰：此女劳之病，非水也。又兼腹满土败，则肾邪愈难制，故曰难治。硝矾散主之者，硝能散虚郁之热，为体轻脱，而寒不伤脾。矾能却水，而所到之处，邪不复侵，如纸既矾，即不受水渗也。合而用之则散郁热，解肾毒，其于气血阴阳、汗下补泻等治法，毫不相涉，所以为佳。

消矾散方

消石　矾石烧，等分

上二味，为散，大麦粥汁和服方寸匕合大麦粥，取调中补虚、消积进食也，日三服。病随大小便去，小便正黄，大便正黑，是其候也。《千金》用滑石、石膏等分，亦麦粥和服，功用同。

酒疸，心中懊憹或热痛，栀子大黄汤主之。

注曰：前酒疸正条，尚有不能食、欲吐，后各变证，如小便不利、足下热、腹满不一。此独举心中懊憹为酒疸第一的据也。热而至痛，更甚矣。药用栀子大黄汤，盖酒热，气血两伤，欲速逐之。故以枳实佐大黄，痛属气胜，故枳实独多。气下而血分之热解；以豆豉佐栀子，清膈而使气分之热散；酒必挟湿，因其阴大伤，故不用燥药以耗其津，亦不用渗药以竭其液，谓热散则湿不能留也。则凡治病之湿热而兼燥者，于此可悟矣。

栀子大黄汤方

栀子十四枚　大黄一两　枳实五枚　豉一升

上四味，以水六升，煮取二升，分温三服。

诸病黄家，但利其小便；假令脉浮，当以汗解之，宜桂枝加黄芪汤主之。方见"水气病"中。

注曰：此以下，皆正黄疸方也。故言诸病黄家，不论从何而得，黄概属气郁，小便为气化之主，故但利其小便。下窍气通，则诸窍之气自不能久闭，然有病气全滞表分者，则外出之气，强利小便无益，故脉浮，以桂枝汤解肌发表，黄芪内托之，稀粥助其正，则邪自不能留也。

论曰：黄疸家，不独谷疸、酒疸、女劳疸有分别，即正黄疸，病邪乘虚，所着不同。予治一黄疸，百药不效，而垂毙者，见其偏于上，另服鲜射干一味，斤许而愈。又见一偏于阴者，令服鲜益母草一味，数斤而愈。其凡有黄疸初起，非系谷疸、酒疸、女劳疸者，辄令将车前根叶子合捣，取自然汁，酒服数碗而愈。甚有卧床不起者，令将车前一味，自然汁数盂置床头，随意饮之而愈。然则汗下之说，亦设言以启悟，其可无变通耶。

诸黄，猪膏发煎主之。

注曰：此为黄疸之谷气实者设也。肾为胃关，胃家谷气实，则气闭而肾燥，故以猪膏润肾燥，发灰利阴血，合而服之，则胃燥和而郁解。仲景于妇人胃气下泄，阴吹而正喧者，亦用此方。注曰：此谷气之实也，以猪膏发煎导之。但彼用导法，此煎服为异耳。乃利阳明之阴，以泻谷气之实也。然此之谷气实，又非谷疸之比。盖谷疸，原由风寒不能消谷，此则真谷气过实，热而闭耳。予友乐天游黄疸，腹大如鼓，百药不效，用猪膏四两，发灰四两，一剂而愈，仲景岂欺我哉。

猪膏发煎方

猪膏半斤　乱发如鸡子大三枚

上二味，和膏中煎之，发消药成，分再服，病从小便出。

黄疸病，茵陈五苓散主之。

注曰：此表里两解之方。然五苓中有桂术，乃为稍涉虚者设也，但治黄疸不贵补，存此备虚证耳。

茵陈五苓散方五苓散见痰饮中

茵陈蒿末十分　五苓散五分

上二味和，先食饮方寸匕，日三服。

黄疸腹满，小便不利而赤，自汗出，此为表和里实，当下之，宜大黄硝石汤。

注曰：此为黄疸之有里无表者言之。谓疸色黄见于表矣，乃腹满、小便不利且赤，里热可知。黄疸最难得汗，乃自汗，则表从汗解，故曰此为表和里实。实者邪也，有邪则宜去，故主大黄硝石汤。大黄、硝石，解气血中之实热，黄柏苦寒，主下焦，栀子虽轻浮在上，然能使里热从上而下，故以为使，且轻浮则与郁结相宜也。

大黄硝石汤方

大黄四两　黄柏四两　硝石四两　栀子十五枚

上四味，以水六升，煮取二升，去滓，内硝，更煮取一升，顿服。

黄疸病，小便色不变，欲自利，腹满而喘，不可除热，热除必哕，哕者，小半夏汤主之。方见痰饮中。

注曰：此言黄疸中有真寒假热者。谓内实小便必赤，今色不变，加自利，虚寒也。虽腹热能满，虚亦满；实症有喘，虚亦喘。误以为热而攻除之，则虚其胃而哕，哕由胃虚而气逆，逆则痰壅，故曰：哕者，小半夏汤主之。谓哕非小故，唯姜、半能行痰下逆而调胃，胃调，然后消息治之，非小半夏即能治黄疸也。

诸黄，腹痛而呕者，宜柴胡汤。必小柴胡汤，方见呕吐中。

注曰：邪高痛下，此少阳证也。是黄虽脾胃之伤，实少阳郁热，故以小柴胡汤，仍去其本经之邪，但小柴胡主和解，此必黄之不甚，而亦未久者也。

男子黄，小便自利，当与虚劳小建中汤。方见虚劳中。

注曰：既无表证，而又小便自利，是表里无邪，然发黄，此中气不壮旺，以致上焦气郁。全当治其虚，虚得补，则气畅而郁开，郁开则黄去矣。故曰宜虚劳小建中汤。盖桂、芍、甘、姜、枣，能调和荣卫，而饴糖大补其中也。然单言男子，谓在妇人则血分有热，正未可知，又当另自消息耳。

附方

瓜蒂汤 治诸黄。方见暍病中。

注曰：瓜蒂能解上焦郁热，故黄疸之由上焦郁者宜之，且瓜蒂主吐，吐亦有发散之义，故附此以见治黄疸，亦有用吐法者耳。

千金麻黄醇酒汤 治黄疸。

注曰：此为黄疸之因寒，而郁热在荣分者言。谓麻黄能发荣中之阳，加之以醇酒，则彻上彻下之阴邪，等于见睍，故附此以备荣热之治。

麻黄三两

上一味，以美酒五升，煮取二升半，顿服尽。冬月用酒，春月用水煮之。

张仲景金匮要略论注卷十六

惊悸吐衄下血胸满瘀血病脉证治第十六
脉证十二条　方五首

寸口脉动而弱，动即为惊，弱则为悸。

注曰：前奔豚章，既言有惊怖，有火邪，皆从惊发得之，此又另揭惊悸言之。非详其病所从得，乃谓病有惊狂不安者，有只心悸不宁者。惊乃邪袭于心，在实边，故其寸口脉动，动者有粒如豆也。悸乃神不能主，在虚边，故其寸口脉弱，弱者脉来无力也。动而弱者，有邪袭之，而心本原虚也，故惊悸并见。然而脉仍分属，动则惊气之发，弱者悸气所形，故曰动即为惊，弱则为悸。

师曰：尺脉浮，目睛晕黄，衄未止；晕黄去，目睛慧了，知衄今止。

注曰：衄为清道之血，从督脉，由风府贯顶，下鼻中，此肝肾热郁，火冲阳经，而经血妄出。故云衄者其尺脉浮，以尺主下焦，肝肾有热而虚，则尺浮，故前曰：尺脉浮为伤肾。目睛属肝，阳明热气乘之，则目睛晕黄，乙癸同源，故尺浮晕黄，其邪正盛，衄为未止。晕黄去，则热已衰，更目睛慧了，慧了者，清爽也，知肾热已解，则肝血无恙，血乃阴属，无热迫之，则衄从何来，故曰知衄今止。

又曰：从春至夏衄者太阳，从秋至冬衄者阳明。

注曰：衄者阳经之血，从火上炎，则妄出于鼻窍。春夏之阳在外，今衄为势迫，知从太阳来，以太阳主经络之阳也。秋冬之阳在内，是外无热迫，知从阳明来，以阳明主中土之阳也。足阳明起于鼻，交頞中，旁纳太阳之脉，则阳明本与太阳相通，故冬则从内起。若是者何也？衄既为阳经清道之血，总非阴经所主也。若足少阳经脉起目锐眦，上抵头，循角下耳后，行手少阳之前，手少阳支者，亦止能入耳中，上耳角，不能从督脉由风府贯顶下鼻中矣。故以太阳阳明，分属四时耳。

衄家不可汗，汗出必额上陷，脉紧急，直视不能眴，不得眠。

注曰：衄既为阳经病，似可从外解，不知汗乃血液，心主之，衄家亡血过多，若又汗，则重亡其阴，而阳气为之馁。额为心部，阴亡阳馁，则必陷矣，陷者如物之不坚满也。脉属心，血不能荣，则失和缓之气，而为紧急矣。目得血而能视，久衄复汗，阴脱而直视不能转眴矣。心血亏而虚阳扰，扰则火逆不能眠矣。

病人面无色，无寒热，脉沉弦者，衄；浮弱，手按之绝者，下血；烦咳者，必吐血。

注曰：此条"面无色"三字是主。盖人身中阴阳相维，而阴实统于阳，血者阴也，故阳能统阴，则血无妄出。今面无色，知其阳和不足。阳和不足，则阴火乘之，假令脉平，则如贫人无事，亦可支持。若既无色，又非有寒热表邪，而脉沉弦，沉则卫气伏，弦则卫气结，真阳衰而燥气有余，血随燥火，走于清道，则血上溢而为衄矣。若浮弱，浮则与阴不交，弱则虚阳无力，阳虚而上浮，甚至手按即绝，则下焦之阴无元阳以维之，而血下漏矣。烦咳条不言脉，"浮弱"二字揭之也。面无色，其人阳气既亏，阴火乘之，忽见烦咳证，烦属心，咳属肺，心肺病，而胸中之阳不能御阴火，血随虚火涌于浊道，则从口出矣。以上三条，皆起于真阳不足，血无所统。故血证人，大概苦寒不如甘温，而补肺不如补肾，何也？然欲行阳气，和荣卫，交心肾，非桂枝加龙骨牡蛎汤不可。肾得补而真阳自生，此肾气丸，为虚损之宝也。又补肾不如补脾，何也？脾得补而中气健运，此建中汤，为《金匮》所重也。

夫吐血，咳逆上气，其脉数而有热，不得卧者，死。

注曰：凡吐血，先由阳虚，后乃阴虚，至阴虚而火日以盛，有烁阴之火，无生阴之阳，咳则肺气耗散，逆而上气，则肝挟相火上乘，脉数有热则无阴，不得卧，则夜卧血不归肝，而木枯火然，君火变为燥火，阴阳俱亏，凶证相并，有立尽之势，故曰死。

夫酒客咳者，必致吐血，此因极饮过度所致也。

注曰：此言吐血，不必尽由于气不摄血，亦不必尽由于阴虚火盛。其有酒客而致咳，则肺伤已极，又为咳所击动，必致吐血，此非内因也，故曰极饮过度所致，则治之，当以清酒热为主可知。

寸口脉弦而大，弦则为减，大则为芤，减则为寒，芤则为虚，寒虚相搏，此名曰革，妇人则半产漏下，男子则亡血。

注曰：此段言下血之脉，非言吐衄之脉也。谓脉之弦者，卫气结也，故为减为寒。脉之大者，气不固也，故为芤为虚。至弦而大，是初按之而弦，弦可以候阳，稍重按之而大，大可以候阴，不问而知其上为邪实，下为正虚，故曰寒虚相搏，此名曰革，谓如皮革之上有下空也。下既虚，则无阳以统之，血不循行经络而下漏，男女一体，故曰妇人则半产漏下，男子则亡血，血下遗如亡也。

亡血不可发其表，汗出则寒栗而振。

注曰：此言亡血家虽有表邪，不可发汗，汗则因亡血而元阴本虚，又因汗而虚其表中之阳，则内无以守，外无以固，故虚极如冷而寒栗，无阳自卫也。振者，虚不能自主也。

病人胸满，唇痿舌青，口燥，但欲漱水，不欲咽，无寒热，脉微大来迟，腹不满，其人言我满，为有瘀血。病者如有热状，烦满，口干燥而渴，其脉反无热，此为阴伏，是瘀血也，当下之。

注曰：此二条，言平人表里无病，而有瘀血，其证脉不相应如此也。谓胸为上焦，受气于中焦，唇口舌皆脾胃所主，故《千金》云：口为戊，唇舌为己，循环中宫，荣华于舌。今因中宫有瘀，中气不清，热气熏上焦而为胸满，循于肌窍而为唇痿，为舌青，为口燥，且欲漱水，血气燥也，不欲咽，胸中未尝有热也。无寒热，既非由表入里，况乃脉微，近于大虚也，来迟亦虚而无热也。三焦胀，应气满于皮肤，今腹外皮肤不满，自觉气胀不快，而曰我满，有滞也，非瘀血而何？故曰为有瘀血。若病者如有热状，乃郁闷之象，即下所谓烦满，口干燥而渴也。如果里有热，则脉应数，反无热，谓不见洪数之脉也，岂非有阴物伏于内，而致阴火干于上乎？故曰：此为阴伏。阴者何？瘀血也，瘀属有形，非下之不可，故曰：当下之。此三字，似总结上二节，然上节云胸满，云不欲咽水，云脉来迟，不独瘀血，内或寒多，则寒下之药即不可用，去瘀之法，当更酌量，故不概曰可下也。

论曰：仲景论妇人有瘀血，以其证唇口干燥，故知之。则此所谓唇痿口燥，即口干燥，足证瘀血无疑矣。然前一证，言漱水不欲咽，后一证，又言渴，可知瘀血症不甚，则但漱水，甚则亦有渴者，盖瘀久而热郁也。

火邪者，桂枝去芍药加蜀漆牡蛎龙骨救逆汤主之。

注曰：此方治惊，乃治病中之惊狂不安者，非如安神丸、镇惊丸等之镇心为言也。《奔豚气》篇中，虽有惊怖等四部病，皆从惊恐得之句，然病由虚声所惊，可以镇浮而愈，若因灸焫，且热且惊，以致邪结胸中，惊狂不安，则必驱散其胸中之邪为主，故标之为火邪者。见胸中者，清阳之所居，乃火邪亡阳，致神明散乱，故以桂、甘、姜、枣宣其上焦之元阳，则郁火自熄；惊则必有瘀结，故加常山苗蜀漆破血，疗胸中结邪；而以龙骨之甘涩平，牡蛎之酸盐寒，一阳一阴，以交其心肾，而宁其散乱之神。若桂枝汤去芍，病不在肝脾，故嫌其酸收入腹也。此汤仲景《伤寒论》以治伤寒脉浮发热，火劫亡阳，惊狂，卧起不安者。

论曰：惊悸似属神明边病，然仲景以此贯于吐衄下血及瘀血之上，可知此方，重在治其瘀结，以复其阳，而无取乎镇坠，故治惊，全以宣阳散结、宁心去逆为主。至于悸，则又专责之痰，而以半夏、麻黄发其阳、化其痰为主，谓结邪不去，则惊无由安，而正阳不发，则悸邪不去也。

桂枝救逆汤方

桂枝三两，去皮　甘草二两，炙　生姜三两　牡蛎五两，熬　龙骨四两　大枣十枚　蜀漆三两，洗去腥

上为末，以水一斗二升，先煮蜀漆，减二升，内诸药，煮取三升，去滓，温服一升。

心下悸者，半夏麻黄丸主之。

注曰：悸与惊，大不同矣。惊有结邪，神明不能堪，故脉动；悸则为阴邪所困，而心气不足，故脉但弱。阴邪者，痰饮也，故以半夏主之，而合麻黄，老痰非麻黄不去也。每服三丸，日三服，以渐去之，静伏之痰，非可骤却耳。然悸有虚损而悸者，此无别虚证，故专责痰，此正《痰饮门》所谓微者短气，甚者则悸也。

半夏麻黄丸方

半夏　麻黄等分

上二味，末之，炼蜜和丸，小豆大，饮服三丸，日三服。

吐血不止者，柏叶汤主之。

注曰：此重"不止"二字，是诸寒凉止血药，皆不应矣。吐血本由阳虚，不能导血归经，然血亡而阴亏，故以柏叶之最养阴者为君，艾叶走经为臣，而以干姜温胃为佐，马通导火使下为使。愚意无马通，童便亦得。按本草载此方，乃是柏叶一把，干姜三片，阿胶一挺，炙，合煮，入马通一升。未知孰是，候参。

柏叶汤方

柏叶三两　干姜三两　艾三把

上三味，以水五升，取马通汁一升，合煮取一升，分温再服。马通乃马屎绞

汁也，如干屎以水和绞之。

下血，先便后血，此远血也，黄土汤主之。

注曰：下血较吐血，势顺而不逆，此病不在气也，当从腹中求责。故以先便后血知未便时，血分不动，直至便后努责，然后下血，是内寒不能温脾，脾元不足，不能统血，脾居中土，自下焦而言之，则为远矣。故以附子温肾之阳，又恐过燥，阿胶、地黄壮阴为佐，白术健脾之气，脾又喜凉，故以黄芩、甘草清热，而以经火之黄土，与脾为类者，引之入脾，使暖气于脾中，如冬时地中之阳气，而为发生之本，真神方也。脾肾为先后天之本，调则荣卫相得，血无妄出，故又主吐衄。愚谓吐血自利者，尤宜之。

黄土汤方 亦主吐衄。

甘草三两　地黄三两　白术三两　附子三两炮　阿胶三两　黄芩三两　灶中黄土半斤

上七味，以水八升，煮取三升，分温二服。

下血，先血后便，此近血也，赤小豆当归散主之。方见"狐惑"中。

注曰：先血后便，则知虽未便，而血已先聚于肛为近，故曰此近血也。然下焦，乃肾膀胱所主，水府也，使下无留湿与血相混，则便溺如常，血自归经，何得溢出。故以赤小豆为主，去其阴分之湿，而当归导血归经，其势甚便，不若远血之伤在脾肾，温凉补泻，多其委曲也。赤小豆最通肝气，为通乳神药，故合归用之，亦取其通畅肝分之血，而和调之也。

心气不足，吐血，衄血，泻心汤主之。

注曰：吐血有因病久上热，烦咳而致者，有因极饮过度者。若因心虚，虚则热收于内，而火盛烁阴，涌血上逆，出于清道为衄，出于浊道为吐，则主心气不足论治。谓不得同诸阴虚，及极饮者之积渐而致也。故以芩、连清其热，大黄下其瘀，而曰：泻心汤，谓病既侵心，恐因循则酿祸也。昔人尝曰：心极须大黄。

泻心汤方 亦治霍乱。

大黄二两　黄连一两　黄芩一两

上三味，以水三升，煮取一升，顿服之。

张仲景金匮要略论注卷十七

呕吐哕下利病脉证治第十七

论一首　脉证二十七条　方二十三首

夫呕家有痈脓，不可治呕，脓尽自愈。

注曰：呕家之因不同，客寒伤胃，或痰壅气逆，气有余即是火，故《内经》曰：诸呕吐酸，皆属于热，故行痰、降逆、清火、温中皆可。若有痈脓，则荣分热，而非气分热矣，因而亦呕，此毒盛也，以治呕法治之，行痰降逆，固为无益，而积热成毒，尚堪温热乎？故曰：不可治呕。然即不治，呕不因气，由于荣分热毒，则脓尽而邪衰，邪衰而呕止，故曰：脓尽自愈。

先呕却渴者，此为欲解；先渴却呕者，为水停心下，此属饮家；呕家本渴，今反不渴者，以心下有支饮故也，此属支饮。

注曰：此二条言呕、渴必相因，故可于先后辨其水，于反不渴知其饮，示人治呕中有辨饮之法也。此以下，注疏呕因之不同，治法迥异也。谓先呕者，内有恶涎也，涎尽而渴，病气已解。若先渴则必多饮，饮多即同恶涎，因而呕，知水停心下，乃骤至之病，未必在偏僻处矣，故但曰此属饮家。然多呕则必伤津，故渴为呕家必然之理。今反不渴，若非心下原有偏着之饮气润其燥火，则渴何能免，但饮果在中之孔道，岂有不与呕俱出，则知此饮不在孔道矣。故曰此为支饮，支者，偏旁而不在正中也。

问曰：病人脉数，数为热，当消谷引食，而反吐者，何也？师曰：以发其汗，令阳微，膈气虚，脉乃数，数为客热，不能消谷，胃中虚冷故也。脉弦者虚也，胃气无余，朝食暮吐，变为胃反。寒在于上，医反下之，令脉反弦，故名曰虚。

注曰：此论呕吐之脉，从误汗来，则初脉或见数，误下则反弦也。谓数脉不外君相二火。所以寸数，咽喉口舌生疮，或吐红咳嗽、肺痈。两关数，则胃火或肝火。尺数，则阴虚或相火。故曰数为热，当消谷引饮，而反吐为疑，以数脉必主于热也。不知虚亦能使脉数，况见吐症，吐为一时膈病，而脉数则非君相二火明甚。因推其致病之由，曰以发其汗，汗则伤阳而阳气微，人身唯真阳气足，如太阳中天，令人温和调适，阳虚则燥火乘之，故曰：膈气虚，脉乃数。数既非本然之阳和，则为客热，客热则病胃，何能助胃消谷，名曰热，其实无阳不能运之使下，故曰：胃中虚冷故也。若脉更见弦，是胃中之阳气不充而结，故曰胃气无余，无余者，胃气无余力胜谷气也，因而朝食暮吐。见胃未尝不受谷，受不能消，则变为胃反，其原由寒在上焦，本当温胃助其消导，又误下之，则阳之微者反见弦状，所谓弦则卫气结，故曰虚也。

寸口脉微而数，微则无气，无气则荣虚，荣虚则血不足，血不足则胸中冷。

注曰：此段推原胃中虚冷之故，故于寸口脉证之。谓寸口主上焦，微则胸中少元阳之气，荣气随卫气者也，血即荣之成流者也，无气以引满其荣气而荣虚，虚则血少，不能如平人之充盛，而不足矣。虽阴火炎而见数象，胸中之荣卫实虚，元阳大亏，焉得不冷。

趺阳脉浮而涩，浮则为虚，涩则伤脾，脾伤则不磨，朝食暮吐，暮食朝吐，宿谷不化，名曰胃反。脉紧而涩，其病难治。

注曰：吐乃胃家病，脾气通于胃，趺阳者，脾胃脉也，故复以趺阳诊之。谓趺阳脉浮而且涩，土主中州，不沉不浮，今太浮则知其虚矣。盖虚则脾胃气不交，而脾阴伤，不能固结其气，故脉浮涩。正既虚则失酝酿之本，故不磨，因而朝暮之间，不能容谷，宿而不化，此胃反之由。然其脉不紧，则胃气尚能胜邪，若又加紧而涩，紧为寒邪，涩为液竭，正不胜邪，故曰难治。

病人欲吐者，不可下之。

注曰：此因上文论吐，故推及之。治病之法，贵因势利道，故《内经》曰：在上者越之，在下者引而竭之。言病欲上吐，不可强之使下，凡病皆然。故曰：病人欲吐者，不可下之。是概言，非止反胃，而反胃在其中。

哕而腹满，视其前后，知何部不利，利之即愈。"哕"字恐是"呕"字。

注曰：以下数条，皆论呕，此首条恐亦是论呕。谓呕乃中上焦病，不应与腹满并见，然而腹满明是积滞在腹，上蒸于胃，不安而呕，邪在腹则宜下。故曰视其前后部。前后者，大小便也。因不利而利之，则病随利减而愈。此与上条照看，吐呕本相类，吐者禁下，呕而腹满，则又宜利矣。

呕而胸满者，茱萸汤主之。

注曰：胸乃阳位，呕为阴邪，使胸之阳气足以御之，则未必呕，呕亦胸中无恙也。乃呕而胸满，是中有邪乘虚袭胸，不但胃不和矣，虚邪属阴，故以茱萸之苦温，善驱浊阴者为君，人参补虚为佐，而以姜、枣宣发上焦之正气也。

茱萸汤方

吴茱萸一升　人参三两　生姜六两　大枣十二枚

上四味，以水五升，煮取三升，温服七合，日三服。

干呕，吐涎沫，头痛者，茱萸汤主之。方见前。

注曰：干呕者，有声无物也，物虽无而吐涎沫，仲景曰：上焦有寒，其口多涎。上焦既有寒，寒为阴邪，格阳在上，故头痛，比胸满而呕，似有在上在下不同，然邪必乘虚，故亦用茱萸汤，兼温补以驱浊阴，谓呕有不同，寒则一也。

呕而肠鸣，心下痞者，半夏泻心汤主之。

注曰：呕本属热，然而肠鸣则下寒，而虚痞者，阴邪搏饮，结于心下，即《伤寒论》所谓胃中不和，腹中雷鸣也。故主半夏泻心汤，用参、甘、枣以补中，干姜以温胃泻满，半夏以开痰饮，而以芩、连清热，且苦寒亦能泻满也。亲见一乳母，吐呕五日，百药不能止，后服干姜、黄连二味立止，即此方之意也。

半夏泻心汤方

半夏半斤洗　黄芩三两　干姜三两　人参三两　黄连一两　大枣十枚　甘草三两炙

上七味，以水一斗，煮取六升，去滓，再煮取三升，温服一升，日三服。

干呕而利者，黄芩加半夏生姜汤主之。

注曰：《伤寒论》芩、甘、枣、芍四味，为黄芩汤，治太阳少阳合病。盖太少之邪，合而内入，则协热而利，故以黄芩为主也。然邪既内入，或有复搏饮者，呕多，此其明证矣，故加半夏、生姜。

黄芩加半夏生姜汤方

黄芩三两　甘草二两　芍药一两　大枣十二枚　半夏半斤　生姜三两

上六味，以水一斗，煮取三升，去滓，温服一升，日再夜一服。

诸呕，谷不得下者，小半夏汤主之。方见痰饮中。

注曰：呕固属火，然使胃中无痰，则食可稍进，至谷不得下，非痰凝之而何，痰必由于气逆，故以半夏、生姜降逆开痰。

呕吐而病在膈上，后思水者，解，急与之。思水者，猪苓散主之。

注曰：呕吐兼心腹等证，原非呕吐本证也。以常言之，其病在膈上，大约邪热搏饮，至于思水，则饮邪去，故曰解，急与之，恐燥邪不堪也。然元阳未复，正须防停饮再发，故以猪苓去水为君，茯苓、白术以培其正气，不用姜、半，其呕已止，恐宣之反动虚气，即降逆消痰亦非急务也。

猪苓散方

猪苓　茯苓　白术各等分

上三味，杵为散，饮服方寸匕，日三服。

呕而脉弱，小便复利，身有微热，见厥者，难治，四逆汤主之。

注曰：此舍标治本之法也。谓呕而有微热，乃表邪欲出之象，然而脉弱则内虚矣。小便利，知非下焦有热，甚且见厥，是少阴之寒邪复重矣。则前之呕与热，乃有表而甚微者，若更兼治其火与饮，则下益寒，故曰难治。而以四逆汤主之，竟从少阴病治法，铲其本寒，则真阳得助，而微表自解，故附子生用，有发散之义也。

四逆汤方

附子一枚生用　干姜一两半　甘草二两炙

上三味，以水三升，煮取一升二合，去滓，分温再服。强人可大附子二枚，干姜三两。

呕而发热者，小柴胡汤主之。

注曰：前章热微见厥，是寒重，故责少阴。若不见厥，而发热不微，则少阳证，原有呕，竟从少阳治矣。故主小柴胡以和解之，内有半夏、生姜，亦治呕也。

小柴胡汤方

柴胡半斤　黄芩三两　人参三两　甘草三两　半夏一升　生姜三两　大枣十二枚

上七味，以水一斗，煮取六升，去滓再煎，取三升，温服一升，日三服。

胃反呕吐者，大半夏汤主之。《千金》治胃反不受食，食入即吐者。《外台》治呕，心下痞硬者。

注曰：以前皆论呕，即或兼言吐，不过饮食之后，或吐些少出来耳。若食久即尽出，此乃胃虚不能消谷，因而上逆，故使胃反，反后火逆，呕吐兼挟燥矣。故以半夏降逆、下痰涎为主，加人参以养其正，白蜜以润其燥，而且扬水二百四十遍，以使速下。《千金》治不受食，《外台》治呕而心下痞硬。要知不受食，虚也。痞硬，亦虚也。

大半夏汤方

半夏二升洗　人参三两　白蜜一升

上三味，以水一斗二升，和蜜扬之二百四十遍，煮药取二升半，温服一升，余分再服。

食已即吐者，大黄甘草汤主之。《外台》又治吐水。

注曰：食已即吐，非复呕病矣，亦非胃弱不能消，乃胃不容谷，食已即出者也。明是有物伤胃，荣气闭而不纳，故以大黄通荣分已闭之谷气，而兼以甘草调其胃耳。《外台》治吐水，大黄亦能开脾气之闭，而使散精于肺，通调水道，下输膀胱也。

大黄甘草汤方

大黄四两　甘草一两

上二味，以水三升，煮取一升，分温再服。

胃反，吐而渴欲饮水者，茯苓泽泻汤主之。

注曰：此即五苓散去猪苓，加甘草、生姜也。五苓散原为太阳表邪袭入膀胱之腑，致燥渴引饮，中宫留湿，设此为两解表里之方。此以胃反，吐则水从吐出，中无水气而渴，故去猪苓，但以苓、泽、桂、术，双解表里虚邪，加生姜、甘草和中以止吐也。

茯苓泽泻汤方 《外台》治消渴脉绝，胃反者，有小麦一升

茯苓半斤　泽泻四两　甘草二两　桂枝二两　白术三两　生姜四两

上六味，以水一斗，煮取三升，内泽泻，再煮去滓，取二升半，温服八合，日三服。

吐后，渴欲得水而贪饮者，文蛤汤主之。兼主微风，脉紧，头痛。

注曰：此即前之渴欲饮水也。贪饮是水不足以止其燥，况在吐后，而非必胃反者，则虚少热多。故以文蛤之盐寒，清热散结为主，而以麻、杏、甘、石疏其气分之热，姜、枣以宣其上焦之郁，然麻黄发其阳，故亦主微风，但方似以清热为主。设脉紧，紧为寒，格火在上，故头痛。赘此一句，以示壅热贪饮之人，脉紧头痛在所或有，正与前干呕吐涎沫条中注头痛相等也。然不吐涎沫，胸寒少，故麻、杏可愈。

文蛤汤方

文蛤五两　麻黄三两　甘草三两　生姜三两　石膏五两　杏仁五十枚　大枣十二枚

上七味，以水六升，煮取二升，温服一升，汗出即愈。

干呕，吐逆，吐涎沫，半夏干姜散主之。

注曰：此比前干呕吐涎沫头痛条，但少头痛而增"吐逆"二字，彼用茱萸汤，此用半夏干姜散，何也？盖上焦有寒，其口多涎一也。然前有头痛，是浊阴上逆，格邪在头，故疼，与浊阴上逆，格邪在胸故满相同，故俱用人参、姜、枣助阳，而以茱萸之苦温，下其浊阴；此则吐逆，明是胃家寒重，以致吐逆不已，故不用参，专以干姜理中，半夏降逆。谓与前浊阴上逆者，寒邪虽同，有高下之殊，而未至格邪在头，在胸则虚亦未甚也。

半夏干姜散方

半夏　干姜各等分

上二味，杵为散，取方寸匕，浆水一升半，取七合，顿服之。

病人胸中似喘不喘，似呕不呕，似哕不哕，彻心中愦愦然无奈者，生姜半夏汤主之。

注曰：喘、呕、哕俱上出之象，今有其象，而非其实，是膈上受邪，未攻肺，亦不由胃，故曰胸中。又曰彻心中愦愦无奈，彻者通也，谓胸中之邪既重，因而下及于心，使其不安，而愦愦无可奈何也。生姜宣散之力，入口即行，故其治最高，而能清膈上之邪，合半夏，并能降其浊涎，故主之。与茱萸之降浊阴、干姜之理中寒不同。盖彼乃虚寒上逆，此唯客邪搏饮于至高之分耳。然此即小半夏汤，彼加生姜煎，此用汁而多，药性生用则上行，唯其邪高，故用汁而略煎，因即变其汤名，示以生姜为君也。

生姜半夏汤方

半夏半升　生姜一斤

上二味，以水三升，煮半夏，取二升，内生姜汁，煮取一升半，小冷，分四服，日三夜一。呕止，停后服。

干呕，哕，若手足厥者，橘皮汤主之。

注曰：呕兼哕言，则以哕为重矣。彼有因元气败而哕者，此肾虚欲绝也。若从干呕来，虽手足厥，明是胃家寒气结，不行于四肢，故以橘皮温胃为主，而合生姜以宣散其逆气也。

橘皮汤方

橘皮四两　生姜半斤

上二味，以水七升，煮取三升，温服一升，下咽即愈。

哕逆者，橘皮竹茹汤主之。

注曰：此不兼呕言，是专胃虚而冲逆为哕矣。然非真元衰败之比，故以参、甘培胃中元气，而以橘皮、竹茹，一寒一温，下其上逆之气，逆由胆火，故用竹茹。呃字即故哕字。亦由上焦阳气，不足以御之，乃呃逆不止，故以枣、姜宣其上焦，使胸中之阳渐畅而下达，谓上焦固受气于中焦，而中焦亦秉承于上焦，上焦既宣，则中气自调也。姜、枣能和营卫而宣发阳气也。

橘皮竹茹汤方

橘皮二斤　竹茹二升　大枣三十枚　生姜半斤　甘草五两　人参一两

上六味，以水一斗，煮取三升，温服一升，日三服。

夫六腑气绝于外者，手足寒，上气，脚缩；五脏气绝于内者，利不禁，下甚者，手足不仁。

注曰：此言凡病危笃，必脏腑之气先绝，而脏尤主利也。谓人有利虽久，而起居如平人，脏腑之气未绝故也。知六腑气先绝于外，则六腑为阳，阳所以温手足，御三焦。气既绝于外，则手足无阳以运而寒，胸中无阳以御下焦之阴而上气，脚下之阳道不行，则有阴无阳，而脚缩不能伸。五脏气先绝于内，则肾不能为胃关，而利不禁，不禁之极，为下甚，手足因无阴以维阳，而脏气不相统摄，则为不仁。不仁者，伸缩皆不能也。

下利脉沉弦者，下重；脉大者，为未止；脉微弱数者，为欲自止，虽发热不死。

注曰：下利者，里有邪也，而上下轻重不同，皆于脉别之。假令脉沉则为寒，弦为气结，沉而弦，则为病邪结于下焦，故下体之阳道不行而重。脉大主虚，主邪盛，故大则为未止。微弱者邪衰，正亦衰也，数为阳脉，于微弱中见之，则为阳气将复，故知欲自止。下利热不止者，死，谓阳亡于外，阴亡于内也。脉既微弱数，则邪去，邪去而发热，则虽有余邪，正将胜之，故曰不死。

下利手足厥冷，无脉者，灸之不温，若脉不还，反微喘者，死。少阴负趺阳者，为顺也。

注曰：此言下利之死，必先肾绝，未绝而弱，则又常理也。谓下利至手足厥冷，是脾中阳气久亏，而肾中真阳下脱，故如中寒者，手足厥冷而无脉，则生生之气，几乎熄矣。然此时正气欲绝，而邪气亦绝。故灸之以接其肾中之阳。若手足仍不温，脉不还，是正脱已尽，且微喘，是既亡之真阳上出，少阴已绝，而反露有余之象，明是灯欲灭而复明，故死。然下利证，乃是土邪乘水，少阴脉主水，趺阳脉主土，故少阴负趺阳，以脉证相对，而反为顺。负者失也，互相克贼，名曰负也。

下利有微热而渴，脉弱者，令自愈。下利脉数，有微热汗出，令自愈；设脉紧，为未解。下利脉数而渴者，令自愈；设不差，必圊脓血，以有热故也。下利脉反弦，发热身"身"恐"自"，是。汗者，愈。下利气者，当利其小便。下利，寸脉反浮数，尺中自涩者，必圊脓血。

注曰：前章既言下利脉微弱数，为欲自止，虽发热不死，此六条，即前意。而言脉证或有参差，其内邪喜于外出则一理也。但变热者，必见血耳。故谓下利本客寒伤里，苟非直中阴证，必阴阳互胜，阴胜难愈，阳胜易愈。假令微热，是邪出表也。而渴是胸中阳胜也，且脉弱则在内之邪气少矣。虽不治之，邪去正自复，故令自愈，不必喜功生事也。若既有微热，脉不弱而数，数亦阳胜也，更汗出，则热从外泻矣，故亦令自愈。设脉数中兼紧，则寒邪尚坚，为未解矣。若数脉与渴并见，亦是阳胜，故令自愈。设不瘥，则寒既退而病不退，不宜责寒矣。乃热多，必反动其血，故曰必圊脓血，以有热故也。若发热而汗，与上同，更脉弦，则里症见弦为阳脉，是阳胜也，阳胜则愈。乃有下利而失气不已，此气滞而乱，又在寒热之外，故但利其小便，小便利则气化，气化则不乱也。若下利果属寒，脉应沉迟，反浮数，其阳胜可知，而尺中自涩，涩为阳邪入阴，此亦热多，故曰必圊脓血。

论曰：下利之因多端，不可不详。有热伤而便肠垢者，臭秽之甚，且色黄也；若黄非焦黄，只淡黄色者，立斋云：黄为脾家正色，不能结而散，乃脾虚之甚也。有误下而协热利者，必脐下热，或大孔热也；有燥粪结而利者，必谵语也；有直下水者，此伤食而滞肠中之气，使泌别失职也；有利清水，色纯青，心下必痛，口干燥者，此少阴病，又兼客热内攻肝肾，至急宜下之证也；有少阴病，欲吐不吐，心烦但欲寐，五六日自利而渴者，属少阴，更小便色白益确，以下焦有寒，不能制水，故令色白也；有惯晨泻者，此肾泻也；有泄泻数年者，此谓之水土同化，乃脾泄也；有或泻或不泻者，此湿泻，必兼微胀也；有间泻，泻反快者，此饮泻也；有痰壅肺气，使大肠虚而下利者，必两寸滑也；有完谷不化者，此伤风餐泻也；有溏粪者，此湿胜也；有鸭溏者，此清水中有屑细如鸭之屎，乃肺虚，或大肠有寒也；有非水、非完谷、非肠垢，但色不黄，而臭不甚，泻而不实者，此下利清谷也。若本文数段，正所谓下利清谷耳。清谷谓食已化而不实，比欲愈之溏，则有水杂之也。

下利清谷，不可攻其表，汗出必胀满。

注曰：此不因误下而自利者。乃既有表，内寒复甚，故兼见此，当以攻表为戒。若攻其表，则阳虚而阴愈盛，盛则胀满，故曰汗出必胀满。

下利脉沉而迟，其人面少赤，身有微热，下利清谷者，必郁冒，汗出而解。病人必微厥，所以然者，其面戴阳，下虚故也。

注曰：此言下利中，有里多而表少者。然邪终不能胜正，故虽变证多端，而病可解，总由于虚，而非不可治之证也。谓下利脉沉迟，沉则为寒，迟则为虚，不待言矣。然其面稍赤，微阳也，身有微热，邪走于表也。但表少而下利清谷后，必郁冒汗解，而且微厥，何也？盖郁冒属虚寒，微厥亦虚寒，因身有微热，则正稍胜，故可必其汗解，而不能保其不郁冒，并保其不厥。因复推原，其先时见面少赤之证，所谓戴阳，由于下虚故耳。

下利后脉绝，手足厥冷，晬时脉还，手足温者生，脉不还者死。

注曰：此言下利至脉绝，手足厥冷，乃至危证，然脉还手足温，是正渐复，故生。假令手足温，而脉不还，仍死。见当以脉为主也。

下利腹胀满，身体疼痛者，先温其里，乃攻其表。温里宜四逆汤，攻表宜桂枝汤。四逆汤方见前。

注曰：《内经》云：胃寒生满病。况下利，则寒尤确，但身体疼痛，犹之身热，有表无疑。奈一时并发，是当以内为急，故曰：先温其里，乃攻其表。欲人知先后之序耳。若方主四逆、桂枝。四逆乃干姜、甘、附，必用生附，温里中有发散之义焉。桂枝内有甘、芍，亦兼有固里之意也。

桂枝汤方

桂枝三两，去皮　芍药三两　甘草三两，炙　生姜三两　大枣十二枚

上五味，咬咀，以水七升，微火煮取三升，去滓，适寒温，服一升，服已须臾，啜稀粥一升，以助药力，温覆令一时许，遍身**漐漐**微似有汗者益佳，不可令如水淋漓。若一服汗出病差，停后服。

下利三部脉皆平，按之心下坚者，急下之，宜大承气汤。下利，脉迟而滑者，实也，利去欲止，急下之，宜大承气汤。下利，脉反滑者，当有所去，下乃愈，宜大承气汤。下利已差，至其年月日时复发者，以病不尽故也，当下之，宜大承气汤。方见"痉病"中。

注曰：此言下利有实邪者，不问虚实久暂，皆当去之，不得迁延养患也。但实邪何以别之？如下利三部脉皆平，不应胸中有病，然按之心下坚，此有形

之物，横于其中，未动气血，不形于病，而病气所侵，渐将及脉，故急下之以杜渐。若下利脉迟，似乎真气亏，而脉之循行不能如期，然又见滑，滑乃有形之脉，明是有邪，而见迟滞之象，故曰实也。实者邪实，利何肯止，故宜急下以逐贼。若下利脉更不迟，而单见滑，便知有形相阻，故曰当有所去，乃愈。若下利已愈，至年月日时复发，岂有应时感邪之理，明是病根不拔，先时脏气于此日受伤，则脏气至此日亦怯，怯则邪复自动相乘，故曰：以病不尽故也，当下之以绝根。以上俱用大承气者，枳、朴、硝、黄走而不守，去病即止，不若消积等药，脏腑反有损削之忧耳。

下利谵语者，有燥屎也，小承气汤主之。

注曰：此条与前心下坚，同是胃中有物也。然此独谵语，则其屎已燥，燥热气蒸，脏真受伤，则芒硝之急暴，反不能涤其邪，故只用枳、朴、大黄，意谓胃既燥热，当攻之以渐也。比结胸谵语，加下利，则热少燥多耳。

小承气汤方

大黄四两　枳实三枚，炙　厚朴三两，炙

上三味，以水四升，煮取一升二合，去滓，分温二服，得利则止。

下利，便脓血者，桃花汤主之。

注曰：下利便脓血，此由寒郁转为湿热，因而动血也。然利至侵血，是先伤中气，后伤血分。故以干姜散本寒，劫标热，合粳米以调中，而以赤石脂之甘酸温涩，入血分而收湿固脱也。《本草》谓其能养心血，亦取其入血分而调之耳。

桃花汤方

赤石脂一斤，半斤全用，一半筛末　干姜一两　粳米一升

上三味，以水七升，煮米熟，去滓，温服七合，内赤石脂末方寸匕，日三服，若一服愈，余勿服。

热利下重者，白头翁汤主之。

注曰：热利下重，此热伤胃之阴气，故陷下而重也。陷下则伤肾，故用四味之苦寒者以坚之，然白头翁清阳明血热，黄连清心脾，秦皮和肝，黄柏安肾，则有交相致之功矣。既下重，而不用一味调气升气之药，病已侵血分，不专在气耳。按：《伤寒论》此方，亦主下利欲饮水者，解云有热故也。谓饮水与渴不同，渴但津干，欲饮水则是阴分为火热所烁，故亦须苦寒清下者以涤之，与辛凉以解上焦之渴不同耳。

白头翁汤方

白头翁三两　黄连三两　黄柏三两　秦皮三两

上四味，以水七升，煮取三升，去滓，温服一升。不愈，更服。

下利后，更烦，按之心下濡者，为虚烦也，栀子豉汤主之。

注曰：虚实皆有烦，在下利已属虚也，更按之心下濡，则非痞结痛满之比，故以栀豉轻涌之，以彻其热。盖香豉主烦闷，亦能调中下气，而栀子，更能清心肺胃大小肠郁火也。云后是利已止，则下无病，故轻涌其邪，然不用人参，此本去邪之剂，无取补也。即虚不下焦与中焦虚者不同耳，彼虚烦亦有用参者，此中焦虚也。

论曰：仲景又云：若旧有微溏，服此汤不能上涌，反为下泄。此于下利后之烦，偏主此汤，盖旧微溏乃素来脾气弱也。此所云下利，乃客邪乘里，非脾气素弱，且按之濡，故知烦为膈虚，乃太阳有余邪，而力不能驱之使出，所以轻涌而宣扬之，斯为妙耳。

栀子豉汤方

栀子十四枚，剥　香豉四合，绵裹

上二味，以水四升，先煮栀子，汤二升半，内豉，煮取一升半，去滓，分二服，进一服，得吐则止。

下利清谷，里寒外热，汗出而厥者，通脉四逆汤主之。

注曰：屎水杂出，而色不大黄，此所谓下利清谷，乃客寒入里，而肠胃不调也。然或元气尚强，而正气日充，邪气自泻，绝不现寒证者有之。若里寒外热，而外汗内厥，是阴寒格阳于外，本应先治其里，而阴阳不调，致外内如吴越，则病气牵制难愈。故以通脉为主，而曰通脉四逆，即四逆汤之姜、附、甘草也，但干姜多加一半。且《伤寒论》中，更设加减法为异耳。面赤，加葱九茎，腹痛去葱加芍，呕加生姜，咽痛去芍加桔梗，利止脉不出，去桔梗加人参。此虽不全载，亦不可不知，盖观"通脉"二字之义，合加减法，不止于温内也。

通脉四逆汤方

附子大者一枚，生用　干姜三两，强人可四两　甘草二两，炙

上三味，以水三升，煮取一升二合，去滓，分温再服。

下利肺痛，紫参汤主之。

注曰：下利肺痛，此气滞也。紫参性苦寒，能通血气，《本草》主心腹积聚，寒热邪气，而好古谓治血痢。故以此散瘀止痛耳，然太苦寒，故以甘草调

之，即补虚益气矣。

紫参汤方

紫参半斤　甘草三两

上二味，以水五升，先煮紫参，取二升，内甘草，煮取一升半，分温三服。

气利，诃梨勒散主之。

注曰：前既云下利气者，当利其小便，此云气利，似即下利气也，又主诃黎勒。盖气利由于气壅，气壅由于涩聚，诃黎勒能开涩，而性涩又能固气，故主之。气利非止下利气也，乃别于邪伤荣分，而色红下重者言耳。

诃梨勒散方

诃梨勒十枚，煨

上一味为散，粥饮和，顿服。

附方

千金翼小承气汤　治大便不通，哕数谵语。

注曰：此方似为下利中，有哕而谵语者，乃属胃实，故附此方，以备病机之辨。今曰大便不通，恐有误。

外台黄芩汤　治干呕下利。

注曰：前呕证中，既云干呕而利，主黄芩汤加半夏、生姜，以黄芩汤为太少合病主方，因呕而加姜、半也。然此症有属胃虚，而太少之邪在中不得散者，故以黄芩、半、枣为主，而加人参、干姜以温中气。中气不运，邪无从出，又加桂枝以逐太少相合之邪，而不用甘、芍、生姜，谓既温补中气，不必更宣膈而和脾也。

外台黄芩汤方

黄芩三两　人参三两　干姜三两　桂枝一两　大枣十二枚　半夏半升

上六味，以水七升，煮取三升，温分三服。

疮痈肠痈浸淫病脉证并治第十八
论一首　脉证三条　方六首

诸浮数脉，应当发热，而反洒淅恶寒，若有痛处，当发其痈。师曰：诸痈肿，欲知有脓无脓，以手掩肿上，热者为有脓，不热者为无脓。

注曰：诸疮痈之发，初时有类外感，然察其证，则与表脉相反。故浮数本为风热之脉，风热即应发热，而反洒淅恶寒，且有痛处，明是内有壅结之毒，致卫气为内热所搏，不行于表，而外发洒淅恶寒。自当发散结气，则痈自开。若既有痈肿，不热则脓未成，热则毒聚，故以手掩肿处，热为脓，不热无脓。然不出方，痈者壅也，通其壅则愈，故以一"发"字尽之。

肠痈之为病，其身甲错，腹皮急，按之濡，如肿状，腹无积聚，身无热，脉数，此为肠内有痈，薏苡附子败酱散主之。

注曰：前节概论疮痈，乃荣气热胕，非表间病，而为驱壳间病，故于脉数不热，反洒淅恶寒别之。此论肠痈，乃肠胃之病，似宜只腹痛而不及外，不知痈乃血脉间病，肠为阳明，阳明主一身肌肉，故必其身甲错。甲错者，如鳞也。观《金匮》凡三言甲错，肺痈曰胸中甲错，肺虽主周身之气，不主周身之血，唯胸中为肺之府，热过于荣，伤其血脉，故甲错；又五劳有干血，曰肌肤甲错，盖干血者，败血也，败血伤血，况干血所贮，非肠则胃，俱属阳明，故亦主肌肤甲错，但劳病必先伤阴，故多两目黯黑；肠痈之病，毒在肠，肠属阳明，阳明主肌肉，故其身甲错，腹为肠之府，故腹皮急，毒热之气上鼓也。气非有形，故按之濡，然皮之急，虽如肿状，而实无积聚也。腹皮急是寒征，身无热、腹无积聚是无热之征，按之濡是无积聚之征。病不在表，故身无热。热虽无而脉数，痈为血病，脉主血也，故曰此为肠痈。薏苡寒能除热，兼下气胜湿，利肠胃，破毒肿，故以为君；薏苡亦主补，肺得补而气壮，则内气之壅可通也。败酱善排脓破血，利结热毒气，故以为臣；附子导热行结，故为反佐。

薏苡附子败酱散方
薏苡仁十分　附子二分　败酱五分，即苦菜

上三味，杵为末，取方寸匕，以水二升，煎减半，顿服，小便当下。

肿痈者，少腹肿痞，按之即痛如淋，小便自调，时时发热，自汗出，复恶寒。其脉迟紧者，脓未成，可下之，当有血。脉洪数者，脓已成，不可下也。大黄牡丹汤主之。

注曰：肿痈者，最苦在肿，不比肠痈之腹皮急，故即以肿名之。少腹痞者，内实而不濡也，按之即痛，有形之血为病故也。如淋者，血分热则不通快，血分病而气不病，故小便仍自调。然少腹虽主下焦，而不见膀胱与肾之证，正《内经》所谓：开阖不得，寒气从之，陷脉为瘘也。但彼肠痈，热毒留腹中，故身无热。此独时时发热者，乃阳经荣热，故潮热自汗，唯热结在下，外热内寒，故复恶寒，但脉迟紧，是血未尽败，脉未变热，故迟滞而紧敛。知其脓未成，可下其毒气，毒气已在血之近下者，故当有血。若脉洪数，则毒热之气，弥漫不收，是脓已成，必须从皮肉间，抉去有形之败浊，不可内消，故曰不可下。大黄牡丹汤，乃下方也。牡丹、桃仁泻其血络，大黄、芒硝下其结热，冬瓜子下气散热，善理阳明，而复其正气。下取杀热毒，脓已成，反不可下，正气已虚，下之无益也。然此方虽为下药，实内消药也，故稍有脓，则从下去；无脓，即下出血之已被毒者，而肿消矣。

大黄牡丹汤方

大黄四两　牡丹一两　桃仁五十个　瓜子半升，即冬瓜子　芒硝三合

上五味，以水六升，煮取一升，去滓，内芒硝，再煎沸，顿服之，有脓当下；如无脓，当下血。

问曰：寸口脉浮微而涩，法当亡血，若汗出，设不汗出者云何？曰：若身有疮，被刀斧所伤，亡血故也。

注曰：此条乃详应汗出而不汗出之故。谓寸口为阳，浮似阳盛，然微则为阳微，是浮乃火盛，非阳盛也。浮微而涩，血亏阴热，阴热则血为火搏，津为热脱，故当亡血。若汗出，乃有见是脉，而汗反不出，故疑浮非因亡血。观其身有疮痕，知为刀斧所伤，则先已亡血也。血夺者无汗，故汗不出耳。不出方者，重在辨脉与汗，不主论治也。

病金疮，王不留行散主之。

注曰：此非上文伤久无汗之金疮方，乃概治金疮方也。故曰：病金疮，王不留行散主之。盖王不留行，性苦平，能通利血脉，故反能止金疮血，逐痛；蒴藋亦通利气血，尤善开痹；周身肌肉，肺主之，桑根白皮，最利肺气，东南

根向阳，生气尤全，以复肌肉之主气，故以此三物甚多为君。甘草解毒和荣尤多为臣；椒、姜以养其胸中之阳，厚朴以疏其内结之气，芩、芍以清其阴分之热为佐。若有风寒，此属经络客邪，桑皮止利肺气，不能逐外邪，故勿取。

王不留行散方

王不留行十分，八月八日采　蒴藋细叶十分，七月七日采　桑东南根白皮十分，三月三日采　甘草十八分　黄芩二分　川椒三分，除目及闭口者，去汗　厚朴二分　干姜二分　芍药二分

上九味，桑皮以上三味，烧灰存性，勿令灰过，各别杵筛，合治之为散，服方寸匕。小疮即粉之，大疮但服之，产后亦可服。如风寒，桑东根勿取之。前三物皆阴干百日。

排脓散方

注曰：鸡子黄、芍药以和阴气，枳实合桔梗，以通达周身之气，则脓自行也。人知枳实能下内气，岂知合桔梗，则能利周身之气而排脓耶。或以桑皮、赤芍为消毒之主。谓周身之气，肺主之，肺气畅而毒自消，可悟此二方之意。

枳实十六枚　芍药六分　桔梗二分

上三味，杵为散，取鸡子黄一枚，以药散与鸡黄相等，揉和令相得，饮和服之，日一服。

排脓汤方

注曰：甘、桔以开提肺气，姜、枣以和中上焦之荣卫，使内气通利，而脓不凝也。以上两方，乃为疮痈不能散者，概治之方，不独为肠痈、肿痈设也。

甘草二两　桔梗三两　生姜一两　大枣十枚

上四味，以水三升，煮取一升，温服五合，日再服。

浸淫疮，从口流向四肢者，可治；从四肢流来入口者，不可治。浸淫疮，黄连粉主之。方未见。

注曰：浸淫疮者，疮之浸淫不已，虽属肌肉之病，实随脏腑为流转者也。故前仲景引为自脏入腑，自腑入脏，可治、不可治之喻。而此以黄连粉主之，盖此本热毒邪气，自外而渐深，故以黄连清其邪热为主。因原方失传，故不载，然愚意度之，不过黄连一味耳，故曰粉。

张仲景金匮要略论注卷十九

跌蹶手指臂肿转筋狐疝蛔虫病脉证治第十九
论一首　脉证一条　方五首

师曰：病跌蹶，其人但能前，不能却，刺腨入二寸，此太阳经伤也。

注曰：人身阳明脉络在前，太阳脉络在后，故阳明气旺无病，则能前步，太阳气旺无病，则能后移。今倾跌之后致蹶，而不能如平人，能前步不能后却。必须刺腨肠入二寸者，盖腨肠者，太阳脉之所过，邪聚于太阳脉之合阳、承筋间，故必刺而泻之，谓伤止在太阳经也。然太阳经甚多，而必刺腨肠者，盖腨肠即小腿肚，本属阳明，太阳脉过此，故刺之，使太阳与阳明之气相通，则前后如意耳。

病人常以手指臂肿动，此人身体𥆧𥆧者，藜芦甘草汤主之。方未见。

注曰：人身四肢属脾，然肌肉之气统于阳明，但足属足阳明，手属手阳明，若手指臂常肿动，乃手阳明有痰气壅闭，更身体𥆧𥆧，是肌肉间阳明之气不运，而肌肉肿动也。藜芦能吐风痰，甘草能安中气，故主之，全方未见，故阙。

转筋之为病，其人臂脚直，脉上下行，微弦。转筋入腹者，鸡屎白散主之。

注曰：转筋之病，大概是土不能安木，至于臂脚直，则风淫于脾矣。脉上下行、微弦，是有痉之意，仲景云：夫痉家，脉伏坚，直上下。又曰：脉伏而弦。总是风入之象。此更转筋入腹，则是肝邪直攻脾脏，此时如贼犯王城，无暇缓治。故以鸡屎白之下气消积，捷于去风安脾者，先靖其内乱，而后徐图安辑耳。

鸡屎白散方

鸡屎白为散，取方寸匕，以水六合，和，温服。

阴狐疝气者，偏有小大，时时上下，蜘蛛散主之。

注曰：痛连少腹，皆谓之疝，故古有心疝、肝疝等名。此名狐疝者，因其独见于外肾，偏有小大，而又上下不时，故特名阴狐气，以状其病之阴阳闪烁而不定也。药用蜘蛛散，蜘蛛有攻毒之能，而抽丝结网，皆在少腹，故用为向导，而加桂枝，以伐肾邪，使阳道行，则阴气自消也。

蜘蛛散方

蜘蛛十四枚，熬焦　桂枝半两

上二味，为散，取八分一匕，饮和服，日再服。蜜丸亦可。

问曰：病腹痛有虫，其脉何以别之？师曰：腹中痛，其脉当沉，若弦，反洪大，故有蛔虫。

注曰：腹痛不必皆有虫，因虫而痛亦有之，其初时，当必凭脉以别之。故谓腹痛，概由寒触其正，所谓邪正相搏，即为寒疝也。寒则为阴，脉必沉，卫气必结故弦。乃洪大，是反得阳脉，脉不应病，非因外矣，故曰有蛔虫。然未详蛔虫本证之痛状，此段单重在辨脉也。

蛔虫之为病，令人吐涎，心痛，发作有时，毒药不止，甘草粉蜜汤主之。

注曰：此论蛔病之不因脏寒者也。故其证独心痛吐涎，而不吐蛔，然其痛发作有时，谓不恒痛也，则与虚寒之绵绵而痛者异矣。毒药不止，则必治气治血，攻寒逐积之药，俱不应矣。故以甘草、粉、蜜主之。白粉杀虫，蜜与甘草，既以和胃，又以诱蛔也。

甘草粉蜜汤方

甘草二两　粉一两　蜜四两

上三味，以水三升，先煮甘草，取二升，去滓，内粉、蜜，搅令和，煎如薄粥，温服一升，差即止。

蛔厥者，当吐蛔，令病者静而复时烦，此为脏寒，蛔上入膈，故烦，须臾复止，得食而呕，又烦者，蛔闻食臭出，其人当自吐蛔。蛔厥者，乌梅丸主之。

注曰：蛔虫之为病，脏寒、脏燥，皆能使之不安，故上条粉蜜甘草，乃杀虫与润燥之方也。若蛔厥，厥者逆也，此与脏厥相类。脏厥由无阳，蛔厥亦因脏寒不能自安而上入，但邪有浅深，故脏厥，则烦无暂安，蛔厥，则须臾得止。故首言当吐蛔，以见因寒而蛔不安，致蛔上入膈，非无蛔而竟烦之比也。唯因蛔，则动静不常，故既烦复止，及复食而呕且烦者，闻食臭而蛔欲得食，则更上而吐出也。其原由寒，故类聚辛热以温之，兼以黄柏，而加乌梅、黄连以安其蛔，参、归以补其虚也。

论曰：黄连之苦，可以安蛔，则前甘草与蜜，何以亦能安蛔也。不知上条之蛔，因燥而上入，致使心痛，则为攻心之贼，故以白粉杀蛔为主，而加甘、蜜以润其燥。若蛔厥，未尝攻心，且蛔因脏寒，不得已而上入其膈，故以乌梅、黄连伏之为主，而加辛热以逐脏寒。所以一心痛而不吐蛔，一吐蛔而不心痛，此是二条大分别也。

乌梅丸方

乌梅三百个　细辛六两　干姜十两　黄连一斤　当归四两　附子六两炮　川椒四两去汗　桂枝六两　人参六两　黄柏六两

上十味，异捣筛，合治之，以苦酒渍乌梅一宿，去核，蒸之五升米下，饭熟捣成泥，和药令相得，内臼中，与蜜杵二千下，丸如梧子大，先食饮服十丸，日三服，稍加至二十丸。禁生冷滑臭等食。

妇人妊娠病脉证治第二十证三条　方九首

师曰：妇人得平脉，阴脉小弱，其人渴，不能食，无寒热，名妊娠，桂枝汤主之。方见下利。于法六十日当有此证，设有医治逆者，却一月，加吐下者，则绝之。

注曰：平脉者，不见病脉，一如平人也。关前为阳，关后为阴，小弱者，脉形小不大，软弱无力而非细也。诸脉既平，而独下焦阴脉，微见不同，是中上焦无病，乃反见渴、不能食之证，则渴非上焦之热，不能食，亦非胃家之病矣。少阳有默默不欲食之证，今无寒热，亦无少阳表证可疑矣。是渴乃阴火上壅，不能食乃恶心阻食，阴脉小弱乃胎元蚀气，故曰名妊娠，孕也。因经已阻，故如此断。药用桂枝汤者，此汤，表证得之，为解肌和营卫；内证得之，为化气调阴阳。今妊娠初得，上下本无病，因子室有凝，气溢上干，故但以白芍一味，固其阴气，使不得上溢；以桂、甘、姜、枣扶上焦之阳，而和其胃气，但令上之阳气充，能御相侵之阴气足矣。未尝治病，正所以治病也。否则，以渴为邪热而解之，以不能食为脾不健而燥之，岂不谬哉。于法六十日当有此证者，谓胎已成而气干上，治之当以胎气为主也。设有因医治逆，逆者，误也。却一月，其期未满六十日，则胎未成，又加吐利，而因医治误，则脾胃实有受伤处，是当但以断绝病根为主，不得泥安胎之说，而狐疑致误也，故曰绝之。

论曰：《内经》谓手少阴脉动甚，谓之有子，言心脉主血，血聚则气盛也。又谓阴搏阳别，谓之有子，言阴得胎气而强，脉则搏击而别于阳脉也。今反以脉小弱为妊娠，可知孕只两月，能蚀下焦之气，而不能作盛势也。过此则不然可知，故《千金》云：初时寸脉微小，呼吸五至，三月尺脉数也。

妇人宿有癥病，经断未及三月，而得漏下不止，胎动在脐上者，此为癥痼害。妊娠六月动者，前三月经水利时，胎也该是"动"字。下血者，后断三月衃也。所以血不止者，其癥不去故也。当下其癥，桂枝茯苓丸主之。

注曰：妇人行经时遇冷，则余血留而为癥，癥者，谓有形可癥。然癥病，女人恒有之，或不在子宫，则仍行经而受孕，经断即是孕矣。未及三月，将三月也，既孕而仍见血，谓之漏下。今未及三月，而漏下不止，则养胎之血伤，故胎动。假使胎在脐下，则真欲落矣。今在脐上，是每月凑集之新血，因癥气相妨而为漏下，实非胎病，故曰癥痼害。痼者宿疾，难愈曰痼；害者，无端而累之曰害。至六月胎动，此宜动之时矣，但较前三月，经水利时，胎动下血，则已断血三月不行，乃复血不止，是前之漏下，新血去而癥反坚牢不去，故须下之为安。药用桂枝茯苓汤者，桂枝、芍药，一阳一阴；茯苓，丹皮，一气一血，调其寒温，扶其正气；桃仁以之破恶血，消癥癖，而不嫌伤胎血者，所谓有病则病当之也。且癥之初，必因寒，桂能化气而消其本寒；癥之成，必挟湿热为窠囊，苓渗湿气，丹清血热，芍药敛肝血而扶脾，使能统血，则养正即所以去邪耳。此方去癥之力不独桃仁。癥者阴气也，遇阳则消，故以桂枝扶阳，而桃仁愈有力矣。其余皆养血之药也。然消癥方甚多，一举两得，莫有若此方之巧矣。每服甚少而频，更巧，要知癥不碍胎，其结原微，故以渐磨之。

桂枝茯苓丸方

桂枝　茯苓　牡丹皮　桃仁去皮尖，熬　芍药各等分

上五味，末之，炼蜜和丸，如兔屎大，每日食前服一丸。不知，加至三丸。

妇人怀娠六七月，脉弦发热，其胎愈胀，腹痛恶寒者，少腹如扇，所以然者，子脏开故也，当以附子汤温其脏。方未见。

注曰：怀妊至六月、七月，此胃与肺养胎之时也。脉弦者，卫气结则脉弦。发热者，内中寒亦能作热也。寒固主胀，故弦脉使人胃胀，六、七月胃肺养胎而气为寒所滞，故始胀尚可，至此则胎愈胀也。寒在内则腹痛恶寒，然恶寒有属表者，此连腹痛，则知寒伤内矣。少腹如扇，阵阵作冷，若或扇之也，此状其恶寒之特异者，且独在少腹，盖因子脏受寒不能阖，故少腹独甚。子脏者，子宫也。开者，不敛也。附子能入肾温下焦，故曰：宜以附子汤温其脏。原方失注，想不过《伤寒论》中，附子合参、苓、术、芍之附子汤耳。

师曰：妇人有漏下者，有半产后因续下血都不绝者，有妊娠下血者，假令妊娠腹中痛，为胞阻，胶艾汤主之。

注曰：此段概言妇人下血，宜以胶艾汤温补其血。而妊娠亦其一，但致病有不同。无端漏下者，此平日血虚而加客邪；半产后，续下血不绝，此因失血血虚，而正气难复；若妊娠下血，如前之因癥者，固有之，而兼腹中痛，则是因胞阻，阻者，阻其欲行之血，而气不相顺，非癥痼害也，故同以胶艾汤主之。

盖芎、归、地、芍，此四物汤也，养阴补血，莫出其右。血妄行必挟风，而为瘀浊，胶以驴皮为主，能去风以济水，煎成能澄浊；艾性温而善行，能导血归经；甘草以和之，使四物不偏于阴，三味之力也，而运用之巧，实在胶艾。

芎归胶艾汤方

芎䓖　阿胶　甘草各二两　艾叶　当归各三两　芍药四两　干地黄六两

上七味，以水五升，清酒三升，合煮取三升，去滓，内胶，令消尽，温服一升，日三服。不差，更作。

妇人怀妊，腹中疠痛，当归芍药散主之。

注曰：疠痛者，绵绵而痛，不若寒疝之绞痛，血气之刺痛也。乃正气不足，使阴得乘阳，而水气胜土，脾郁不伸，郁而求伸，土气不调，则痛绵绵矣。故以归芍养血，苓术扶脾，泽泻泻其有余之旧水，芎䓖畅其欲遂之血气。不用黄芩，疠痛因虚，则稍挟寒也。然不用热药，原非大寒，正气充，则微寒自去耳。

当归芍药散方

当归三两　芍药一斤　茯苓四两　白术四两　泽泻半斤　芎䓖三两或作半斤

上六味，杵为散，取方寸匕，酒和，日三服。

妊娠，呕吐不止，干姜人参半夏丸主之。

注曰：诸呕吐酸，皆属于火。此言胃气不清，暂作呕吐者也。若妊娠呕吐不止，则因寒而吐，上出为呕，不止则虚矣。故以半夏治呕，干姜治寒，人参补虚，而以生姜汁协半夏，以下其所逆之饮。

干姜人参半夏丸方

干姜一两　人参一两　半夏二两

上三味，末之，以生姜汁糊为丸，如梧子大，饮服十丸，日三服。

妊娠小便难，饮食如故，当归贝母苦参丸主之。

注曰：从来小便难，伤寒热邪传里则有之，必先见表证；或化原郁热者有之，上必见渴；中气不化者有之，饮食必不调；中气下陷者有之，必先见脾胃证；下焦郁热有之，必不渴而饮食如故。今妊娠饮食如故，然小便难，必因便溺时得风冷，郁于下焦而为热，致耗膀胱之水，故以当归贝母苦参丸主之。苦参能入阴治大风，开结气，除伏热，故以为君；当归辛温，能入阴利气，善治冲带之病，故以为臣；其证虽不由肺，然膀胱者，气化之门，下窍难，则上必不利，故以贝母开肺气之郁为佐，全不用利水药，病不因水郁也。

归母苦参丸方

当归四两　贝母四两　苦参四两

上三味，末之，炼蜜丸如小豆大，饮服三丸，加至十丸。

妊娠有水气，身重，小便不利。洒淅恶寒，起即头眩，葵子茯苓散主之。

葵子茯苓散方

葵子一斤　茯苓三两

上二味，杵为散，饮服方寸匕，日三服，小便利则愈。

注曰：有水气者，虽未大肿胀，经脉中之水道，已不利，而卫气挟水，不能调畅如平人也。水道不利，则周身之气为水滞，故重。水以通调而顺行，逆则小便不利矣。洒淅恶寒，卫气不行也。起即头眩，内有水气，不动则微阳尚留于目而视明，起则厥阳之火逆阴气而上蒙，则所见皆玄，故头眩。药用葵子、茯苓者，葵滑其窍，而苓利其水也，下窍利则上自不壅，况葵子淡滑属阳，亦能通上之经络气脉乎。然葵能滑胎而不忌，有病则病当之也。又肝主疏泄，葵子尤能通肝经之滞，使疏泄不失其职，故便无不利，而他如乳闭、乳肿，奏功尤速也。

妇人妊娠，宜常服当归散主之。

注曰：宜常服者，虽无病亦宜服之也。盖生物者土也，而土之所以生物者，湿也，血为湿化，胎尤赖之。故以当归养血，芍药敛阴；肝主血，而以芎劳通肝气；脾统血，而以白术健脾土。其用黄芩者，安胎之法，唯以凉血利气为主。故凡砂仁、枳壳、苏梗，皆为安胎善物，不知气尤主于肺，黄芩能清肺，而利气之源，白术佐之，则湿无热而不滞，故白术佐黄芩，有安胎之能，是立方之意，以黄芩为主也。胎产之难，皆由热郁而燥，机关不利，养血健脾，君以黄芩，自无燥热之患。故曰常服易产，胎无疾苦，并主产后百病也。

当归散方

当归一斤　黄芩一斤　芍药一斤　芎劳一斤　白术半斤

上五味，杵为散，酒服方寸匕，日再服。妊娠常服，即易产，胎无疾苦。产后百病悉主之。

妊娠养胎，白术散主之。

注曰：胎之为物，土以载之，血以养之，故以白术培土，芎劳利肝。胎恶阴气上逆，故取椒性纯阳，以阴为归者，使其摄上焦气分之热而下达，亦除腹中偶感之寒而使平。然入阴不能养阴，故以牡蛎，气化纯雄性阴之物，使散阴分凝结之热气，而和其阴阳。予治迪可弟妇，未孕，即痰嗽见血，既孕而不减，人瘦，予以此方治之，因其腹痛加芍药。两大剂而痰少嗽止，人爽胎安。若心下毒痛，则是肝气之郁未畅，故倍芎劳；至心烦吐痛，不能食饮，则不独肝郁，是有客寒逆甚而吐且痛，火壅在上则为烦矣，故加细辛去寒，半夏止逆，用醋汤，以和血而安其下也。不愈，用小麦汁养心液，而安其上也；又不愈，用大麦粥和其中也。病随愈，服之勿置，药性和平不偏，故曰养胎。白术散不用血药，调其气而血自和也。

白术散方

白术　芎劳　蜀椒三分，去汗　牡蛎

上四味，杵为散，酒服一钱匕，日三服，夜一服。但苦脱一"腹"字痛，加芍药；心下毒痛，倍加芎劳；心烦吐痛，不能食饮，加细辛一两、半夏大者二十枚。服之后，更以醋浆水服之。若呕，以醋浆水服之；复不解者，小麦汁服之；已后渴者，大麦粥服之。病虽愈，服之勿置。

妇人伤胎，怀身腹满，不得小便，从腰以下重，如有水气状，怀身七月，太阴当养不养，此心气实，当刺泻劳宫及关元。小便微利则愈。

注曰：伤胎者，胎气失养，实有所伤，而病流下焦，非偶感之客邪，在中上焦比矣。怀身固宜腹大，然大者自大，软者自软，因伤而腹满，则微有不同耳。不得小便，心火不下降也，因而从腰以下，气滞则重也。如有水气状，非水气也，然腹满、小便不利、腰以下重，皆水病中所有，何以别之？若脉沉、按之不起，洒浙头眩，则为真水矣。今皆不然，乃七月，手太阴当养胎，因心气有邪，则火盛烁金，金不得安其清肃，而气不化，则小便不利。上焦气馁，则下焦气滞，故重。总由心火上烁而不下降。故刺劳宫，心之穴也；并刺关元，利其所交之肾，则气不复再实矣。小便微利，则心火自降，而肺得其平，胎不失养，故愈。

论曰：按仲景《妊娠》篇凡十方，而丸散居七，汤居三。盖汤者，荡也。妊娠当以安胎为主，则攻补皆不宜骤，故缓以图之耳。若药品无大寒热，亦不取泥膈之药，盖安胎以养阴调气为急也。

张仲景金匮要略论注卷二十一

妇人产后病脉证治第二十一论一首　脉证六条　方八首

问曰：新产妇人有三病，一者病痉，二者病郁冒，三者大便难，何谓也？师曰：新产血虚、多汗出、喜中风，故令病痉；亡血复汗、寒多，故令郁冒；亡津液，胃燥，故大便难。

注曰：产妇与人同，杂病原无定，但从产上得之，则以三病为言，正言其病虽三，因则一也。一病痉，痉者，身热恶寒，足寒面赤，卒口噤，背反张也。《脉经》曰：痉家其脉伏坚，直上下。二者病郁冒，郁冒者，抑郁而昏冒也。三者大便难，难者，出之坚而非闭也。人不同而病同，故疑而问，不知新产血虚，血虚因多汗，而邪乘虚入，乃喜中风，喜者，易也。风入于血虚之体，无真气以御之，则风为主而痉，如枯木得风燥而翘矣。亡血复汗，则真气既耗，内寒自生，故曰寒多，寒留于阴阳两虚之体，则阴火郁而上冒，若或蒙之矣。元阴既虚，清阳蒙绝，故郁冒。血与汗，皆津液所生，血虚汗出，津液既亡，燥邪旋发，燥则热，热则干，干则大便难于出矣。

产妇郁冒，其脉微弱，不能食，大便反坚，但头汗出，所以然者，血虚而厥，厥而必冒。冒家欲解，必大汗出。以血虚下厥，孤阳上出，故头汗出。所以产妇喜汗出者，亡阴血虚，阳气独盛，故当汗出，阴阳乃复。大便坚，呕不能食，小柴胡汤主之。方见呕吐中。

注曰：此下言新产之病虽三，痉病尚少，唯郁冒与大便坚，每相兼而具，且详其病因与治法也。谓产妇郁冒，虚多而邪少，故其脉微弱，中气虚也；中虚则阴火为逆而呕，且不能食，然不能食，似乎胃弱易泄，而不知亡津胃燥，故大便反坚；内虚燥而身之阴阳不和，故身无汗，但头汗出数证，乃郁冒中兼有之证也。因复详病因，谓所以冒者何？血虚则阴不能维阳而下厥，厥者，尽也，寒也，下寒，则上郁如冒。冒家欲解，必大汗出，见当听其自汗，非汗下所宜也。其所以头汗者何？既血虚下厥，则下之阴气尽，而阳为孤阳，阳孤则上出而头汗矣。然既头汗，仍喜其汗出而解者何？盖阴不亡，则血未大虚，唯产妇之血，至过多而亡阴，则阳为孤阳，自阴较之，阳为独盛，所以喜其汗，损阳而就阴，则阴阳平，故曰乃复。然大便坚非热多，乃虚燥也，呕非寒，乃胆气逆也，不能食，非实邪，乃胃有虚热则不能食也，故以柴胡、参、甘、芩、半、姜、枣和之。

病解能食，七八日更发热者，此为胃实，大承气汤主之。方见痉病。

注曰：此段言大虚之后有实证，即当以实治。故谓病解能食，则经络脏腑之气俱平，无产后本病可疑。至七八日，更发热不恶寒，又无表证可疑，明是食复之象，故曰胃实。大承气峻逐之，恐因循致虚也，属词比事，新产郁冒，大虚之后，药不嫌峻如此，况他病乎。

产后腹中疠痛，当归生姜羊肉汤主之；并治腹中寒疝，虚劳不足。方见寒疝。

注曰：疠痛者，缓缓痛也，概属客寒相阻，故以当归通血分之滞，生姜行气分之寒。然胎前责实，故当归芍药散内，加茯苓、泽泻泻其水湿。此之产后，大概责虚，故君之以羊肉，所谓形不足者，补之以味也。盖羊肉补气，疠痛属气弱，故宜之。此方攻补兼施，故并治寒疝、虚损。

产后腹痛，烦满不得卧，枳实芍药散主之。

注曰：痛概由气阻，腹痛则脾虚气弱而阻也。脾虚而正气不敛则满，气阻而壅火在上则烦，壅极而阳明逆，不得从其道，则不得卧。故以枳实通气，所谓通则不痛也；芍药补脾，敛气以消满也，气顺不痛，则不烦而卧矣。然通气敛血，则气血自调，故又主痈脓。以麦粥下之，和肝气以养心脾也。小麦为肝家之谷。

枳实芍药散方

枳实烧令黑，勿太过　芍药等分

上二味，杵为散，服方寸匕，日三服，并主痈脓，以麦粥下之。

师曰：产妇腹痛，法当以枳实芍药散，假令不愈者，此为腹中有瘀血着脐下，宜下瘀血汤主之；亦主经水不利。

注曰：此言产妇腹痛。果是脾虚气阻，枳实芍药散逐恶气、敛正气，决无不愈。有不愈，即不可责虚，必是有瘀血。然产后之血，不能瘀于上，故曰脐下。既有瘀血，即当专攻血，不得复狃"虚寒"二字，掣肘其药力。故直以大黄、桃仁、䗪虫峻攻之，谓病去即是补耳。唯专去瘀血，故亦主经水不利，既曰新血，又曰如豚肝，骤结之血也。

下瘀血汤方

大黄三两　桃仁二十枚　䗪虫二十枚，去足

上三味，末之，炼蜜和为丸，以酒一升，煮取八合，顿服之，新血下如豚肝。

产后七八日，无太阳证，少腹坚痛，此恶露不尽。不大便，烦躁发热，切脉微实，再倍发热，日晡时烦躁者，不食，食则谵语，至夜即愈，宜大承气主之。热在里，结在膀胱也。

注曰：此条言产后恶露不尽，有血瘀而病，实不在血，因腹内有热，致血结膀胱，其辨尤在"至夜即愈"四字。谓产后七八日，即本虚稍可矣，无太阳证，则非头痛、发热、恶寒之表证矣。乃少腹坚痛，非恶露不尽而何？然而不大便，则为肠胃中燥热；烦躁发热，则为实热上攻；脉微实，则又非虚比；更倍发热，日晡烦躁，则为脾胃郁热证；更食则谵语，胃热尤确。诸皆热结肠胃之证，而非恶露不尽本证也。况至夜即愈，病果在阴，则宜夜重，而夜反愈，岂非实热内结乎。故以大承气主之，意在通其热结，以承接其元气，则恶露自行。不必如前之单下瘀血，恐单去血而热不除，则并血亦未必能去也。故复总言之曰：热在里。即《伤寒论》表里之里，谓当攻里也。曰结在膀胱，是言血偶因热而结，非血自结之病，故不当攻血也。

产后该有"中"字风，续续数十日不解，头微疼，恶寒，时时有热，心下闷，干呕，汗出，虽久，阳旦证续在耳，可与阳旦汤。即桂枝汤加黄芩。

注曰：此段言产后中风，淹延不愈，而表里杂见者，仍当去其风也。谓中风之轻者，数十日不解，似乎不可责表，然头疼、恶寒、汗出、时有热，皆表证也。心下闷、干呕，太阳之邪欲内入，而内不受。考《伤寒论》有阳旦汤，乃桂枝汤加黄芩，以治太阳中风而挟热者。今久风而热不已，则阳旦证仍在，阳旦汤何不可与，而因循以致误也。

产后中风，发热，面正赤，喘而头痛，竹叶汤主之。

注曰：中风发热头痛，表邪也。然面正赤，此非小可淡红，所谓面若妆朱，乃真阳上浮也。加之以喘，气高不下也。明是产后大虚，元阳不能自固，而又杂以表邪，自宜攻补兼施。故以桂、甘、防、葛、桔梗、姜、枣，清其在上之邪，竹叶清其胆腑之热，而以参、附培元气，返其欲脱之阳。然以竹叶名汤，要知本寒标热，胆居中道，清其交接之缘，则标本俱安，竹叶实为功之首耳。颈项强，则下虚尤甚，故加大附。呕则逆而有水，故加半夏。

竹叶汤方

竹叶一把　葛根三两　防风一两　桔梗一两　桂枝一两　人参一两　甘草一两　附子一枚炮　大枣十五枚　生姜五两

上十味，以水一斗，煮取二升半，分温三服，温覆使汗出。颈项强，用大附子一枚，破之如豆大该是"入"字，前药扬去沫。呕者，加半夏半升洗。

妇人乳，中虚烦乱呕逆，安中益气，竹皮大丸主之。

注曰：乳者，乳子之妇也。肝气原不足。中虚者，中气大虚也。脾土复困弱，于是火上壅则烦，气上越则呕，烦而乱，则烦之甚也，呕而逆，则呕之甚也。病本全由中虚，然而药止用竹茹、桂、甘、石膏、白薇者，盖中虚而至为呕为烦，则胆腑受邪，烦呕为主病。故以竹茹之除烦止呕者为君，胸中阳气不用，故以桂甘扶阳，而化其逆气者为臣，以石膏凉上焦气分之虚热为佐，以白薇去表间之浮热为使，要知烦乱呕逆，而无腹痛下利等证，虽虚无寒可疑也。妙在加桂于凉剂中，尤妙在生甘草独多，意谓散蕴蓄之邪，复清阳之气，中即自安，气即自益，故无一补剂，而反注其立汤之本意，曰安中益气，竹皮大丸，神哉！喘加柏实，柏每西向，得西方之气最深，故能益金，润肝木而宁心，则肺不受烁，喘自平也。好古谓肝家气分药，盖柏为阴木，能益肝阴，而辑其横溢之气，润肝之功多也。有热倍白薇，盖薇能去浮热，故《小品》于桂枝加龙骨牡蛎汤云：汗多热浮者，去桂，加白薇、附子各三分，名曰二加龙骨汤，则薇之能去浮热可知也。

竹皮大丸方

生竹茹二分　石膏一分　桂枝一分　甘草七分　白薇一分

上五味，末之，枣肉和丸，弹子大，以饮服一丸，日三夜二服。有热倍白薇，烦喘者加柏实一分。

产后下利虚极，白头翁加甘草阿胶汤主之。

注曰：仲景治热利下重，取白头翁汤。盖白头翁纯苦能坚肾，故为驱下焦风热结气君药。臣以黄连，清心火也；秦皮清肝热也；柏皮清肾热也。四味皆苦寒，故热痢下重者宜之。若产后下痢，其湿热应与人同，而白头翁汤在所宜矣。假令虚极，不可无补，但非他味参术所宜，恶其壅而燥也，亦非苓泽淡渗可治，恐伤液也。唯甘草之甘凉清中，即所以补中，阿胶之滋润去风，即所以和血。以此治病，即以此为大补。方知凡治痢者，湿热非苦寒不除，故类聚四味之苦寒不为过。若和血安中，只一味甘草及阿胶而有余，治痢好用参术者，政由未悉此理耳。

白头翁加甘草阿胶汤方

白头翁二两　甘草二两　阿胶二两　秦皮三两　黄连三两　柏皮三两

上六味，以水七升，煮取二升半，内胶令消尽，分温三服。

附方

千金三物黄芩汤　治妇人在草蓐，自发露得风。四肢苦烦热，头痛者，与小柴胡汤，头不痛但烦者，此汤主之。

黄芩一两　苦参二两　干地黄四两

上三味，以水六升，煮取二升，温服一升，多吐下虫。

注曰：此言产妇有暂感微风，或在半表里，或在下焦，风湿合或生虫，皆能见四肢烦热证，但以头之痛不痛为别耳。故谓在草蓐，是未离产所也，自发露得风，是揭盖衣被，稍有不慎而暂感也。产后阴虚，四肢在亡血之后，阳气独盛，又得微风，则苦烦热。然表多，则上入而头痛，当以上焦为重，故主小柴胡和解。若从下受之，而湿热结于下，则必生虫而头不痛。故以黄芩清热为君，苦参去风杀虫为臣，而以地黄补其元阴为佐。曰多吐下虫，谓虫得苦参必不安，其上出下出，政未可知也。

千金内补当归建中汤　治妇人产后虚羸不足，腹中刺痛不止，吸吸少气，或苦少腹中急摩痛引腰背，不能食饮。产后一月，日得服四、五剂为善，令人强壮宜。

当归四两　桂枝三两　芍药六两　生姜三两　甘草二两　大枣十二枚

上六味，以水一斗，煮取三升，分温三服，一日令尽，若大虚，加饴糖六两，汤成内之，于火上暖令饴消。若去血过多，崩伤内衄不止，加地黄六两、阿胶二两，合八味，汤成内阿胶。若无当归，以芎䓖代之；若无生姜，以干姜代之。

注曰：桂枝汤，为中风家和荣卫、调阴阳圣方。加饴糖为建中，已为邪盛正虚者，巧定一先本后标之法。今产后虚羸不足，先因阴虚，后并阳虚，补阴则寒凝，补阳则气壅。后天以中气为主，故治法亦出于建中，但加当归即偏于内，故曰内补当归建中汤。谓腹中刺痛不止，血少也，吸吸少气，阳弱也。故将桂枝、生姜、当归之辛温，以行其荣卫之气；甘草、白芍，以养其脾阴之血；而以饴糖、大枣，峻补中气，则元气自复，而羸者丰，痛者止也。然桂枝于阴阳内外，无所不通，尤当归善入阴，治带下之疾，故又主少腹急摩痛引腰背，不能饮食者，盖带下病去，而中气自强也。曰产后一月，日得服四、五剂为善，谓宜急于此调之，庶无后时之叹。然药味和平，可以治疾，可以调补，故又曰令人强壮宜。若云大虚，加饴糖，而不用人参，盖人参补元气，与中气不相安者有之。饴糖乃补中气，而听元气之自生，故因此一味而曰建中。正为产后先血虚，人参偏于气，未免使阳骤胜，骤胜则愈伤阴也。若去血过多，崩伤内衄，方加干地黄、阿胶，所伤偏于阴，故特多加阴药，非产后必宜用地黄、阿胶也。

论曰：近来肾气丸、十全大补汤，俱用肉桂，盖杂温暖于滋阴药中，故无碍。至桂枝汤，因作伤寒首方，又因有春夏禁用桂枝之说，后人除有汗、发热、恶寒一证，他证即不用，甚至春夏，则更守禁不敢用矣。不知古人用桂枝，取其宣通气血，为诸药向导，即肾气丸，古亦用枝，其意不止于温下也。他如《金匮》论虚损十方，而七方用桂枝。胎前用桂枝汤安胎，又桂苓汤去癥；产后中风面赤，桂枝附子并用；产后乳子，烦乱呕逆，用竹皮大丸内加桂枝，治热烦，此于建中加当归，为内补。然则桂枝，岂非通用之药，若肉桂，则性热下达，非下焦虚寒者，不可用，而人反以为通用，宜其用之而多误矣。予自究心《金匮》以后，其用桂枝取效，变换出奇，不可方物，聊一拈出，以破时人之惑。

张仲景金匮要略论注卷二十二

妇人杂病脉证并治第二十二

论一首　脉证合十四条　方十四首

　　妇人中风，七八日续来寒热，发作有时，经水适断，此为热入血室。其血必结，故使如疟状，发作有时，小柴胡汤主之。方见呕吐中。

　　注曰：妇人热入血室有四。入血室必谵语，此则不谵语，而但如疟状者，谓伤寒男女皆有之，而妇人有独异者，故首曰妇人中风，即伤寒中所主桂枝汤之风证也。七八日则表邪已解矣，复有寒热，故曰续来，然不长热，故曰有时。问其经水，则已来而适断，明是余热未尽，乘虚入之，则余血必有结者，故寒热有时。然非太阳传入少阳之比，因结血之热，致有此病，故曰使如疟状，虽非传入少阳之比，其药仍用小柴胡者，盖血室之气，肝主之，肝与胆为表里，胆因肝受邪，而病如疟，非他药所宜，故亦主和其半表里。谓上焦气和，而骤结之血将自行，若峻攻之，如抵挡汤证，则亦犯少阳之禁也。

　　妇人伤寒发热，经水适来，昼日明了，暮则谵语，如见鬼状者，此为热入血室，治之无犯胃气及上二焦，必自愈。

　　注曰：此言热入血室，不必血结，而初即搏邪为患者。曰伤寒，即所谓无汗恶寒者也。曰发热，此病之初也。曰经水适来，来则经水初行之时也。邪盛经气亦盛，适相值，寒邪必伤荣，故邪与血搏，血属阴主夜，故昼则热，虽发而明了，暮则入阴分，邪挟阴气而为谵语，如见鬼状者，谵之甚也。此为热入血室者，言血室虽在内，而表邪实未尝犯胃及上二焦之内，故曰此者，只此而非表邪入里也。治法亦惟和表邪，而略兼清血室之热足矣。误以为客邪入内而攻之，则所伤实多，故曰：无犯胃气及上二焦，必自愈。必云者，内原无病可攻，故虽不治，而必愈也。

　　妇人中风，发热恶寒，经水适来，得七八日，热除脉迟，身凉和，胸胁满，如结胸状，谵语者，此为热入血室也，当刺期门，随其实而取之。

　　注曰：此言经与病值，不即为患，而病解后，反搏邪在胸胁作楚者，谓中风病。虽稍异于前之伤寒，然发热恶寒，经水适来，与前之邪盛经亦盛无二。后七八日，热除脉迟，身凉和，是经在病中，行而不碍也。却七八日后，反胸胁满，如结胸状，谵语，是入血室之热，不窜于经，而结于肝之腑，故脉之所过处为满，甚则如结胸状，阴火盛则谵语也。然满虽在胸胁，非少阳表邪，虽如结胸，非太阳表邪入里，虽谵语，非胃实，故曰此热入血室，亦见不可误攻胃及上二焦也。当刺期门，期门者，肝之分也，此肝实之病，泻其实则愈，故曰随其实而取之。

阳明病，下血谵语者，此为热入血室，但头汗出，当刺期门，随其实而泻之，濈然汗出者愈。

注曰：此言阳明病，亦有热入血室者，但下血、头汗出不同耳。阳明病，即头痛、鼻干、不眠是也。假如转入阳明之腑，则必有汗、谵语等，为可下之证，何缘而动血，乃下血谵语，故知为热入血室。然阳明宜通身有汗，此血中有热而血耗，耗则下虚搏邪，身为燥阴所把，故无汗，唯头则阴不能入，而阳仍通，故汗。此病亦由肝实，不当责阳明，故亦刺期门，而曰随其实而泻之。濈然者，通身微微似汗也，汗则肝不强而阴阳平，故愈。

论曰：热入血室，仲景专就妇人言之，以有血室而行经，妇人所独也。然男子两肾间，七节下，亦有血海穴，假令平日血弱之人感风寒，亦或能袭之，凡见有阳明证，而变下血谵语，中风已愈，而如疟，伤寒初起，而夜如见鬼，中风已愈，而胁满谵语，不当以此意通之乎。

妇人咽中如有炙脔，半夏厚朴汤主之。

注曰：此条即后所谓寒伤经络，凝坚在上也。炙脔，譬如干肉也，《千金》所谓咽中帖帖，如有炙肉，吐之不出，吞之不下，状如有炙脔。数语甚明切。此病不因肠胃，故不碍饮食二便；不因表邪，故无骨痛寒热。乃气为积寒所伤，不与血和，血中之气溢，而浮于咽中，得水湿之气，而凝结难移。妇人血分受寒，多积冷结气，最易得此病，而男子间有之。药用半夏厚朴汤，乃二陈汤去陈皮、甘草，加厚朴、紫苏、生姜也。半夏降逆气，厚朴兼散结，故主之。姜、苓宣至高之滞，而下其湿；苏叶味辛气香，色紫性温，能入阴和血，而兼归气于血。故诸失血，以赤小豆和丸服，能使血不妄行，夏天暑伤心阴，能下暑郁，而炙脔者用之，则气与血和，不复上浮也。吐血症，气不与血和而妄出，或上气，亦宜用之。

论曰：余治王小乙，咽中每噎塞，嗽不出，余以半夏厚朴汤，投之即愈。

后每复发，细问之，云夜中灯下，每见晕如团五色，背脊内间酸，其人又壮盛，知下初因受寒，阴气不足，而肝反郁热，甚则结寒微动，挟肾气上冲，咽喉塞噎也。即于此方，加大剂枸杞、菊花、丹皮、肉桂，晕乃渐除，而咽中亦愈。故曰男子间有之，信不诬也。

半夏厚朴汤方

半夏一升　厚朴三两　茯苓四两　生姜五两　干苏叶二两　即四七汤加生姜

上五味，以水一斗，煮取四升，分温四服，日三夜一服。

妇人脏原本"脏"字与"肠"通燥，悲伤欲哭，象如神灵所作，数欠伸，甘麦大枣汤主之。

注曰：此条即后所谓或有忧惨，悲伤多嗔也。脏，五脏也。燥，谓妇人血室，先受积冷，而郁久为热，则脏为之燥。《灵枢》曰：一阴主关，关之阖折，则肝气绝而喜悲。则知燥气乘肝，为悲伤欲哭，像如神灵所作，病从血来，故见阴象也。《千金》论脏虚脏燥，俱概指阴分言，总是阴分燥，则乘肺乘肝，皆能作悲。《济阴纲目》单指脉，未是，更将此条专入治前，尤非。《灵枢》曰：胃病善伸，数欠，颜黑。则知燥气侵胃为欠伸。然使肝气津润，君火不亢，则脏阴之燥，不敢乘肝侵胃，今令悲伤欠伸，其肝阴之热可知，心分之热亦可知，故以甘麦大枣汤主之。谓小麦能和肝阴之客热，而养心液，且有消烦利溲止汗之功，故以为君；麦为肝家之谷，故亦能滋肝。甘草泻心火而和胃，故以为臣；大枣调胃，而利其上壅之燥，故以为佐；盖病本于血，心为血主，肝之子也，心火泻而土气和，则胃气下达，肺脏润，肝气调，燥止而病自除也。补脾气者，火为土之母，心得所养，则火能生土也。

甘麦大枣汤方

甘草三两　小麦一升　大枣十枚

上三味，以水六升，煮取三升，分温三服。亦补脾气。

妇人吐涎沫，医反下之，心下即痞，当先治其吐涎沫，小青龙汤主之；涎沫止，乃治痞，泻心汤主之。方俱见前。

注曰：此条即后所谓凝坚在上，呕吐涎唾也。妇人下焦素有积冷，而凝于上之内为饮，又得客寒，故吐涎沫，是积寒为本，而客邪为标也。然邪高在肺，宜从伤寒心下有水气者论治。但彼无积寒，故干呕，此有凝寒，故有涎沫耳。医者下之，是胃未受邪，而诛责无过，故曰反。药伤其胃，客气动膈，故心下即痞。究竟下虽作痞，而上之客寒水气未服，当先治其本，故主小青龙，则水气与客寒俱去，而涎沫止。思客寒吐涎沫，男子亦有之，但妇人则当防其积寒上凝耳。然药用小青龙，病在标，则舍本治标也，内有干姜、细辛，于水寒亦相宜也。痞不过误下之阴邪，客于心下，故以大黄、芩、连，峻泻心下痞郁之邪，可一服而愈也。

妇人之病，因虚、积冷、结气，为诸经水断绝。至有历年，血寒积结，胞门寒伤，经络凝坚。在上呕吐涎唾，久成肺痈，形体损分；在中盘结，绕脐寒疝，或两胁疼痛，与脏相连；或结热中，痛在关元，脉数无疮，肌若鱼鳞，时着男子，非止女身；在下未_{此字疑误}多，经候不匀，令阴掣痛，少腹恶寒，或引腰脊，下根气街，气冲急痛，膝胫疼烦，奄忽眩冒，状如厥癫，或有忧惨，悲伤多嗔，此皆带下，非有鬼神。久则羸瘦，脉虚多寒，三十六病，千变万端，审脉阴阳，虚实紧弦，行其针药，治危得安，其虽同病，脉各异源，子当辨记，勿谓不然。

注曰：此段叙妇人诸病之由，所以异于男子，全从经起，舍此则与男子等也。及其变为各病，因禀之强弱，时之虚实，上下寒热之偏胜，而见证不同。其治之，或从标，或从本，即前后所述诸病可推，此则言其大概也。妇人之病，至胞门数句，为一篇纲领，因虚、积冷、结气六字，尤为纲中之纲。谓人不虚，则邪不能乘之。因虚，故偶感之冷，不化而积，气热则行，冷则凝，冷气凝滞，久则结，结者不散也。血遇冷气而不行，则经水断绝，然有微甚上下不同，故曰诸。至有历年血寒者，气冷则血寒也。胞门即子宫所通阴中之门也，为经水孔道，冷则瘀积，而碍其月水之来矣。寒伤经络，至损分数句为一段。谓冷积关元，始时尚微，阳衰之后，荣卫相干，结寒气注；经络受伤，相缘上入，而凝坚在上，客邪并之，呕吐涎唾；久则气壅而上焦热，热则肺伤而痈。初时止气受寒结，至此渐及形体，故曰形体损分。此为病之变而在上者也。在中四句为一段。谓上焦之元气或盛，而无客邪并之，则寒邪不能上侵，盘结在中。脐主中焦，故绕脐寒疝。寒疝，寒痛也。然两胁者，肝所主，肝之经为厥阴，起于下，治于胁，故每与脏相连，而痛者有之，不必尽然或有也。或结热中，至女身数句为一段。谓人之禀赋不同，中气弱者，为寒所侵而疝矣。若其人中气素热，下邪并之，即为热中病，而关元之寒，客热不能消之，故痛仍在。然胃热故脉数，不由荣分之热，故无疮。虽无疮而客热所至，荣气作燥，故肌若鱼鳞。鱼鳞者，肌粗不滑之状也。时着男子，非止女身，谓冷气收敛，不能及人，热中则气热，男女交合，感其热，而男子亦然，非止女身肌粗矣。此上两段，言病之变，而在中，本为寒，或为热者也。在下四句为一段。谓关元以下，寒冷或多，则冷低而经不全妨，但期候不调匀。冷近于阴，故阴痛掣，抽痛也，于是少腹阳气少，则恶寒矣。此言病之变，而在下者也。或引腰脊四句为一段。谓病侵下之经络，则骨节之间，上下无定，自腰脊、气冲膝胫，无往不疼者有之，此言病之于骨节者也。奄忽四句为一段，谓邪入既深，神气受之，则阴火炽，而元首之阳衰，为眩为冒；阳气亏而神明无主，为厥为癫；脏气既燥，稍或有忧惨相干，则悲伤多嚏。此言病之变于神气间者也。然厥癫悲伤，似乎有鬼神者，不知前此皆带脉以下为病，而非鬼神。带下者，犹言带之下，非如今人所谓白带也。其病之初发，各因形体之寒热为寒热，久则元气耗，而肌肉削，故羸瘦；久则经脉虚而阳气少，故多寒。三十六病者，十二癥、九痛、七寒、五伤、三痼也，详首卷。审脉阴阳，虚实紧弦二句，此总结全篇之治法，谓变虽万端，总不出乎阴阳虚实，而独以紧弦为言者，盖经阻之始，大概属寒，故气结则为弦，寒甚则为紧耳。示人以二脉为主，而参之兼脉也。针药者，各有相宜也，然病形虽同，脉有各异，所异之部，即为病源，故脉各异源。此段为妇科辨证论治之最要语，故令辨记，且戒之耳。

问曰：妇人年五十所，病下利，数十日不止，暮即发热，少腹里急，腹满，手掌烦热，唇口干燥，何也？师曰：此病属带下。何以故？曾经半产，瘀血在少腹不去，何以知之？其证唇口干燥，故知之。当以温经汤主之。

注曰：此段言历年血寒积结胞门而甚焉者也。故就妇人之年暮，经水断绝者而亦必据证断之，以立法也。谓妇人年五十，其天癸已绝，应不从经血起见矣。然而病证下利，数十日不止，知非偶感矣。暮即发热，病属阴矣。少腹里急，明乎病属下焦矣。因而腹满，是虽脾病，而根于下焦矣。手掌烦热，掌属心，心主血，血郁则热烦也。唇口必得脾家荣气而津润，荣气郁，则阴火从之，故干燥非渴也，渴则为胸中热，胸无热，而但阴分有郁火，故不渴而干燥也。然皆非相因的对之证，故疑而问。仲景乃略其下利发热腹满，而断之为带下，且决其曾经半产，瘀血在少腹不去。谓下利而发热，阴虚者有之；因而少腹里急，下多亡阴者有之；腹满，脾虚者有之；手掌烦热，阴虚者亦有之。若唇口，乃荣气所主，下利之病不应见此。然而有是证，又合之少腹里急，手掌烦热，明是血瘀而火郁，所以心得之而掌热，脾得之唇口燥，故曰：其证唇口干燥，故知之。药用温经汤者，其证因半产之虚，而积冷气结，血乃瘀而不去，故以归、芍、芎调血；吴茱、桂枝以温其血分之气而行其瘀；肺为气主，麦冬、阿胶以补其本；土以统血，参、甘以补其虚；丹皮以去标热丹皮亦能行血；然下利已久，脾气有伤，故以姜、半正脾气，名曰温经汤，治其本也。唯温经，故凡血分虚寒而不调者，皆主之。

温经汤方

吴茱萸三两　当归二两　芎䓖二两　芍药二两　人参二两　桂枝二两　阿胶二两　牡丹皮二两　生姜二两　甘草二两　半夏一升　麦门冬一升去心

上十二味，以水一斗，煮取三升，分温三服。亦主妇人少腹寒，久不受胎，兼治崩中去血，或月水来过多，及至期不来。

带下经水不利，少腹满痛，经一月再见者，土瓜根散主之。

注曰：带下，即前所谓此皆带下，非专指赤白带也。盖古人列妇人因经致病，凡三十六种，皆谓之带下病，故此节冠以带下二字，后不复重出耳。不利者，不能如期也。因寒而瘀，故少腹满痛。然既有瘀而不利，则前经行未畅者，不及待后月正期，乃一月而再见也。药主土瓜根散者，土瓜即草部王瓜也，性苦寒，善驱热行瘀，䗪虫兼活血，芍药敛阴中正气，桂枝行经络之滞，而积冷自散。因有瘀滞，故以土瓜为主，必合桂枝，所谓寒因热用也。此比去瘀血汤，乃渐化之也，得力在桂枝。

土瓜根散方阴㿗肿亦主之

土瓜根三分　芍药三分　桂枝三分　䗪虫三分

上四味，杵为散，酒服方寸匕，日三服。

寸口脉弦而大，弦则为减，大则为芤，减则为寒，芤则为虚。寒虚相搏，此名曰革，妇人则半产漏下，旋覆花汤主之。

注曰：此段言弦大之脉，并见于寸口，是病气上浮，见于阳部，乃正气亏而病气胜也，故脉先见弦。弦则卫气结，又见大，大则虚而不能敛，故释之曰：弦则为减。谓正气已减，然正气何缘而减，以寒邪乘之，乃气结而减也，故曰：减则为寒。又释之曰：大则为芤。谓有边无中，芤如按葱也，然脉何缘而中空，以元虚不实，乃中弱而空也，故曰：芤则为虚。虚寒相搏，病始于下，而脉见寸口阳部，是外实内虚如鼓，故名曰革。妇人妊娠及行经，必阴阳相维而后无病，今阳浮阴弱，不能养胎，故半产或下血而为漏下，此因虚而寒气结也，结则气不摄血而漏下矣。故以旋覆开结气，而通其虚中之滞，加葱行其气也，加绛少许，即新染绛色绢也，以此为血分引经耳。

论曰：半产漏下，血虚可知，不用补血药者，盖虚而兼寒，是有邪矣。故以开结为主，结开而漏止，其血自生，不必补也。若有邪而补，则邪盛而漏愈盛，未得益，先得损矣。

旋覆花汤方

旋覆花三两　葱十四茎　新绛少许

上三味，以水三升，煮取一升，顿服之。

妇人陷经，漏下黑不解，胶姜汤主之。臣亿等校诸本无胶姜汤方，想是妊娠中胶艾汤。

注曰：妇人之经，虽从下出，实由心胃之气主之，故升降有期。今日漏下，是无期也，所漏者黑，是下有因寒而滞之物，故曰陷经，陷者有降无升，久则为黑色。故以胶艾汤主之，乃四物加甘、胶、艾。四物通调肝血，加甘、胶峻补之，病本于寒，故以艾温而行之也。

论曰：丹溪谓妇人之经，淡为有水，紫为热，黑为热极，故兼水化。假令其人，素从热病来者容有之，然而仲景之言，道其常也。

妇人少腹满如敦状，小便微难而不渴，生恐是"经"字后者，此为水与血俱结在血室也，大黄甘遂汤主之。

注曰：少腹满，前之小腹满也。如敦状，如人敦而不起，则气从后注，今溺满在前，而血瘀在后，故曰：如敦状。小便微难，是溺亦微有病而不甚也。不渴，知非上焦之气热不化，更在生病后，则知余邪未清，故使血室不净，血室在膀胱之后，病在彼，故气如后注而敦者然，明是溺与血俱病，故曰：此为水与血俱结在血室。大黄以逐其瘀血，甘遂以去其停水，古人治有形之病，以急去为主，故用药不嫌峻耳。若阿胶，则养正而不滞，故加之，且以驱血中伏风也。

大黄甘遂汤方

大黄四两　甘遂二两　阿胶二两

上三味，以水三升，煮取一升，顿服之，其血当下。

妇人经水不利下，抵当汤主之。亦治男子膀胱满急，有瘀血者。

注曰：不利下者，明知有血欲行，而不肯利下，既非若久闭不至，亦非若行而不畅。如一月再见者，是有形之物碍之。故以大黄、桃仁、水蛭、虻虫峻逐之。

抵当汤方

水蛭三十个，熬　虻虫三十个，熬，去翅足　桃仁二十个，去皮尖　大黄三两，酒浸上四味，为末，水五升，煮取三升，去滓，温服一升。

妇人经水闭不利，脏坚癖不止，中有干血，下白物，矾石丸主之。

注曰：此言闭则经阻不行矣。然其子脏寒郁，更坚癖而下不止，乃中有干血，故所下者，但白物而非血也。以矾石丸主之者，其经阻之由，虽在子脏，实大肠之湿热侵之，使子脏得热，而有干血，与着脐下之瘀血不同。故不用前之下瘀血汤，但以矾石却水去湿为君，杏仁利大肠之气为佐，而内之大肠，谓大肠之湿热去，而子脏之干血自行，则白物止而经不闭也。

矾石丸方

矾石三分烧　杏仁一分

上二味，末之，炼蜜丸，枣核大，内藏中，剧者再内之。

妇人六十二种风，腹中血气刺痛，红蓝花酒主之。

注曰：六十二种风，此言凡妇人病挟风者，无不治之。其六十二之名，详考方书，皆不能悉。血气刺痛，是言因血虚，或腹中受风寒之邪，如经前后、胎前后、产前后皆是，以别于寒疝者而言，故以"血气"二字殊言之。痛而言刺，盖血气之痛，其状如刺，亦不同于寒疝也。红蓝花一味之力能概之者，色红与血同类，性味辛温而微苦，能入心肝冲任，而行血和血，血和则风自减也。得酒则力更大，故凡风证血证皆宜之。

红蓝花酒方

红蓝花一两

上一味，以酒一大升，煎减半，顿服一半，未止再服。

妇人腹中诸疾痛，当归芍药散主之。方见妊娠。

注曰：此言妇人之病，大概由血，故言诸疾痛，皆以术、芩、泽、归、芍、芎主之，谓即有因寒者，亦不过稍为加减，非真以此方概腹中诸痛也。

妇人腹中痛，小建中汤主之。方见虚劳中。

注曰：此言妇人之病，既概由血，则虚者多。从何补起？唯有建中之法为妙。谓后天以脾胃为本，胃和而饮食如常，则自能生血，而痛止也。小建中即桂枝汤加饴糖也，言外见当扶脾以统血，不当全恃四物之类耳。前产后附《千金》内补当归建中汤，正此意也。

问曰：妇人病，饮食如故，烦热不得卧，而反倚息者，何也？师曰：此名转胞不得溺也。以胞系了戾，故致此病，但利小便则愈，宜肾气丸主之。

注曰：不见寒热，而饮食如故，则表里俱无邪矣。然烦热不得卧，而反倚息，病形颇急，故疑而问。不知下气上逆，膈受之，则内热而烦，阳明之气下行，逆则不得卧，逆则气高，高则气极，故反倚息，不能循呼吸之常，乃倚息而如喘也。其所以气逆之故，盖小便因气化而出，下有热滞不得出，久则气乱而胞转，转则愈不得溺，故曰以胞系了戾致此病。了戾者，其系扭转也。然既无表里，自当利其小便，则胞中之气，有药使之仍出故道，乃气直而系不得扭也。然不用八正等，而以肾气丸主之者，谓胞系了戾，初因气涩而溺满，满则气乱而转，气涩之由，则因热聚，热聚之由，因元虚。故以六味补其下元，导之使出，又以桂枝化其气，附子健其气行之势，所谓补正以逐邪也。若一味淡渗，则元气削而馁，馁则反不能出矣。

肾气丸方

干地黄八两　薯蓣四两　山茱四两　泽泻三两　牡丹皮三两　茯苓三两　桂枝一两　附子一两，炮

上八味末之，炼蜜和丸，梧子大，酒下十五丸，加至二十五丸，日再服。

蛇床子散，温阴中坐药。

注曰：坐，谓内入阴中，如生产，谓坐草之坐也。

蛇床一味，末之，以白粉少许，和合相得，如枣大，绵裹内之，自然温。

少阴脉滑而数者，阴中即生疮，阴中蚀疮烂者，狼牙汤洗之。

注曰：少阴脉即左尺脉也。数为热，然尚有虚而假热者，滑则为实邪矣。邪热结于阴，故阴中即生疮，至于疮热内蚀，以致糜烂，则热势浸淫为甚矣。故以狼牙草汤洗之，狼牙苦能清热，辛能散邪，毒能杀虫也。

狼牙汤方

狼牙三两

上一味，以水四升，煮取半升，以绵缠箸如茧，浸汤沥阴中，日四遍。

胃气下泄，阴吹而正喧恐是"结"字，此谷气之实也，膏发煎导之。方见黄疸中。

注曰：下泄与下陷不同，下陷为虚，下泄者，气从阴门而泄出，故曰阴吹。吹者，气出而不能止也，然必有不宜结而结者，于是有不宜泄而泄，故曰正结，谓大便之气燥而闭也。此有热邪，因谷气不运而来，故曰：此谷气之实也。既有实邪，非升提药可愈，故须猪膏之滋阴，发煎之养血，补其阴而润其气，大肠之气润，而此通则彼塞矣。

小儿疳虫蚀齿方

雄黄　葶苈

上二味，末之，取腊日猪脂镕，以槐枝绵裹头四五枚，点药烙之。

注曰：是方疑有误。此篇为妇人杂方，而独附小儿一方，恐亦是母因小儿而病也。大约雄黄取其去风杀虫，肺为气主，壅湿为热，故以葶苈泄肺气，而拔其邪之源耳。